深圳市健康产业发展促进会
深圳市保健协会 编

Shenzhen Health Industry Development Report

深圳健康产业发展报告

2023—2024

中国经济出版社
CHINA ECONOMIC PUBLISHING HOUSE
·北京·

图书在版编目（CIP）数据

深圳健康产业发展报告．2023—2024 / 深圳市健康产业发展促进会，深圳市保健协会编．--北京：中国经济出版社，2025. 4. --ISBN 978-7-5136-8140-7

Ⅰ. R199. 2

中国国家版本馆 CIP 数据核字第 20251JD060 号

责任编辑　丁　楠
责任印制　李　伟
封面设计　任燕飞

出版发行　中国经济出版社
印 刷 者　涿州市京南印刷厂
经 销 者　各地新华书店
开　　本　710mm×1000mm　1/16
印　　张　20
字　　数　336 千字
版　　次　2025 年 4 月第 1 版
印　　次　2025 年 4 月第 1 次
定　　价　88. 00 元
广告经营许可证　京西工商广字第 8179 号

中国经济出版社　**网址** www. economyph. com　**社址** 北京市东城区安定门外大街 58 号　**邮编** 100011

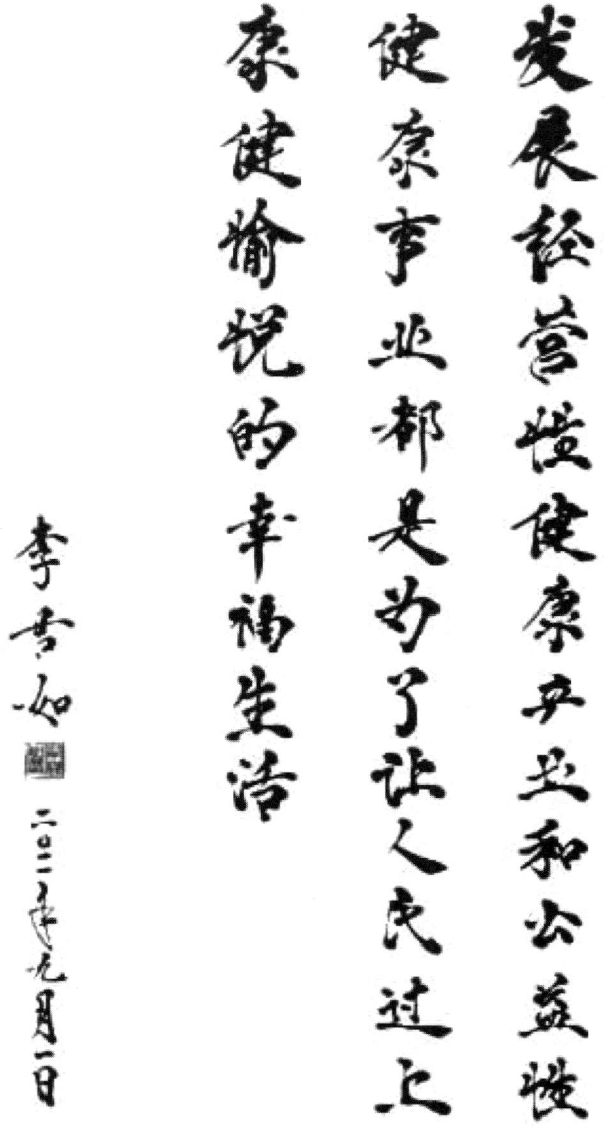

中共中央党校（国家行政学院）原副校长　李君如　题词

保障民生优先保健

民众

中国保健协会

张凤楼

原国家卫生部副部长　张凤楼　题词

前言
PREFACE

健康产业与经济水平、社会民生、居民消费直接相关，关乎到每个人。在当前“双循环”格局下，“以人为本”的健康经济是可持续发展且最能拉动内需的重要经济类型，不仅能有效拉动经济增长、显著提高生产效率、吸引较大投资需求，更是实现人民全生命周期幸福生活的基础。

2022年6月，深圳市出台《深圳市人民政府关于发展壮大战略性新兴产业集群和培育发展未来产业的意见》等系列文件，首次将大健康产业作为战略性新兴产业和未来产业集群之一，将构建产业链、创新链、空间链、政策链、人才链、资金链的全链条式服务体系，真正实现生产、生活、生态“三生融合”，为深圳市大健康产业高质量发展不断赋能增效。2024年3月，深圳市再次出台《关于加快发展新质生产力进一步推进战略性新兴产业集群和未来产业高质量发展的实施方案》，将大健康列为综合提升类战略性新兴产业集群，以精深化发展为主攻方向，推进重点领域场景应用落地，推动产业集群特色发展。基于此，编者围绕医疗器械、医疗美容、康复养老、精准医疗、精准营养、化妆品、现代农产品等健康产业细分领域的发展状况，走访调研行业企业、高校、科研机构和社会组织等单位，剖析深圳市大健康产业发展环境，总结各细分领域发展亟须解决的问题，提出有针对性的建议，推动大健康产业高质量发展。

本书的撰写离不开深圳市健康产业发展促进会名誉会长李君如先生、张凤楼先生、徐华锋先生的指导关怀，以及深圳市各政府相关部门、行业协会、企业及行业领域专家的厚爱和支持，他们是再续新篇的重要保障，在此表示衷心的感谢。鉴于编者水平有限，书中的纰漏和表述不周之处，敬请各界读者批评指正。

本书编者

2025年2月

目录
CONTENTS

第一章　健康产业概述

健康是促进人的全面发展的必然要求，也是经济社会发展的基础条件，还是民族昌盛和国家富强的重要标志，全面推进健康中国建设充分体现了党中央以人民为中心的发展理念和增进民生福祉的发展取向。随着社会经济的不断发展和人们对健康概念的深入了解，健康需求逐渐成为驱动未来经济增长的重要驱动力；与此同时，也面临着人口结构变化、气候危机带来的医疗保健需求和资源压力。基于此，世界各国聚焦推动技术突破的创新举措，发布未来发展战略和计划，加快医疗健康科技创新增进人类健康福祉。在政策推动、技术迭代、市场需求演变多重因素影响下，健康产业将进入一个新阶段。

第一节　健康产业定义及统计分类

为加快推动健康产业发展，科学界定健康产业的统计范围，准确反映健康产业发展状况，依据《"健康中国 2030"规划纲要》等文件中有关健康产业的指导意见，2019 年 4 月 9 日，国家统计局发布了《健康产业统计分类（2019）》（以下简称《分类》），首次对健康产业的概念进行了明确定义，为健康产业划出了清晰的边界。

国家统计局发布的《分类》中，将健康产业定义为：健康产业是指以医疗卫生和生物技术、生命科学为基础，以维护、改善和促进人民群众健康为目的，为社会公众提供与健康直接或密切相关的产品（货物和服务）的生产活动集合，并将健康产业范围确定为包含医疗卫生服务、健康事务、医药制造等 13 个大类，明确了健康产业的概念和分类范围。《分类》保留了《健康服务业分类（试行）》的主要内容，同时结合健康产业发展新业态、新模式等，增加了健康产业涉及的第一产业、第二产业内容，丰富调整了健康服务业内容。

根据《分类》，健康产业具体范围划分原则为：第一，生产产品（货物和服务）的目的是维护、改善、促进人的健康状况，与健康直接或密切相关；第二，产品（货物和服务）提供应当以医疗卫生技术、生物技术和生命科学为基础；第三，产业链应当在健康服务业的基础上，延伸至不因物理形态等变化而改变其健康目的和功能的行业。据此原则，健康产业涵盖第一、第二、第三产业，包括以中药材种植养殖为主体的健康农业、林业、牧业和渔业，以医药和医疗器械等生产制造为主体的健康相关产品制造业，以医疗卫生、健康保障、健康人才教育及健康促进服务为主体的健康服务业。

《分类》根据健康产业概念、范围及统计分类编制原则，将健康产业范围确定为医疗卫生服务，健康事务、健康环境管理与科研技术服务，健康人才教育与健康知识普及，健康促进服务，健康保障与金融服务，智慧健康技术服务，药品及其他健康产品流通服务，其他与健康相关服务，医药制造，医疗仪器设备及器械制造，健康用品、器材与智能设备制造，医疗卫生机构设施建设，中药材种植、养殖和采集等 13 个大类、58 个中类、92 个小类，详情如下。

第一产业包括中药材种植、养殖和采集大类中的 1 个中类（动植物中药材种植、养殖和采集）、1 个小类（动植物中药材种植、养殖和采集）。

第二产业包括医药制造，医疗仪器设备及器械制造，健康用品、器材与智能设备制造，医疗卫生机构设施建设 4 个大类，以及相应的 28 个中类、29 个小类及中药材种植、养殖和采集大类中的 1 个中类（非动植物中药材采选）、1 个小类（非动植物中药材采选）。

第三产业包括医疗卫生服务，健康事务、健康环境管理与科研技术服务，健康人才教育与健康知识普及，健康促进服务，健康保障与金融服务，智慧健康技术服务，药品及其他健康产品流通服务，其他与健康相关服务 8 个大类，以及相应的 28 个中类、61 个小类。

其中，第三产业部分保留了《健康服务业分类（试行）》的主体内容，结合健康服务业新业态、新模式等相关发展和政策要求，丰富调整健康服务业内容，依据《国民经济行业分类》（GB/T 4754—2017）进行修订，第三产业在《健康服务业分类（试行）》的 4 个大类基础上调整为 8 个大类。

由于健康产业涉及三大产业，既有保健食品、药品原料种植、养殖，也有生产保健食品、药品和健康用品的生产制造，还有更大一部分企业着力于医疗卫生、健康管理和健康促进、健康保险以及健康商业服务等，这些部门与产业的管理涉及多个政府职能部门，各部门如何分清职责、协同管理需要有据可依。因此，界定健康产业的内涵与外延，科学界定健康产业的统计范围，厘清产业内部各细分行业的分类与界限，准确反映健康产业发展状况，对更清楚地把握产业结构、清晰定位各政府部门职能、便于企业探索行业发展方向、促进深圳健康产业整体快速发展具有重要意义。

第二节 全球健康产业发展概况

随着新一轮科技革命和产业变革的蓬勃兴起，生命科学和生物技术的发展日新月异，取得的重要进展和重大突破正推动医疗健康产业进入革命性变化的新时代；科技与生活的深度融合促使健康需求向更加细分领域和人性化的方向转变，人口老龄化进程逐渐加剧，与长寿相关的产品和服务需求增长，推动全球健康产业迅速发展。

一、全球健康产业发展现状

（一）全球健康经济市场增长平稳

全球健康研究院（Global Wellness Institute）发布的《全球健康经济监控报告》（*Global Wellness Economy Monitor*）显示，2023 年全球健康经济规模达到 6.3 万亿美元，比 2019 年的规模高出 25%以上。在经历了 2020 年 8.5%的下滑后，健康经济在新冠疫情复苏的初期阶段强劲增长 17.5%，之后 2022 年和 2023 年分别放缓至 7.2%和 9.0%。2019—2023 年，全球健康经济一直保持 5.9%的平均年增长率，这一增长趋势显著快于国内生产总值（GDP）4.6%的平均年增长率。随着全球在后疫情时代的快速复苏，全球健康经济在整体经济中所占份额也在不断增加，健康经济增长率超过了整体经济增长率。

未来 5 年，随着消费者、医疗界与政府对预防和健康问题的关注日益增加，预测到 2027 年健康经济将以 8.6%的年增长率增长，届时市场规模将达到 8.50 万亿美元（见图 1-1），远高于预计的全球 GDP 年增长率 5.1%（国际货币基金组织预测），几乎是 2020 年的 2 倍，将占全球 GDP 的 6.6%（2022 年为 5.6%）。

自新冠疫情暴发以来，北美洲已超过亚太地区成为最大的区域健康经济体，这一转变是由于新冠疫情的持续影响和主要亚洲市场的增长放缓，以及 2022—2023 年货币贬值，北美洲（2.2 万亿美元）、亚太地区（1.9 万亿美元）和欧洲（1.7 万亿美元）的市场规模合计占全球健康经济的 90%以上，其中，北美洲（5768 十亿美元）和欧洲（1794 十亿美元）的人均健康支出显

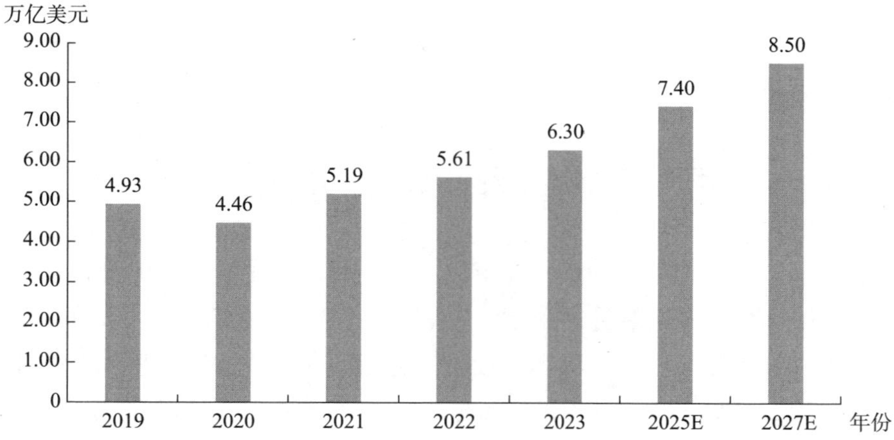

图 1-1 2019—2027 年全球健康产业市场规模

注：2024 年和 2026 年数据暂缺。

资料来源：Global Wellness Institute。

著高于世界其他地区。

从区域健康经济发展趋势来看，北美洲、欧洲和中东—北非地区经济表现出了最强的复原力与增长，北美洲依然是最大的区域健康经济体。美国联邦医疗保险和医疗补助服务中心（CMS）的一项预估报告指出，2017—2026 年，美国医疗卫生总支出将以每年平均 5.5%的速度增长；到 2026 年，医疗卫生支出总费用将达到 GDP 的 19.7%。2019—2023 年全球健康经济规模见表 1-1。

表 1-1 2019—2023 年全球健康经济规模

地区	健康经济产值（十亿美元）						年均增长率（%）	
	2019 年	2020 年	2021 年	2022 年	2023 年	2023 年人均	2022—2023 年	2019—2023 年
北美洲	1574.7	1517.1	1776.5	2010.9	2158.7	5768.0	7.3	8.2
亚太地区	1618.4	1497.9	1703.0	1705.8	1878.3	439.0	10.1	3.8
欧洲	1322.4	1171.3	1438.7	1506.3	1652.8	1794.0	9.7	5.7
拉美地区	306.8	228.2	275.0	330.9	374.2	563.0	13.1	5.1
中东—北非	127.4	118.6	136.1	155.9	165.2	306.0	6.0	6.7
非洲（撒哈拉以南）	80.0	71.9	79.3	88.6	91.9	74.0	3.7	3.5
全球	5030.0	4604.0	5408.6	5798.3	6321.2	788.0	9.0	5.9

资料来源：Global Wellness Institute。

（二）全球医疗健康融资趋势放缓

公开数据显示，2023 年，全球共完成医疗健康领域一级市场投资 3076 起，累计融资 574.00 亿美元，融资总额相对 2022 年进一步收缩超 20%。2021 年之前的 10 年间，全球医疗健康一级市场投融资长期处于量价齐升的快速成长期。2021 年，全球医疗健康的一级市场投融资触达阶段性最高点，共完成融资 3591 起，累计吸金 1270.00 亿美元，相比刚刚开始发力的 2012 年，融资总额增长近 25 倍，融资频次增长近 7 倍。2023 年，完成融资 574.00 亿美元，尽管仍处于 2012 年以来的相对高位，并且显著高于 10 年均值的 455.83 亿美元，但医疗健康颠覆式创新带来的产业扩张明显越发乏力。截至 2024 年 11 月，全球医疗健康投融资事件 2148 起，累计融资 538.34 亿美元，与 2024 年 10 月相比，投融资规模整体下降，总额环比降约 47.12%，事件数环比降约 8.84%，全球医疗健康投融资的阶段性下行趋势仍在持续。具体见图 1-2。

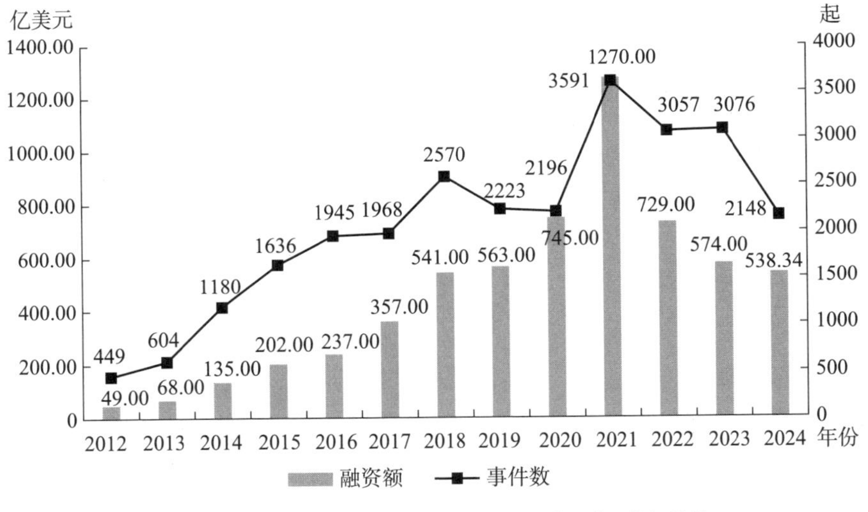

图 1-2 2012—2024 年全球医疗健康产业投融资趋势

资料来源：动脉网。

2023 年，在全球医疗健康一级市场上，生物医药仍然是全球医疗健康资金的主要流向，投融资交易规模最大、活跃程度最高，在投融资总额和事件数量上占主导。尽管在医药商业（流通）类别中诞生了年度交易额最大的项目，但总体吸金能力、交易活跃度与其他领域相比仍处后端。

与 2022 年相比，2023 年生物医药、器械耗材类项目的融资交易总额减少，但交易频次增加，对应平均交易规模进一步缩小，反映在细分领域中，风险基金保持了投早、投小的风格。与此同时，数字健康类项目的平均交易规模相对稳定，结合后文的案例和热点分析来看，经历了2021—2022年的狂热，全球数字健康投资开始降温，大量的早期项目融资困难，投资机构更倾向于押注进入中后期、商业化相对成熟的项目。

截至2024年11月，生物医药类融资753起，披露融资金额274亿美元；器械耗材类融资732起，披露融资金额102亿美元；数字健康类融资550起，披露融资金额91亿美元；医疗服务类融资92起，披露融资金额66亿美元；医药商业（流通）类融资21起，披露融资金额6亿美元。具体见图1-3。

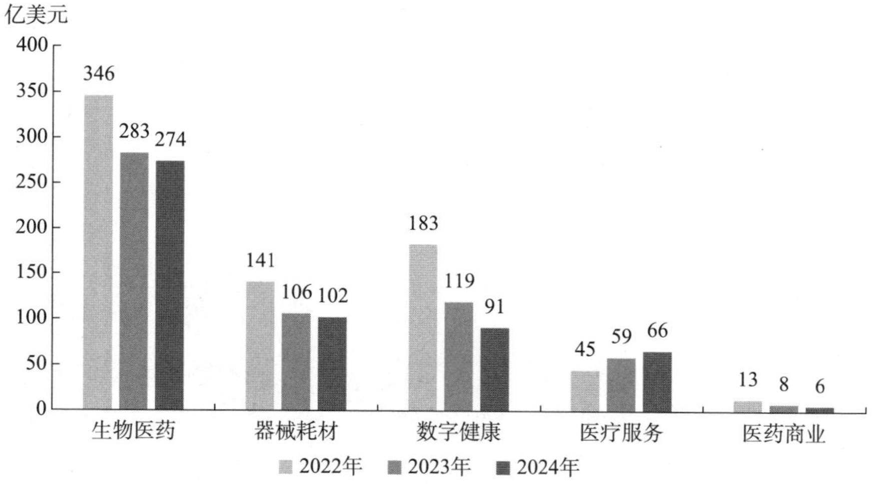

图1-3　2022—2024年全球医疗健康领域投资情况

资料来源：动脉网。

从细分赛道来看，“互联网+”、健康管理、SaaS服务等全球医疗健康创新领域依然排名靠前，CRO、数字疗法、手术机器人等2021年以来最受关注的细分领域也保持了较高热度。值得注意的是，全球生物医药领域的技术迭代频繁，“双抗”“ADC”等更新的药物形态成为投融资市场上的新晋热词。2023年全球健康产业投融资主要领域见图1-4。

从单笔交易金额来看，2023年全球医疗健康一级市场投融资TOP10项目（见表1-2），主要来自医疗服务和数字健康领域。其中，总部位于美国得克萨斯州的牙科服务提供商Smile Doctors，以5.50亿美元的单轮融资总额，成为2023年全球吸金能力最强的医疗健康创新项目。除了线上和线下的医疗健康服务类项目，仅有2家生物医药项目进入全球融资TOP10榜单，分别来自细胞和基因治疗、精密医学服务领域。

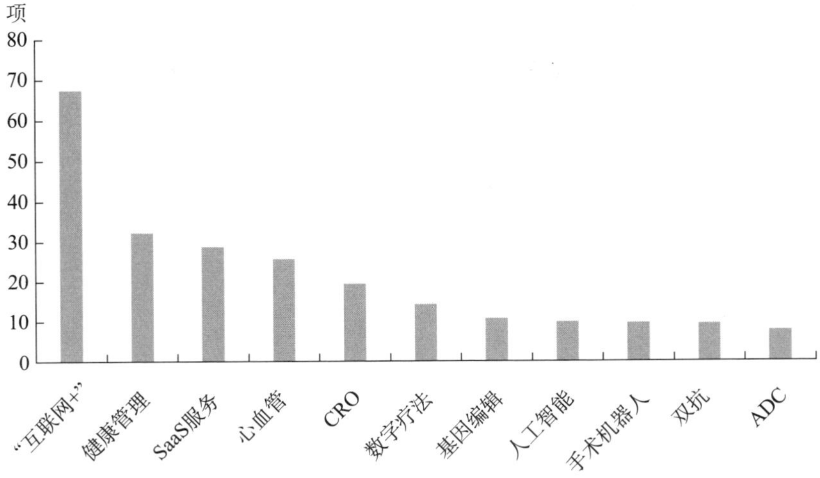

图 1-4　2023 年全球健康产业投融资主要领域

表 1-2　2023 年全球医疗健康一级市场融资 TOP10 项目　（单位：亿美元）

序号	企业	金额	事件时间	业务内容
1	Smile Doctors	5.50	2023 年 7 月 19 日	牙科服务提供商
2	Sono Bello	5.46	2023 年 2 月 14 日	医疗健康服务商
3	AUNA	5.05	2023 年 3 月 29 日	医疗健康服务商
4	Stanford Health Care Tri-Valley	5.00	2023 年 8 月 31 日	医疗健康服务商
5	Ardent Health Services	5.00	2023 年 5 月 2 日	社区医疗保健服务提供商
6	PharmEasy	4.20	2023 年 11 月 1 日	线上药品速递服务平台开发商
7	ElevateBio	4.01	2023 年 5 月 24 日	细胞和基因治疗新药研发商
8	Caris Life Sciences	4.00	2023 年 1 月 19 日	精密医学服务提供商
9	Prospect Medical Holdings	3.75	2023 年 5 月 26 日	医疗保健管理服务提供商
10	Monogram Health	3.75	2023 年 1 月 9 日	远程肾脏护理服务提供商

资料来源：动脉网。

二、全球健康产业发展趋势

随着新一轮科技革命和产业变革的蓬勃兴起，受经济全球化、人口老龄化以及各国医疗体系改革等因素影响，全球健康产业正加速发展。

（一）老龄化推动健康长寿革命

人口老龄化是人类社会发展的普遍趋势。据世界卫生组织（WHO）的报告，到2050年，全世界60岁以上人口将翻一番，增至21亿人，约占总人口的22%；预计80岁以上人数将达到4.26亿人，相比2020年增加2倍。全球超过65岁的老年群体将给全球处方药市场带来比年轻患者多出3倍的处方药消费额。随着老年人口的增长，健康照护在药品、医疗材料以及照护服务等相关产业的消费量随之上升，推动抗衰老干预技术迅速成为科研、制药和投资领域的热点，备受世界医疗健康行业高度关注。据Euromonitor统计，当前全球抗衰老赛道市场规模持续增长，自2016年的1500亿美元增长至当前超2200亿美元，增长率达47%，这一巨大市场吸引了各方资本竞相涌入，科技巨头、研究机构与制药公司纷纷布局其中，竞争市场份额。据不完全统计，2022年1月至2023年9月，抗衰老赛道有超30家企业获得融资，总融资金额逾250亿元。仅在2023年，抗衰老赛道就有超过10家企业获得融资，多家企业融资金额破亿元。当前，全球虽尚未有专门针对抗衰的药品上市，但已有14款药物处于研究阶段，涉及美国、中国、韩国、加拿大等国家和地区。全球众多抗衰老研究中心正活跃在抗衰老研究领域，资料显示，近10年来，美国国立卫生研究院（NIH）从美国国会收获的拨款呈稳定增长态势。美国国家老年研究所（NIA）作为NIH的下属机构，也随之享有逐年攀升的财政支持。2015—2024年，NIH得到的拨款增幅为61%，而NIA实现了高达276%的激增。可见，随着更多资金的涌入，抗衰老研究有望加速实现突破性进展，抗衰老逐步成为一个新兴的消费市场。

在制药领域，全球抗衰老药物市场规模达700多亿元，预计2028年可达1500亿元，年增长率约14.86%。尽管目前全球尚未有专门针对抗衰老的药品上市，但已有数款药物正处于临床试验阶段。诺华、基因泰克和日本三井制药株式会社等企业提出的三条关键衰老干预路径，正在引领这一领域的创新与突破。通过这些技术，科学家不仅为延缓衰老、改善老年人群体健康提供了新的希望，也为人类延长健康寿命开辟了新的道路。随着衰老干预技术的快速发展，全球衰老干预市场已成为投资者和企业的“新蓝海”。根据Research and Markets的预测，到2026年，全球衰老干预市场的规模预计将达到640亿美元，年均增长率为6.1%。这一庞大市场吸引了众多投资者的密切关注，科技巨头和制药企业纷纷投入其中，竞相争夺市场份额。

（二）科技创新带来发展新机遇

2023年，全球各主要经济体抢抓新一轮科技革命和产业变革机遇，展开顶层设计与前瞻性布局，力争在生物经济时代的大变局中占得先机。在国家层面，美国推出“生物技术和制造目标”时间表《美国国家创新路径报告》，发布《保障美国的未来：关键技术评估框架》，设立区域创新与科技中心31个，成立生成式人工智能工作组、国家人工智能研究所。欧盟制定《新欧洲创新议程》，提出引领新一轮“深科技创新”；2024年3月，欧盟发布题为《与自然共建未来：推动生物技术和生物制造》的政策文件，提出采取有效利用研究成果并促进创新、刺激市场需求、简化监管途径、鼓励公共和私人投资、制定并更新标准、开展国际合作等一系列针对性措施，促进欧盟生物技术和生物制造发展。英国发布《科学技术框架》，成立科学、创新和技术部。德国发布《未来研究与创新战略》《人工智能行动计划》。日本发布《统合创新战略2023》，从战略高度推动尖端技术研发。2024年5月，日本政府提出，2030年实现100万亿日元市场规模的生物经济产业；在生物制造方面，将推动建立生物技术和人工智能等数字技术融合的微生物和细胞设计平台，并完善生物工厂等基础设施。韩国发布《第一次国家研究开发中长期投资战略（2023—2027）》，投入25万亿韩元发展十二大战略产业。

在科研层面，随着科技的飞速发展，医学领域正迎来前所未有的变革，一系列创新技术如雨后春笋，如人工智能、基因编辑、脑机接口、肿瘤免疫治疗、靶向治疗等前沿技术正逐步从实验室走向临床应用，为人类健康事业带来革命性的突破，这些技术不仅有望重塑疾病治疗的模式，更将拓展我们对生命科学的深层理解。《2024年十大新兴技术报告》显示，人工智能已成为科学研究的驱动力，当前深度学习和生成性人工智能正在加速科学发现，并预计将在疾病诊断、治疗、预防，以及新材料和生命科学领域带来突破性进展。根据IDC统计数据，预计到2025年，全球人工智能应用市场总值将达1270亿美元，其中医疗行业将占总规模的1/5。近年来，众多跨国药企纷纷布局“人工智能+制药”，微软、谷歌等科技巨头也在加码“人工智能+医疗”。在基因编辑领域，CRISPR基因编辑技术几乎已被应用到生物医学领域的各个角落，尤其是在治疗遗传疾病、传染病和癌症方面，该技术使科学家能够设计模仿人类疾病的实验动物，以了解遗传缺陷致病的原因，同时测试通过精确改变DNA以纠正遗传缺陷的治疗方法。例如，全球首款CRISPR基因编辑疗法Casgevy获批用于治疗镰状细胞病和输血依赖型β地中海贫血，这也标志着基因编辑疗法正式迈入商业化时代，不仅为遗传性疾病患者带来了希望，也为整个生物制药行业开辟了新的治疗路径。在免疫治疗领域，2024年一系列新的临床试验测试了CAR-T疗法在自身免疫性疾病中对抗B细胞的能力，临床显示，接受CAR-T疗法的严重自身免疫性疾病患者均得到了良好的临床效果。随着科技的不断进步，医疗健康领域正经历着前所未有的变革，未来将有更多突破。

（三）消费者引发健康需求多元化

随着居民健康意识全面提高，健康已经成为一种整体性的概念，消费者不再是追求单一维度的健康，而是期望在身体、心理、情感和环境健康的各个方面获得提升，从内至外，从精神至躯体，催生出多元化的消费需求，推动全球健康市场不断发展壮大。麦肯锡的《未来健康调研》显示：82%的美国消费者、73%的英国消费者以及87%的中国消费者会把健康问题作为生活中的优先事项。消费者兴趣的提高、医疗技术的突破、医药产品的创新以及慢性疾病发病率的激增都促进了各健康细分领域的增长。

体重管理：近年来，随着全球肥胖率不断攀升，肥胖已经不仅是生活方式的问题，更是威胁健康的全球流行病。肥胖引发的代谢紊乱、心血管疾病和2型糖尿病等慢性疾病，正让数以亿计的人面临健康风险。调研显示，美国有1/3的成年人面临肥胖问题，60%被调研的消费者在寻找体重管理方法。健身是人们当前追求减肥的首选项目，其他类型的减肥干预，如减肥补剂产品等虽然已经发展得很成熟，市场规模较大，但是增长趋势不明显。

胃肠道健康：胃肠道作为人体的“第二大脑”，不仅是消化吸收的重要场所，更在免疫调节、情绪管理等多方面扮演着核心角色。《未来健康调研》显示，逾80%的美国、英国以及中国消费者认为肠胃健康至关重要，50%以上人群将在今后2~3年更加重视肠胃健康。在中、美两国，益生菌补充剂是最流行的肠胃健康产品，而英国消费者则更青睐富含益生菌的食品及非处方药。约1/3的美国消费者、1/3的英国消费者及半数的中国消费者称，希望市场上能提供更多种类的肠胃健康产品。随着消费兴趣的日益增长，居家肠道菌群检测与个性化营养方案有望成为新的消费阵地。Research and Markets发布的市场数据显示，全球肠道健康产品市场规模2027年将达221亿美元。

睡眠健康：尽管睡眠健康连年获评消费者的第二大健康要务，但仍是消费需求最未得到满足的领域。麦肯锡的报告显示，37%的美国消费者和68%的中国消费者希望获得更多助眠产品与服务，从而改善认知功能、缓解压力、管理焦虑等。改善睡眠的关键挑战之一在于睡眠质量受多重因素的综合影响，如膳食结构、运动习惯、咖啡因摄入量、电子产品使用时长、压力水平以及其他生活方式等。因此，鲜有睡眠领域的科技企业或新兴品牌能够创造有效的生态圈，全面改善消费者的睡眠质量。通过分析消费者数据，有效解决睡眠障碍，如助眠、减少易醒早醒、改善睡眠质量等，将为各大企业带来巨大商机。

女性健康：如今，各类女性健康产品的购买量都在攀升。虽然购买经期护理和性健康产品的受访者比例最高，但从消费金额来看，更年期和怀孕相关产品的花费最高。数字化工具在女性健康领域也日益普及。例如，可穿戴设备可通过追踪用户的生理期以确定最佳受孕期。

健康老龄化：随着预防医学的日益盛行、健康技术（如远程医疗或数字健康监测）的逐步发展和抗衰老研究的不断进步，人们对健康老龄化和长寿相关产品或服务的需求也与日俱增。超过 60%的受访消费者认为，购买抗衰和长寿相关产品或服务“非常”或“极其”重要。约 70%的英美消费者和85%的中国消费者表示，他们在过去一年中购买的抗衰和长寿相关产品或服务比往年都要多。不同年龄段的调研结果非常相似，不同的是，年青一代更关注提升睡眠质量、改善外表和缓解压力的产品，年长一代则侧重预防疾病和延年益寿。

线下健身：对许多消费者而言，健身已从一项兴趣爱好发展为必不可少的日常活动。在年轻消费者中，这一趋势更加强劲：56%的美国“Z 世代”受访消费者称，健身是他们生活的“重中之重”。线下健身课程与私人教练是消费者计划增加支出的前两大项目；同时，消费者计划维持在健身房会员和健身 App 上的支出水平。

第三节 中国健康产业发展概况

党的二十大以来，健康中国战略被提升到新的高度。在党的二十届三中全会上，党中央提出要坚持以人民健康为中心，构建优质高效的医疗卫生服务体系，这一战略部署为医疗健康产业的创新发展注入了强大动能，也为全民健康事业的高质量发展指明了前进方向。当前，中国健康产业正处于高速发展的关键期，技术创新、服务模式、体制管理体系都在逐渐完善。

一、中国健康产业发展现状

（一）产业产值占 GDP 比重持续上升

健康产业的增长得益于充足的市场需求、政策的持续支持以及资本的深入参与，健康产业已进入快速发展阶段。国家统计局公布数据显示，2023 年全国居民人均消费支出 26796 元，同比增长 9.0%，其中人均医疗保健消费支出 2460 元，同比增长 16%，健康消费市场规模快速增长。2024 年上半年，我国医疗保健的居民消费价格同比增长 1.4%；人均医疗保健消费支出 1271 元，同比增长 4.2%，占人均消费支出的 9.3%。

根据《2024 易凯资本中国健康产业白皮书》，2023 年我国健康产业规模约为 13.3 万亿元人民币（约 1.84 万亿美元），具体见图 1-5，同比增长 10.8%。相比 2019 年，累计增长了 48.0%。如果剔除重复计算的部分，我国健康产业的总市场规模在 2030 年将接近 20 万亿元，2023—2030 年的年复合增长率（Compound Annual Growth Rate，CAGR）将达到 9.5%~10.0%。

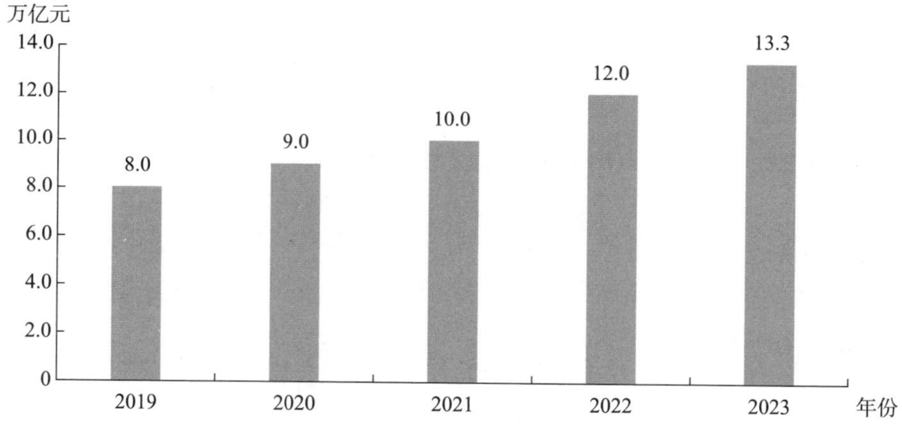

图 1-5　2019—2023 年中国健康产业规模

资料来源：易凯资本。

从产业规模结构来看，2023 年与药品相关的市场规模基本上与 2022 年持平，约为 3 万亿元；与医疗器械和诊断相关的市场规模相较 2022 年略有增长，约为 1.2 万亿元；考虑到我国社会老龄化程度加剧，与医疗健康服务相关的市场规模增加到约 9.1 万亿元。具体见图 1-6。

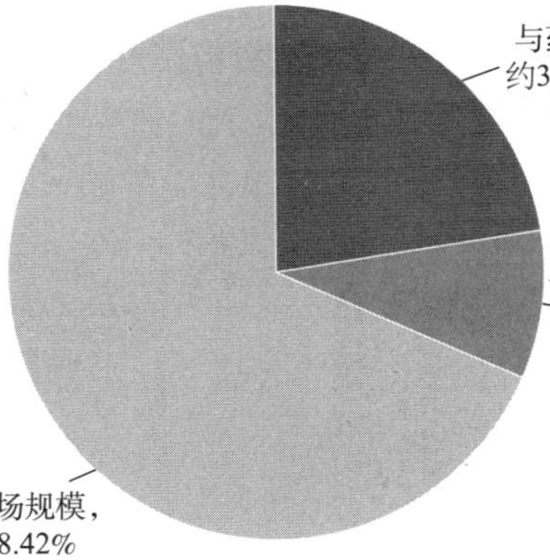

图 1-6 2023 年中国健康产业规模结构

资料来源：易凯资本。

按照上述口径，从 2023 年开始计算的未来 8 年里，预计与药品相关的市场规模将增长到 4.8 万亿元，年复合增长率（CAGR）达到 6.5%；与医疗器械和诊断相关的市场规模将增长到 3.0 万亿元，CAGR 达到 13.7%；与医疗健康服务相关的市场规模将增长到 17.5 万亿元，CAGR 达到 9.8%。具体见表 1-3。

表 1-3 2023—2030 年中国健康产业规模增速预测

细分市场	2023—2030 年的 CAGR（%）	规模（万亿元）
药品	6.50	4.8
医疗器械和诊断	13.70	3.0
医疗健康服务相关	9.80	17.5
总规模	9.50~10.00	25.3

资料来源：易凯资本。

（二）产业政策环境持续优化促发展

国家对健康产业环境的持续优化为产业高质量发展开辟了更加广阔的空间，政策环境的调整对整个健康产业生态发展产生深远影响，进一步促进产业焕发新的活力。

1. 政策利好推动创新药全链条发展“换挡加速”

随着国内创新药行业发展日趋成熟，国内创新药政策环境持续改善。2023 年 8 月 25 日，国家药品监督管理局发布了《药品附条件批准上市申请审评审批工作程序（试行）（修订稿征求意见稿）》并公开征求意见。与 2020 年 7 月 7 日生效的现行《药品附条件批准上市申请审评审批工作程序（试行）》相比，新征求意见稿主要在批准数量、加强药品上市后监管、程序细化等方面新增了规定。这标志着药品附条件批准上市制度逐渐成熟，但考虑到目前药品附条件批准上市的申请情况，该项制度仍在不断革新。2023 年 10 月，《国家药监局关于加强药品上市许可持有人委托生产监督管理工作的公告》（2023 年第 132 号）（以下简称“132 号文”）发布，随后《国家药监局综合司关于印发药品上市许可持有人委托生产现场检查指南的通知》（药监综药管〔2023〕81 号）（以下简称“81 号文”）发布，覆盖生产、检查、销售等多个产业重要环节。“132 号文”是药品上市许可持有人制度（MAH 制度）在我国执行以来，对委托生产发布的最细致、最严格的文件，也向业界释放出国家药品监督管理局对药品生产 B 证 MAH 的委托生产监管进一步收紧的信号，旨在提高药品生产的质量和安全，保障公众用药安全。“81 号文”是我国首部专门针对 MAH 的检查指南，旨在进一步落实持有人的质量主体责任，更好推动落实持有人委托生产药品质量安全主体责任，保障药品全生命周期质量安全。在实践过程中，国家通过集中带量采购提升群众用药可负担性，通过鼓励创新药的发展提升用药可及性。委托生产通过集中生产资源，一方面降低了生产成本，提高了监管效率；另一方面减轻了研发企业的负担。因此，随着产业深入发展，委托生产规模逐步扩大，MAH 委托关系也越来越复杂。截至 2023 年 11 月 30 日，2019—2023 年国家市场监督管理总局共批准国产创新药 89 个，其中 27 个药品采取委托生产模式，占比为 30%，跨省委托生产达 20 个。

2024 年，创新药持续再迎利好政策。2 月 5 日，国家医疗保障局发布《关于建立新上市化学药品首发价格形成机制，鼓励高质量创新的通知（征求意见稿）》，对企业评价新上市药品创新质量给予指引，并在定价端予以政策支持。3 月 5 日，《政府工作报告》首次提及“创新药”，并提到“积极打造生物制造、商业航天、低空经济等新增长引擎”“开辟量子技术、生命科学等新赛道”。7 月 5 日，国务院常务会议审议通过《全链条支持创新药发展实施方案》，提出发展创新药关系医药产业发展，要全链条强化政策保障，统筹用好价格管理、医保支付、商业保险、药品配备使用、投融资等政策，优化审评审批和医疗机构考核机制，合力助推创新药突破发展；要调动各方面科技创新资源，强化新药创制基础研究，夯实中国创新药发展根基。随后，上海、北京、广州、珠海等地出台了全链条支持医药高质量发展措施。多地政策共同点主要体现在三个方面：一是鼓励创新。鼓励企业进行技术创新和源头创新。二是全链条支持创新药发展。各地政策均覆盖了创新药的研发、审评审批、临床应用、支付、投融资等多个环节，确保全链条支持。三是资金支持。各地政府均提供了不同程度的资金支持，包括研发补贴、产业化奖励、投融资支持等，以鼓励企业加大研发投入。10 月 24 日，国家药品监督管理局发布《关于对创新药以及经沟通交流确认可纳入优先审评审批程序和附条件批准程序的品种开展受理靠前服务的通知》，提出自 2024 年 11 月 1 日起，对创新药以及经沟通交流确认可纳入优先审评的审批程序和附条件批准程序的品种上市许可申请提供受理靠前服务。该政策有望加速创新药的审批流程，让符合条件的药物更快进入市场，缩短创新药上市时间，满足临床急需，提升患者福利；同时鼓励国内创新药企加大研发投入，推动国内医药创新。

2. 特殊食品行业法规体系逐步健全和完善

2023 年是保健食品业发展的大年，更是里程碑式的一年，其中新功能的发布打破了以往产业发展靠政府、审批产品靠背书模式，科学声称也打破过去单一由政府指导制定功能评价方法的管理模式，整个制度体系改革进入一个新阶段。2023 年 6 月，国家市场监督管理总局发布了《保健食品原料目录　营养素补充剂（2023 年版）》《允许保健食品声称的保健功能目录　营养素补充剂（2023 年版）》《保健食品原料目录　大豆分离蛋白》《保健食品原料目录　乳清蛋白》，自 2023 年 10 月 1 日起施行。原料目录和功能目录的进一步扩充，为企业开展产品备案提供了更多的选择空间。保健食品备案目录扩充和首次允许复配，突破以往以单一原料备案的模式，为企业开展产品备案提供了更多的选择空间，产品品类将更加丰富。2023 年 8 月 28 日，国家市场监督管理总局发布《保健食品新功能及产品技术评价实施细则（试行）》，该细则从“总则”“新功能研究”“材料接收”“技术评价”“上市后评价”“附则”等 6 个方面进行了详细论述，鼓励引导企业、高校、科研机构等社会力量开展功能创新和产品研发，进一步促进产业高质量发展，从制度上改革我国以往保健食品功能声称评价管理模式的重要举措，以制度创新引领产业创新，为企业新产品开发带来新机遇，将加快行业整体创新的步伐。8 月 31 日，国家市场监督管理总局、国家卫生健康委、国家中医药管理局发布《允许保健食品声称的保健功能目录　非营养素补充剂（2023 年版）》及配套文件的公告。该公告将进一步规范保健功能声称管理，落实企业保健功能声称和研发评价主体责任，实现保健功能目录的科学动态管理。12 月 22 日，国家市场监督管理总局发布《保健食品标志规范标注指南》，明确了保健食品标志框架、图形比例、印刷颜色要求等内容，指导保健食品生产经营者进一步规范标注保健食品标志，正确引导消费，营造公平有序的市场秩序。

随着国内特殊医学用途配方食品（以下简称“特医食品”）市场规模不断扩大，近年来，政府和相关机构根据实际情况不断调整与优化现行标准及管理措施，一系列与现实需求紧密相连、持续优化调整的管理政策出台，为行业带来了新的发展契机，为行业高质量发展注入了新的活力。2022 年发布的《特殊医学用途配方食品标识指南》让特医食品的专用标识“小蓝花”走进了大众视野。2023 年 12 月，《国务院关税税则委员会关于 2024 年关税调整方案的公告》发布，其中特医食品进口关税调整为零，这一举措将有利于进一步丰富市场供给，确保特殊人群的需求得到满足，为他们的生活提供更有力的保障。2024 年 1 月，国家市场监督管理总局正式修订后实施的《特殊医学用途配方食品注册管理办法》为行业提供了更明确和规范的指导，鼓励企业研发临床急需产品，不断增强特殊人群的可及性，让罕见病类、临床急需且尚未获批的新类型特医食品走上了快速审评的“绿色通道”；优先审评罕见病类别、临床急需且尚未批准新类别等产品的审评时限由最多的 90 个工作日缩减至 30 个工作日。该办法将进一步提高企业研发效率，促进罕见病类、临床急需类等新产品上市。2024 年 9 月，《国务院办公厅关于践行大食物观构建多元化食物供给体系的意见》印发，强调“建立膳食营养健康大数据，加强食物营养与健康因子作用机理研究”以及“深入实施国民营养计划，完善营养健康标准体系，鼓励企业开发营养健康食品”对行业发展有着重要的指导意义。同时，国家食品安全风险评估中心发布《食品加工用遗传修饰微生物安全性评价申报材料要求（试行）》，为合成生物新原料在食品领域的应用打开了准入路径，推动食品工业向多元化发展。

婴幼儿配方乳粉是关系亿万家庭幸福和国家民族未来的特殊食品。2023 年 7 月 10 日，国家市场监督管理总局修订发布《婴幼儿配方乳粉产品配方注册管理办法》，自 2023 年 10 月 1 日起施行。新版注册管理办法贯彻落实“四个最严”要求，结合行业发展和注册管理实践，进一步严格产品配方注册要求，保证产品质量安全，并鼓励企业研发创新，不断提升婴幼儿配方乳粉品质。该办法对在我国境内生产销售和进口婴幼儿配方乳粉的企业，从申请与注册程序、标签与说明书、监督管理、法律责任等方面做出了规定。截至 2023 年底，我国约有 134 家的 1028 个新国标配方产品销售流通。该办法的出台，不仅有助于企业加大研发创新力度，提高婴幼儿配方乳粉质量，也将进一步完善婴幼儿配方乳粉配方注册管理，保障婴幼儿“口粮”安全，助力行业高质量发展。

3. 集采迈入“提质扩面”新阶段

自 2018 年实施“4+7”带量采购（以下简称“集采”）以来，我国积极推进药品采购改革，经多年努力，医疗保障部门对药企申报的新药发挥了“购买者”的作用，医保谈判体现了“战略购买”和“价值购买”的作用，带量采购已逐步实现常态化、制度化。2023 年的医保目录调整，共有 126 个药品新增进入国家医保药品目录，平均降价 61.7%，价格降幅与 2022 年基本相当。在 2023 年的医保谈判中，政策向罕见病药和创新药倾斜，共有 25 款创新药参与医保谈判，最终谈成 23 个，成功率高达 92%。针对真正创新的药品和医疗器械的定价机制，2024 年 6 月，国务院办公厅印发《深化医药卫生体制改革 2024 年重点工作任务》，明确要推进药品和医用耗材集中带量采购提质扩面。12 月，《国家医保局国家卫生健康委员会关于完善医药集中带量采购和执行工作机制的通知》（以下简称《通知》）印发，在原有政策基础上进一步完善医药集中带量采购和执行工作机制，探索市场化的自主定价机制，保护创新，激励创新。6 年来，国家医疗保障局已会同有关部门组织开展 10 批国家组织药品集采，累计成功采购 435 种药品，对药企而言，由于利润空间被大大压缩，有利于引导企业加强成本管控、创新转型，面临“挑战与机遇并存”的局面；对医院而言，打破医药销售端的潜规则，将医师收入阳光化，同时对医保支付率和医院效益形成新的挑战；对患者而言，集中采购使他们吃得起药、看得起病，能够以更低廉的价格用上质量更高的药品，减轻了患者的负担，极大地提升了人民群众的获得感、幸福感、安全感。

4. 重塑行业生态，医药行业反腐步入“深水区”

2023—2024 年，医疗反腐风暴力度空前。从中央到地方，各级监察机关与相关部门紧密配合，重拳出击，严厉打击医药领域的腐败问题，在深度、广度和力度上堪称前所未有，旨在推动解决“看病难”和“看病贵”等民生痛点问题。2023 年 5 月，国家卫生健康委联合 14 个部门发布了《2023 年纠正医药购销领域和医疗服务中不正之风工作要点》，部署了为期一年的全国医药领域腐败问题集中整治，重点整治医药领域的生产、供应、销售、使用、报销等环节的腐败问题。同年 7 月，纪检监察机关配合开展全国医药领域腐败问题集中整治工作动员部署视频会议，指出要以“零容忍”态度坚决惩处腐败，大力营造风清气朗的医药领域发展环境。2024 年 11 月，国家药品监督管理局牵头组织对《医药代表备案管理办法（试行）》（以下简称《试行办法》）进行修订，形成了《医药代表管理办法（征求意见稿）》（以下简称《管理办法》），并向社会公开征求意见。相比《试行办法》，《管理办法》对医药代表的定义和工作内容进行了调整，进一步厘清了医药代表与药品销售人员的边界，并强调药品上市许可持有人的管理责任，增加对医疗卫生机构及其工作人员的管理规定。

随着医药行业发展和监管的不断加强，国家层面对医药行业反腐的力度也逐步加大。医药反腐正呈现全链条深度整治的特点，监管重点从打击个人违法行为扩展到医药领域全链条，涵盖医院、医保、药监等机构领导干部以及药企高管层，包括研发、生产、销售及医疗机构使用环节，均受严格监督检查。未来一段时间，医药反腐仍将是行业发展的关键环节。随着国家监管力度的不断加大，药品行业将迎来更加严格的审查和治理机制。企业的合规经营将成为必须遵循的基本准则，医药市场也将变得更加公平、透明，行业将进一步规范化，患者的用药安全也将得到更好保障。

（三）医疗健康领域回归理性投资

受到资本市场整体下行，集采和医保谈判降价超预期等因素影响，我国医疗健康领域的投资及融资回归理性，企业估值加速去泡沫化，市场开始自我梳理、重新审视。2023 年，全国医疗健康产业共完成一级市场融资 1300 起，累计融资金额 109 亿美元，国内医疗健康一级市场进入了震荡下跌的周期，交易规模回到了 2017—2018 年的水平。2024 年上半年，国内医疗健康各细分领域共完成医疗健康产业一级市场融资 415 起，累计融资金额约合 48 亿美元。相比 2023 年同期，2024 年上半年，国内医疗健康融资交易数量和总金额分别下降 32. 3%和 12. 2%。不过，在平均融资金额层面，2024 年上半年国内市场也出现了 29. 6%的大幅增长，与全球市场保持同频。2014—2024 年上半年中国医疗健康产业投融资变化趋势见图 1-7。

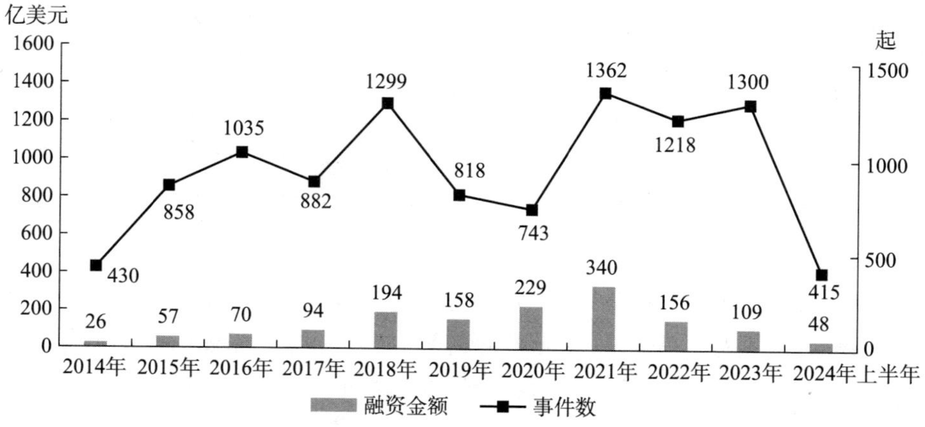

图 1-7　2014—2024 年上半年中国医疗健康产业投融资变化趋势

资料来源：动脉网。

2023 年，各个细分领域的投融资总额、交易频次基本保持了与全球市场同步的变化趋势，区别只在于变动幅度。其中，对于生物医药、器械耗材类项目，国内投融资市场的平均交易规模下降较全球市场更明显，体现了国内机构在投资这类项目时更谨慎。2024 年上半年，国内生物医药类融资总额达 34 亿美元，依然为细分领域融资总额之首；器械耗材类融资交易 185 起，为细分领域交易数量之首。从趋势方面来看，生物医药类总融资额同比增长 21.4%，增速远超全球，器械耗材类融资总额增长 7.0%，其他细分领域及各领域交易数量均同比下降。2022 年和 2023 年国内医疗健康领域投资对比见图 1-8。

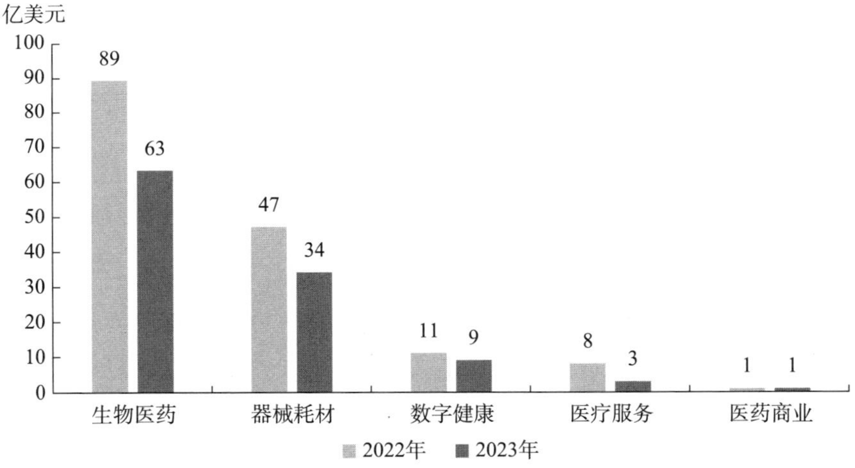

图 1-8 2022 年和 2023 年国内医疗健康领域投资对比

资料来源：动脉网。

从投融资轮次情况来看，种子轮/天使轮、A 轮融资仍为医疗健康领域主流。2023 年，种子轮/天使轮、A 轮、B 轮、C 轮、D 轮及以上分别占比当年投资事件的 33%、47%、12%、6% 和 2%。2024 年上半年，除未公开轮次的事件，生物医药的 A 轮、数字健康的种子轮/天使轮融资交易数量最多，均为 61 起；D 轮及以上和 A 轮的医药商业（流通）、B 轮的医疗服务只完成交易 1 起；D 轮及以上的医疗服务未能实现零突破；总体而言，A 轮融资交易事件数量最多，占比 19.8%，其次为种子轮/天使轮，占比 18.6%。具体见图1-9。

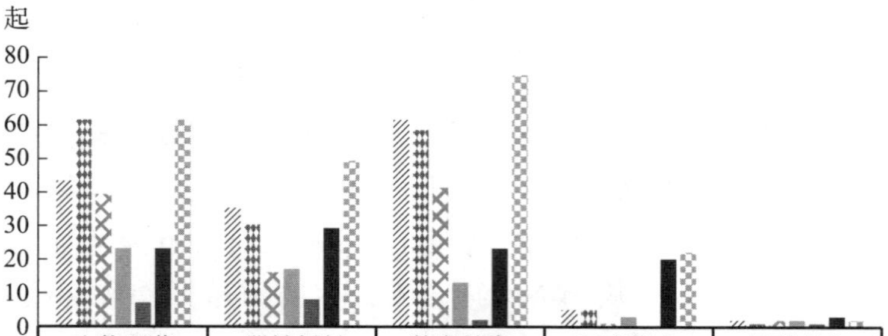

	生物医药	器械耗材	数字健康	医疗服务	医药商业
种子轮/天使轮	43	35	61	5	2
A轮	61	30	58	5	1
B轮	39	16	41	1	2
C轮	23	17	13	3	2
D轮及以上	7	8	2	0	1
其他	23	29	23	20	3
未公开	61	49	74	22	2

种子轮/天使轮　A轮　B轮　C轮　D轮及以上　其他　未公开

图 1-9　2024 年上半年中国医疗健康领域投融资轮次

资料来源：动脉网。

2023 年，融资 TOP10 榜单被生物医药和器械耗材类项目占据（见表 1-4）。排在首位的海森生物已经有 7 款产品上市。海森生物的产品均来自收购或者授权引进，其背后是康桥资本的战略、运营支持和合肥产投集团、肥东县的产业扶持，是医药创新模式向临床需求和应用靠近的典型案例。

表 1-4　2023 年中国医疗健康一级市场投融资 TOP10　（单位：亿美元）

排序	企业名称	融资金额	事件时间	细分领域	业务类别
1	海森生物	3. 2	2023 年 4 月 20 日	生物医药	创新型生物医药服务
2	药明合联	3. 0	2023 年 11 月 7 日	生物医药	生物偶联药物 CDMO
3	生工生物	2. 8	2023 年 4 月 18 日	器械耗材	DNA 合成定制产品生产
4	金斯瑞蓬勃生物	2. 2	2023 年 1 月 18 日	生物医药	生物医药合同研发生产
5	先通医药	1. 5	2023 年 7 月 3 日	生物医药	放射性药物研发、生产
6	百明信康	1. 5	2023 年 6 月 29 日	生物医药	免疫治疗创新药物研发
7	礼邦医药	1. 4	2023 年 4 月 12 日	生物医药	肾脏疾病及相关慢性疾病治疗产品
8	拓烯科技	1. 4	2023 年 7 月 21 日	器械耗材	聚合物新材料研发、生产
9	鞍石生物	1. 4	2023 年 12 月 28 日	生物医药	抗肿瘤创新药物研发
10	康龙生物	1. 3	2023 年 3 月 30 日	生物医药	CRO/CDMO 服务提供

资料来源：动脉网。

在2024年上半年国内投融资TOP10中，生物医药、器械耗材类项目持续霸榜，大多是从事创新药、创新疫苗开发、医疗器械生产和销售，而医疗健康服务、脑机接口项目罕见上榜（见表1-5）。其中，先声再明是先声药业集团旗下专注于抗肿瘤创新药研发、生产和商业化的生物医药公司；太医管家是中国太保旗下的家庭医生服务平台，在线提供24小时用药指导、亚健康管理、体检建议等，红杉中国也是太医管家的发起方之一；灵伴科技是国内头部人机交互公司，2024年1月完成的融资是近年来AR领域单笔规模最大的融资。

表1-5 2024年上半年中国医疗健康产业投融资TOP10 （单位：亿元）

排序	企业名称	融资时间	融资轮次	融资金额	简介
1	先声再明	2024年2月	未公开	9.7	抗肿瘤创新药开发商
2	太医管家	2024年5月	战略融资	9.2	医疗健康服务平台
3	蓝帆柏盛	2024年1月	未公开	9.0	医疗器械生产、销售商
4	华北制药金坦生物	2024年6月	未公开	9.0	药品研发、生产商
5	信诺维	2024年2月	E轮	7.0	生物新药研发商
6	华诺泰生物	2024年3月	B轮	6.0	人用疫苗产品和创新佐剂研发商
7	天境生物（杭州）	2024年2月	C轮	5.0	生物药研发、生产商
8	灵伴科技	2024年1月	“C+”轮	5.0	人机交互技术和人工智能软硬件产品开发商
9	威凯尔医药	2024年1月	C轮	4.5	医药研发商
10	英派药业	2024年4月	“D+”轮	4.0	靶向抗癌创新药开发商

资料来源：动脉网。

二、中国健康产业发展趋势

（一）健康产业步入发展快车道

全方位发力推动产业全面振兴。自《“健康中国2030”规划纲要》发布，到“健康中国”上升为国家战略，再到《中华人民共和国国民经济和社会发展第十四个五年规划和2035年远景目标纲要》提出从制度体系、机构设施、核心制造、创新突破、数字建设、环境安全六大方向出发，丰富医疗健康体系建设的内涵，标志着我国健康产业步入发展快车道，进入全方位发展阶段，从孵化、转化到加速产业化的产业链条不断发展完善，基本实现产品升级、服务升级、主体升级和市场升级。产品升级主要表现在健康产品的技术创新和健康产品的生态有机发展，服务升级主要表现在大数据健康服务模式向大商业健康服务模式的转变，主体升级表现在企业跨界发展、医院改制、外商加速布局、基金投资等多领域，市场升级表现在由全球化市场向全龄化市场转变。

集群化发展推动健康产业升级。在国家政策导向下，国内各区域竞相布局，加入健康产业发展赛道，构建健康产业集群。当前，我国的健康产业已经形成京津冀地区、长三角地区、成渝地区双城经济圈和粤港澳大湾区重要区域产业集群。由于健康产业链条长、关联度高、覆盖面广，各环节之间联系紧密，产业集群化发展已成为国内各地打造全产业链条的重要载体。2022 年以来，各地区各部门大力推动巩固延伸优势产业、培育壮大新兴产业、前瞻布局未来产业主动向现代化产业体系建设稳步迈进。未来，在京津冀协同发展、长江经济带发展和粤港澳大湾区建设三大国家重大发展战略影响下，健康产业集聚效应将会更加突出，健康产业全链条建设必将加速推进。

（二）科技创新为产业焕新蓄力

为推动科技创新和产业创新融合发展，2024 年中央经济工作会议就“推动科技创新和产业创新融合发展”做出进一步部署，并将“以科技创新引领新质生产力发展，建设现代化产业体系”作为 2025 年九大重点任务之一。2024 年 11 月，国家卫生健康委召开全国卫生健康科技工作会议，锚定 2035 年建成健康中国和科技强国两个战略目标，进一步分析形势，凝聚共识，加快推进高水平卫生健康科技自立自强。2024 年 12 月，国家卫生健康委召开新闻发布会，介绍国家卫生健康委成立“1+2+2+3+X”的组织管理体系。“1+2”是国家卫生健康委、国家中医药管理局、国家疾病预防控制局；“2”是卫生健康科技领域的两个科技管理专业机构，分别为医药卫生科技发展研究中心、中国生物技术发展中心；“3”是 3 个国家级的医学科研机构，分别为中国医学科学院、中国中医科学院和中国预防医学科学院；“X”包括广大的高水平研究型大学、研究型医疗机构、创新企业，以及相关的卫生健康领域高水平科技力量。与此同时，国家卫生健康委围绕构建科技创新工作体系、凝练攻关任务、遴选攻关团队、健全项目管理、优化资源布局、营造政策环境、推进平台建设、完善评估评价、促进高质量发展、健全专业服务等 10 个方面，出台了促进卫生健康科技创新的 50 条政策举措，进行系统全面部署。

在国家政策的牵引下，各地因地制宜地为促进科技创新提供制度保障。比如，四川省卫生健康委等15个部门印发《加快培育新质生产力全面激发卫生健康发展新动能的若干措施》，结合四川省卫生健康事业和生物医药产业发展需求，聚焦加快培育卫生健康新质生产力，提出6个方面的20条措施。《河南省人民政府办公厅关于加强医学科技创新体系建设的指导意见》发布，从建强科研平台体系、培优基础研究和临床医学学科、加快高水平科研团队建设、加速成果转化应用、加大医药产业培育力度、创优体制机制等6个方面提出19项具体任务，推动省内医学领域高水平科技创新。陕西省科学技术厅等部门发布《陕西省促进医疗卫生机构科技成果转化操作细则（试行）》，中共广东省委办公厅、广东省人民政府办公厅印发《广东省深化职务科技成果管理改革实施方案（2024—2027年）》等。这些文件大多明确了“对职务科技成果进行台账管理，完善科技成果资产确认、分割确权、使用和处置等管理方式”，改变了传统公立医院科技成果管理中模糊的产权结构，建立了职务科技成果单列的管理制度。

近年来，在行业技术革新方面，我国大数据、人工智能、合成生物技术、生命科学技术等前沿技术在新药研发、智慧制药、医疗器械、人工智能诊疗、营养食品、医疗美容、精准医疗、健康服务、健康管理等领域不断发挥重大作用，引领产业创新发展。公开资料显示，截至2024年7月底，我国健康产业相关专利总量达9.2万件，近10年以来呈现增长趋势，发明申请专利占比45.3%，授权发明专利占比46.7%。特别是，人工智能技术融入医疗健康发展取得实质性突破，人工智能在医疗、健康服务、健康管理等领域的智能化已现雏形，未来10年将为健康产业发展提供强大引擎。在营养食品领域，新生物技术改造或生产营养食品原料已经在技术上实现产业应用，通过改善原料的品质，提高生产效率，减少环境污染，极大地优化了营养食品制造模式。在美妆领域，合成生物正成为美妆原料科技创新的重要方向，为美妆行业构筑全新的竞争优势。未来，在政策刺激与行业技术创新的双重驱动下，健康产业将不断呈现新业态、新模式、新活力，健康中国建设将开启新篇章。

（三）健康消费市场潜力加速释放

政策利好推动健康消费市场发展。党的二十届三中全会明确提出，健全支持创新药和医疗器械发展机制，完善中医药传承创新发展机制。《国务院关于促进服务消费高质量发展的意见》明确提出，要提升消费健康服务水平，推进医疗健康服务创新；通过发展“互联网+医疗健康”等新模式，推动健康服务领域的数字化转型，并鼓励企业创新消费健康产品和服务模式，促使消费健康行业企业加快技术升级。2024 年政府工作报告也强调，“培育壮大新型消费，实施数字消费、绿色消费、健康消费促进政策，积极培育智能家居、文娱旅游、体育赛事、国货‘潮品’等新的消费增长点”。大力发展健康消费不仅能满足人民对健康日益增长的需要、持续扩大居民消费，还能优化供给结构，带动生命科学、生物制药、生态环保等前沿科技投资，促进医疗、保健、文体、旅游等产业发展。一系列国家政策文件体现了国家对消费健康行业的高度重视。

消费观念催生市场多元化发展。在居民收入水平提升、消费群体需求多元化以及企业争相布局等多重因素的作用下，国内消费健康市场呼唤更多创新和差异化的产品与服务，特别是新消费观念催生了健康市场的多元化和升级，为各类健康产品和服务提供了广阔的市场空间。中国消费者协会于 2024 年 8 月发布的《健康产业消费趋势发展报告》显示，2023 年我国居民健康素养水平达到 29.7%，比 2022 年提高 1.92 个百分点，继续呈现稳步提升态势。该报告指出，消费者对保健食品、特医食品、婴幼儿辅食、精准营养补充、家居健康、汽车室内空气健康等方面都有较强消费需求，健康消费已经逐渐成为消费者的日常消费习惯，并且有从“选择性消费”向“健康刚需”演变的趋势。随着我国人口老龄化进程的不断加快，老年人在健康消费方面存在需求多样化的特点，除医疗服务，在健康管理、康复理疗、心理健康等方面还存在着旺盛的消费需求。另外，老年人健康消费还呈现决策谨慎、注重质量和口碑、预防性健康消费增加、慢性病管理需求突出，以及科技产品接受度提高等特点。《中国美好生活大调查》数据显示，人们对保健养生的消费需求成为 2023 年消费意愿榜单第一名，运动健身类消费意愿更是大幅上涨，比前年的 10.94%高出 7 个百分点。健康领域的消费观念与消费需求有变化，追求更高品质、更具个性化的健康产品和服务，愿意“花钱买安心”的人越来越多，如从膳食营养健康产品到智慧健身设备、个性化监测，再到康养服务项目，越来越多的消费者愿意为健康买单，“未病预防”的需求显著提升。2024 年京东健康“618”期间数据显示，改善睡眠、保健饮品、眼部营养品类成交额同比增长分别为 335%、115%、100%。

数智化引领健康消费市场转型升级。基于人工智能、可穿戴设备、新标志物检测的发展，创新业务模式，远程医疗服务的兴起打破了地域限制，大健康服务范围进一步拓宽，如数智化技术通过收集和分析大量的个人健康数据，包括基因数据、生活方式数据等，为用户提供个性化大健康管理，利用智能穿戴设备、家用健康监测仪器等产品，让消费者实时监测心率、血压、血糖等健康数据，再结合健康/慢病管理平台、互联网医疗平台，实现在线问诊、远程医疗等线上健康类服务。数智化技术还可以实现产品的追溯管理，在药品和保健品销售领域，消费者可以通过扫描产品上的二维码或条形码，了解产品的生产信息、流通环节等，确保购买到的产品安全可靠。

政策环境的进一步优化、消费需求的不断升级、渠道服务和技术的不断创新，大健康领域已呈现“选择性消费”转向“刚需性消费”趋势，健康消费市场也迎来新一波发展浪潮。虽然大健康消费新趋势培育了产业新土壤，但行业“成熟度”依然需要加强，梗阻仍需要加快破除，促使大健康产业朝特色化、精准化、规范化等方向发展。

（四）银发经济为产业带来新机遇

养老新业态、新模式、新产品相继涌现，不断拓展银发经济发展空间。据统计，我国60岁以上老年人口已近3亿人，我国银发经济规模约7万亿元，占GDP比重约6%。到2035年，银发经济规模将达到30万亿元左右，占GDP比重约10%。人口老龄化进程虽然给社会和经济的发展带来巨大挑战，但也蕴育出巨大的市场机遇。围绕老龄社会的病患康复、生活护理、辅助智能化设备，以及适合老年人的社交平台、老人娱乐等外延更加广泛的银发经济产业将成为中国经济发展的重要支柱之一。党的十八大以来，我国老龄事业的顶层设计不断完备，许多重大改革措施相继落地，为积极应对人口老龄化奠定了坚实基础。2024年1月，《国务院办公厅关于发展银发经济增进老年人福祉的意见》印发，该文件是我国首个以“银发经济”命名的政策文件。该意见提出强化老年用品创新、打造智慧健康养老新业态、大力发展康复辅助器具产业、发展抗衰老产业、丰富发展养老金融产品、拓展旅游服务业态、推进适老化改造。其中，智慧养老产业因具有能够实现规模效益和协同效益、减少和优化人力资源的使用、降低服务成本等优势，成为破解养老难题、积极应对人口老龄化的重要手段，也成为老龄产业和银发经济高质量发展的重要组成。2024年底召开的中央经济工作会议提出“积极发展银发经济”，有助于挖掘养老产业潜能。银发经济是向老年人提供产品或服务，以及为老龄阶段做准备等一系列经济活动的总和，不仅涵盖医疗、养老等传统产业，还拓展到康复辅助器具、康养旅游、养老金融、智能照护等诸多新领域，涉及面广、产业链长、业态多元、潜力巨大。发展银发经济是积极应对人口老龄化、推动高质量发展的重要举措，既利当前又惠长远。

在发展银发经济时，应注意因地制宜和区域协调，不同地区老龄化程度和经济发展水平不同，应结合实际制定差异化发展策略。要一手抓扶持，一手抓监管。制定更加完善的政策措施，为银发经济发展提供有力保障和支持，推动其规模化、标准化、集群化、品牌化发展；加强对银发经济市场的监管和规范，对侵害老年消费者权益的多发领域加强监管，加大对非法劣质产品和服务的打击力度，为老年人提供便捷高效的维权渠道，更好地保障老年群体的合法权益。

行业相关企业应关注消费趋势的变化，有针对性地提升产品与服务供给的专业化、智能化以及个性化水平，满足老年人提高生活品质的愿望；应充分结合老年人的实际需求，利用数字化和智能化技术，创新产品和服务类型，拓展消费场景，实现产业发展与老年群体共享发展成果的双赢。随着老年群体消费需求从生存型必需品向享受型非必需品转型，涉及的领域越来越多，比如，健康养生、智能产品、休闲旅游等。不同行业企业之间应加强合作，协同开发新产品、新技术，做深做大市场。

第四节　深圳市健康产业发展概况

2023 年是全面贯彻党的二十大精神的开局之年，也是“十四五”建设的关键节点，深圳市坚持稳字当头、稳中求进，全年推动经济发展稳中提质，深化改革开放，大力实施高质量发展十大计划，实现产业高质量发展。

一、深圳市健康产业发展环境

（一）经济环境

1. 经济质量效益稳步回升向好

2023 年，深圳市经济总体平稳、稳中有进。从数据来看，宏观经济保持韧性，地区生产总值 34606. 40 亿元，比上年增长 6. 54%，经济总量稳居全国第三、亚洲第四（见图 1-10）。其中，第一产业增加值 24. 71 亿元，比上年增长 2. 60%；第二产业增加值 13015. 32 亿元，比上年增长 6. 50%；第三产业增加值 21566. 38 亿元，比上年增长 5. 60%。第一产业增加值占全市地区生产总值比重为 0. 10%，第二产业增加值占全市地区生产总值比重为 37. 60%，第三产业增加值占全市地区生产总值比重为 62. 30%。全年人均地区生产总值 195230. 17 元，比上年增长 5. 60%。

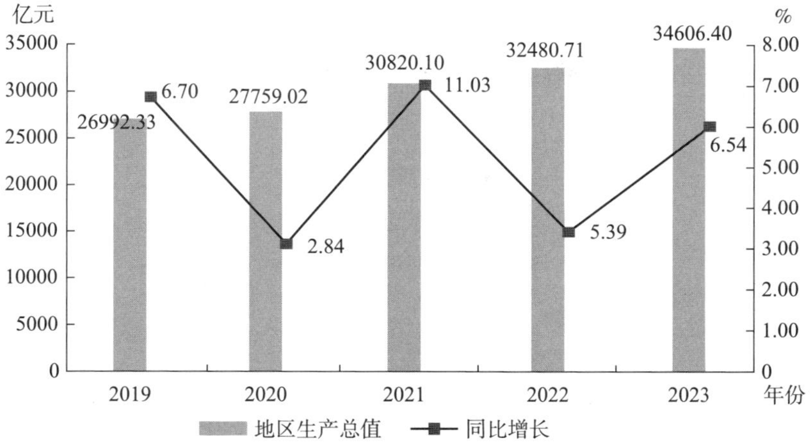

图 1-10 2019—2023 年深圳市经济生产总值情况

资料来源：深圳市统计局。

2023 年，深圳市工业持续保持增长、回升向好。工业增加值 11818.61 亿元，比上年增长 6.1%。规模以上工业增加值比上年增长 6.2%。分轻重工业来看，轻工业增加值比上年增长 2.6%，重工业增加值比上年增长 6.9%。分门类来看，采矿业增加值比上年增长 4.4%，制造业增加值比上年增长 5.6%，电力、热力、燃气及水生产和供应业增加值比上年增长 19.2%。高技术制造业增加值比上年增长 3.3%，先进制造业增加值比上年增长 5.1%，占规模以上工业增加值比重分别为 58.4%、66.8%。

分行业来看，规模以上工业增加值前十大行业依次为：计算机、通信和其他电子设备制造业增加值比上年增长 2.9%，电气机械和器材制造业比上年增长 7.8%，专用设备制造业比上年增长 5.0%，石油和天然气开采业比上年增长 4.5%，汽车制造业比上年增长 47.3%，电力、热力生产和供应业比上年增长 14.7%，烟草制品业比上年增长 33.8%，通用设备制造业比上年下降 0.3%，金属制品业比上年增长 23.2%，医药制造业比上年增长 13.5%。

2. 战略性新兴产业带动作用凸显

深圳市坚持以“推动高质量发展”为主题，加快建设具有深圳特点的现代化产业体系，战略性新兴产业带动作用凸显。2021—2023 年深圳市战略性新兴产业增加值逐年增长，2023 年深圳市战略性新兴产业增加值合计 14489.68 亿元，比上年增长 8.80%，占地区生产总值比重 41.90%。具体见图 1-11。

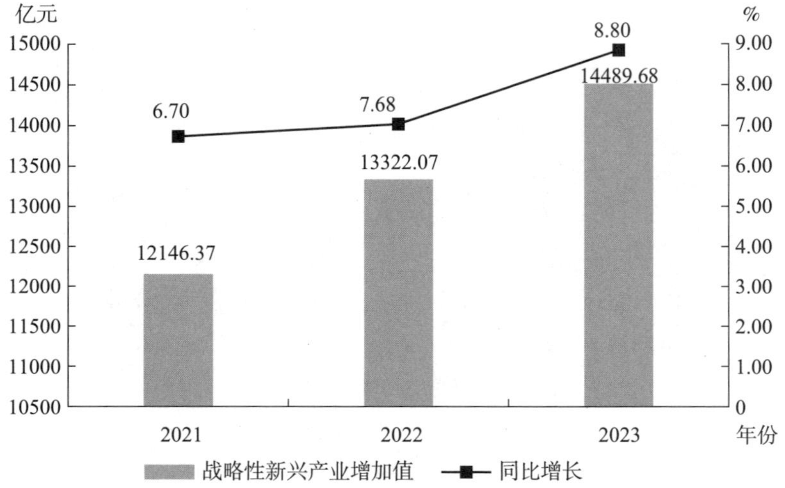

图 1-11　2021—2023 年深圳市战略性新兴产业增加值

资料来源：深圳市统计局。

与上一年度相比，2023 年新一代电子信息产业以增加值 5717. 12 亿元成为深圳市增加值贡献最大的战略性新兴产业，占比 39. 46%；数字与时尚产业增加值 4099. 01 亿元，占比 28. 29%；高端装备制造产业增加值 571. 20 亿元，占比 3. 94%；绿色低碳产业增加值 2213. 58 亿元，占比 15. 28%；新材料产业增加值 352. 57 亿元，占比 2. 43%；生物医药与健康产业增加值 752. 99 亿元，占比 5. 20%；海洋经济产业增加值 783. 20 亿元，占比 5. 40%。具体见图1-12。

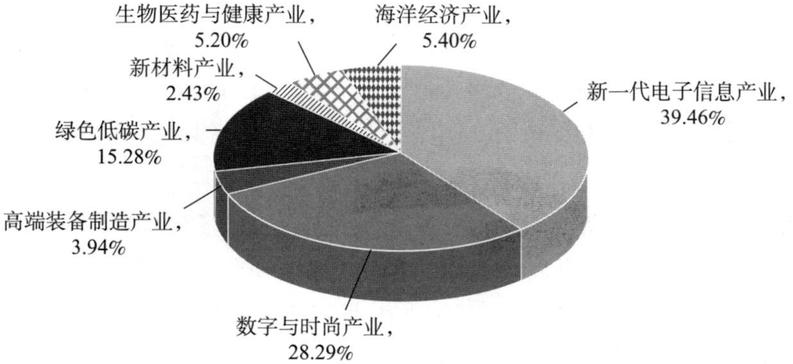

图 1-12　2023 年深圳市战略性新兴产业各细分产业增加值占比

资料来源：深圳市统计局。

3. 人均可支配收入保持平稳增长

深圳住户收支与生活状况调查数据显示，2023 年深圳居民人均可支配收入 76910 元，比上年增加 4192 元，增长 5.8%；扣除价格因素，实际增长 4.9%。深圳居民人均生活消费支出 49013 元，比上年增加 4220 元，增长 9.4%，恩格尔系数为 29.4%。2023 年深圳居民人均消费支出情况见表1-6。

表 1-6　2023 年深圳居民人均消费支出情况

人均消费构成	人均支出（元）	人均支出占比（%）
医疗保健	2513.40	5.1
教育文化娱乐	5034.22	10.3
交通通信	7362.83	15
生活用品及服务	2508.15	5.1
居住	12990.05	26.5
衣着	2169.98	4.4
食品烟酒	14429.44	29.4
其他用品及服务	2004.93	4.1

资料来源：深圳市统计局。

（二）社会环境

1. 公共卫生服务持续高质量供给

良好的人居健康环境是卫生防病的重要基础。根据深圳市卫生健康委公开信息，2023 年末深圳市拥有医疗卫生机构 5431 家（不含 685 家院属社康服务机构），比上年增加 230 家，主要是增加了一批社会办医疗机构。全市共有医院 159 家；妇幼保健院 11 家；专科疾病防治院 7 家；门诊部 908 家；私人诊所 3857 家；企事业内部医务室 227 家；其他医疗卫生机构 262 家；中医医疗机构 1272 家，包括中医医院 14 家、中医门诊部 84 家、中医诊所 1174 家。全市可供床位 69877 张，其中医院病床 64825 张，比上年增加 4182 张；全市拥有卫生工作人员 152930 人，同比增长 5.3%，其中卫生技术人员 125993 人，占卫生工作人员总数的 82.4%；其他技术人员 9261 人，占卫生工作人员总数的 6.1%。

从每千人口拥有量来看，根据深圳市统计局公布的 2023 年末常住人口 1771.08 万人（不含深汕特别合作区数据）计算，2023 年末全市每千人有床位数 3.95 张，每千人有卫生工作人员 8.63 人，每千人有卫技人员 7.11 人，每千人有执业（助理）医生 2.86 人，每千人有注册护士 3.07 人。

卫生财力资源是发展卫生健康事业的重要保证。2023 年，深圳市政府持续在医疗卫生方面加大财政支持力度，全市医疗卫生事业费投入 615.62 亿元。按常住人口 1771.08 万人（不含深汕特别合作区数据）计算，人均卫生事业费 3475.96 元；政府办医疗卫生机构卫生固定资产投入 733505 万元，较上年上升 2.3%，其中用于建安工程 167556 万元，占卫生固定资产投入的 22.8%；用于设备购置 540870 万元，占卫生固定资产投入的 73.7%；用于其他 25079 万元，占卫生固定资产投入的 3.4%。

深圳市不断完善重点人群健康服务，努力让群众不生病、少生病、不生大病，全方位、全周期保障市民健康。2023 年，深圳市完成子宫颈癌筛查 75.3 万人，65 岁及以上老年人健康体检 51.54 万人，残疾人基本康复服务覆盖率达 99.86%，提供新生入学肺结核筛查、中小学生健康体检、二年级小学生六龄牙免费窝沟封闭、中小学生免费接种流感疫苗、儿童青少年近视筛查、青少年脊柱侧弯筛查、初一女生免费接种 2 价 HPV 疫苗健康服务全覆盖，切实推进“健康深圳”建设。

2. 人均体育消费水平全国领先

自 2020 年被确定为国家体育消费试点城市以来，深圳市立足自身发展特色，规划符合城市侧重点的消费发展路径，持续加大优质体育产品和服务供给力度，加快建设国家级体育消费活力城市，体育消费规模持续增长，人均体育消费水平全国领先。分析显示，2023 年深圳市居民体育消费总规模 689.03 亿元，比 2022 年增长 3.61%，比 2020 年增长 23.57%；居民人均体育消费支出 3873.13 元，占居民人均消费支出比重的 7.9%，处于全国领先位置。

2023 年，深圳各项体育赛事全面复苏，全年体育赛事活动达 600 余项，其中重大体育赛事活动近 150 项。在创建职业体育品牌方面，深圳现有传统职业体育俱乐部 19 个以及电竞俱乐部 5 个，在职业联赛中也有越来越突出的表现。

全民健身热潮向纵深发展。引领全民健身，激发广大群众参与体育运动的热情，举办线上运动月、深圳踏青日等 1300 多项市、区全民健身活动。因地制宜想对策，推动全民健身场地设施强基础、提质量、优服务、增效益。深圳市新建都市型、楼宇型体育场地 205 个，新增体育场地面积 150 万平方米，粤海体育休闲公园、深圳市青少年足球公园等建成开放；设立了全国首家工间碎片化运动器材展厅，室外智能健身器材累计使用人数近 3500 万人次，“一键预约”平台新增各类体育场馆 345 所，累计达 1930 所，全年参与人次达 1451 万。通过不断加大设施供给力度、升级全民健身场地，促进重点人群健身活动开展，推动体育产业高质量发展等举措，让全民加强运动健身意识，加快运动步伐，加速全民健身事业的融合发展。

3. 加快推进体卫融合健康促进新模式

《深圳市全民健身实施计划（2022—2025 年）》《深圳市卫生健康事业发展“十四五”规划》均提出，要鼓励体卫融合的疾病管理和健康服务模式，推动全民健身与全民健康深度融合，助力深圳建成优质高效医疗卫生服务体系、一流健康城市和国际化医疗中心。《深圳市居民健康白皮书（2023 年度）》指出，通过引领全民健身，推进体卫融合，深圳全年提供公益体质测试并出具运动建议 9 万余人次，较 2022 年增长 38%。2024 年 12 月，深圳市体育医院正式揭牌开业，围绕服务竞技体育和全民健康，打造集运动创伤、运动康复、运动处方、中医康复、运动营养、运动心理、测试评估、体能训练、疲劳恢复、赛事保障、医务监督、运动科普、运动促进健康、创新转化研究于一体的国际化、智慧化的运动医学与康复治疗中心，成为广东省首家面向大众的体育专科医院，标志着深圳市在体卫融合方面迈出了坚实一步。

2023 年初，深圳市开启体卫融合运动处方工作站试点，为市民运动健身提供体卫融合、科学康复及指导的公益服务。目前，深圳市有 71 家医疗卫生机构可开具运动处方，广泛覆盖综合医院、专科医院、门诊、社区健康服务中心等多种类型。在这些机构里，医生根据市民的体适能和体检数据，开具个性化运动处方，通过科学运动干预提升市民健康水平。运动处方工作站是深圳市在成功构建科学健身指导四级服务网络基础上，打造为民服务“深圳样板”的又一有力举措。

（三）产业环境

1. 厚植产业集聚要素土壤

深圳市密集出台多项利好政策，打造具有国际影响力的健康产业集群。2022 年 6 月，深圳市先后发布《深圳市人民政府关于发展壮大战略性新兴产业集群和培育发展未来产业的意见》《深圳市培育发展大健康产业集群行动计划（2022—2025 年）》等，围绕大健康产业集聚发展出台了体系化政策，并提到计划到 2025 年将大健康产业营收提升至 1200 亿元，形成合理的产业结构和完善的产业链条，辐射粤港澳大湾区的健康服务示范中心。2024 年 3 月，深圳市委、市政府印发了《关于加快发展新质生产力进一步推进战略性新兴产业集群和未来产业高质量发展的实施方案》（以下简称《实施方案》）。《实施方案》是“20+8”产业集群政策的 2.0 版本，其在总结产业集群发展规律的基础上，结合深圳市发展实际，与时俱进滚动完善、持续提升深圳“20+8”产业集群体系，加快发展新质生产力，进一步发展壮大战略性新兴产业集群和培育发展未来产业。升级版的“20+8”产业集群锁定了更高发展目标，继续向新兴产业拓增量。提出科学把握产业集群差异化、阶段性发展特征，分类推进、精准施策，加速培育、促进发展。重点部署动态调整集群门类、分类推进培育发展、优化调整重点方向、统筹各区错位发展、夯实产业发展基础、加强创新体系建设、完善服务供给体系和积极拓展应用场景等八大任务。

深圳市各区积极布局大健康产业。2022 年，坪山、大鹏两区联合印发了《坪山—大鹏共建粤港澳大湾区生命健康创新示范区行动计划（2022—2025年)》，将大健康产业作为重点发展方向之一。2023 年，罗湖区出台《深圳市罗湖区扶持大健康产业发展若干措施》，打造以医美、智慧健康服务、精准医疗、化妆品等为主的高质高端大健康产业集聚区。2024 年，龙华区发布《龙华区支持高端医美行业高质量发展若干措施》，旨在通过一系列新政策促进高端医美行业的高质量发展。

在资金要素支持方面，深圳市按照“一集群一基金”的理念组建产业基金群，助力“20+8”战略性新兴产业和未来产业发展，加快构建高质量发展的现代产业体系。2023 年上半年，新能源、新材料、高端医疗器械等第二批产业基金管理机构将公开遴选，主要围绕 7 个产业集群，按市场化方式配置 5只专项基金，包括新材料产业基金、高端装备产业基金、数字创意装备产业基金、脑科学与类脑智能产业基金、细胞与基因产业基金，基金目标规模总计 85 亿元。其中，脑科学与类脑智能产业基金（目标规模 10 亿元）主要投向脑科学新仪器、新设备、新耗材，类脑传感器、脑机接口等领域，细胞与基因产业基金（目标规模 15 亿元）主要投向细胞与基因治疗、新型病毒载体、新型疫苗研发、基因技术、生物育种等领域。2024 年 4 月，深圳生物医药产业基金正式成立，总规模达 50 亿元，将投向生物医药、细胞和基因等领域，促进深圳生物医药产业迈向高质量发展。

2. 打造良好产业创新生态

深圳市持续完善全过程创新生态链，逐步形成以企业为主体、产学研高效协同深度融合的创新体系。2023 年，深圳市全社会研发投入 2236 亿元，占GDP 的 6.46%，发明专利、PCT 专利等重要的创新创造有 95%来自企业研发，PCT 国际专利累计申请量连续 20 年居全国大中城市首位。《深圳市 2023 年知识产权白皮书》统计显示，2023 年深圳全市的国内专利授权量达 23.51 万件，已经连续 6 年在全国大中城市中位列第一。作为专利核心指标，2023 年深圳市每万人口高价值发明专利拥有量达到 98.36 件，位居全国前列。2024 年 1月至 7 月，深圳市各区专利授权达 142190 件，发明专利授权达 46996 件。这意味着2023年前7个月，深圳市平均每小时有28件专利获得授权，有9件发明专利获得授权。

为提升基础研究策源能力，深圳市坚持将不少于30%的市级科技研发资金投向基础研究和应用基础研究。高标准建设国家实验室1家、全国重点实验室13家、广东省实验室4家、深圳市重点实验室380家，以及“鹏城云脑”网络智能重大科技基础设施、国家超算深圳中心二期、脑解析与脑模拟等一批大科学装置。2023年，深圳市承接国家重大科技项目34个，布局市级科技重大专项37个，体外膜肺氧合仪、核磁共振、EDA（电子设计自动化）软件等关键核心技术实现突破。

推动河套深港科技创新合作区加快建设世界级科研枢纽。2023年8月8日，国务院正式签发《河套深港科技创新合作区深圳园区发展规划》，围绕协同香港推进国际科技创新这一中心任务，聚焦合作区三大定位，面向2035年明确了合作区的建设方向、阶段目标、具体工作，提出一系列引领性、突破性、支撑性制度创新安排，为在更高起点、更高层次、更高目标上推进河套合作区开发建设提供了重要遵循。深圳市为落实《河套深港科技创新合作区深圳园区发展规划》，加快国家实验室、粤港澳大湾区（广东）量子科学中心等重大平台在河套布局建设，推动香港科学园深圳分园开园，引入优质科研项目160多个，包括国家重大科研平台10个、香港高校科研机构10个和一批世界500强企业研发中心；与香港创新科技署签订全面推进深港科技创新合作的安排及工作方案，实施深港澳科技计划项目225个，科研资金跨境投入科研活动。

深圳市持续拓展高水平医教研平台。2023年，深圳医学科学院正式设立，深圳市医学研究专项资金立项并稳步推进，深圳市卫生健康委、深圳市科技创新委及深圳市财政局联合印发深医专项工作纲领性文件《深圳市医学研究专项资金管理办法（试行）》。中国医学科学院发布的“2022年度中国医院科技量值排行榜”上，深圳市有2家医疗机构综合排名进入全国前100（市第三人民医院第88名，市人民医院第99名），有2个学科进入所在学科全国排名前10，有18个学科进入所在学科全国排名前50，有73个学科进入所在学科全国排名前100。深圳市卫生健康系统获各级科研项目1037个，其中国家自然科学基金项目217个、广东省基础与应用基础研究基金项目156个、广东省医学科研基金项目74个、广东省中医药管理局科研项目36个、深圳市科技研发资金项目459个，获得深圳市医学研究专项资金项目95个，获资助金额3.5亿元。发表SCI收录论文3440篇、中国核心期刊论文1604篇；获省科学技术奖二等奖1项；深圳市科学技术奖10项，其中一等奖2项、二等奖7项、标准奖 1 项。

深圳市不断夯实创新底座，加快建设具有全球重要影响力的产业科技创新中心。通过系统谋划与整体布局，深圳市印发实施《关于深圳市加快建设具有全球重要影响力的产业科技创新中心的意见》等系列文件，全方位构建起以科技创新引领现代化产业体系建设的“四梁八柱”，全方位提升创新能力和资源配置，积极融入国际研发合作网络。

3. 全力建设优质营商环境

营商环境是“双招双引”的底气和生命线，也是一座城市的核心竞争力之一。深圳市坚持把优化营商环境作为“一号改革工程”，迭代推出千余条改革举措，推动市场化、法治化、国际化营商环境持续优化，连续 4 年获评全国工商联“营商环境最佳口碑城市”称号。

2023 年 8 月，深圳市发布《关于促进民营经济做大做优做强的若干措施》，围绕重大项目建设、激发科技创新活力、应用场景开放、拓展海外市场等方面提出 20 条“实招”优化民营经济发展环境，支持民营经济做大做优做强。同年 12 月，《深圳市降低制造业企业成本的若干措施》发布，聚焦用房、用地、用工、用能、融资等重点领域提出 6 个方面 20 条措施，在推出融资补贴等短期见效措施的同时，围绕加快工业上楼、保障性住房、高标仓规划建设、持续推进园区转供电改造等方面推出一批长效举措，多维度、全方位降低制造业企业成本。

人才是第一资源，营造一流人才发展环境是打造一流营商环境的重要保障。2023 年 11 月，深圳市发布《关于实施更加积极更加开放更加有效的人才政策　促进人才高质量发展的意见》，树立了“不唯地域、不问出身、不求所有、不拘一格、不遗余力”的鲜明导向，出台人才引进、培养、开发、使用、服务 5 个方面 30 条举措。

总部经济集聚区是打造具有全球影响力的经济中心城市和现代化国际大都市的重要支撑。为推动总部经济高质量发展，培育壮大具有核心竞争力的总部企业集群，深圳市于 2023 年 11 月连续发布《深圳市推动总部经济高质量发展的实施意见》《深圳市总部经济集聚区布局规划》两个重磅文件。文件在总部企业认定标准、支持方式、服务机制上进行了优化提升，并布局了涵盖高科技企业、先进制造业、未来产业等十大行业类别的 40 个总部经济集聚区，总规划面积约 94.08 平方千米，计划到 2030 年让深圳市成为全球一流的总部经济集聚地。总部经济政策降低了奖补政策享受门槛，实现了惠企助企。在总部企业落户激励方面，深圳市将落户奖励对象由签订协议认定的总部企业延伸至所有符合条件的新设立或迁入总部企业；同时，切实降低总部企业用房成本，将租房补贴范围扩大至包括厂房在内的生产经营用房，并引导总部企业在经济集聚区内发展，对总部企业在集聚区内购买研发办公用房给予最高2500万元的支持。

惠企利民，打好商事主体帮扶“组合拳”。深圳市印发“扶持个体户高质量发展33条”、“促进民营经济发展22条”、服务企业高质量发展“百千万”工程等系列文件。商事登记制度改革进一步推进，外资港资澳资企业纳入“企业开办一窗通”，实现全程一表一窗一天免费办结；开展商事主体住所托管登记改革；21个许可事项实现“证照联办”。加强党的领导，全面推进“小个专”党建，市、区、街道实现“小个专”党建工作站全覆盖。优越的营商环境让“创新之城”活力迸发，2023年全年新设商事主体56.5万户，同比增长26.4%，深圳市商事主体增至422.6万户，新增“个转企”3582户。

同时，深圳市在知识产权金融领域不断探索，针对科技型中小微企业在传统金融服务下“融资难、融资慢、融资贵”的问题，市场监督管理局充分发挥政府、担保、银行、企业、专业机构的合作优势，促进企业通过知识产权进行融资，让企业在资本市场高效便捷地获得较低成本的资金。深圳市发布《2023年深圳市知识产权质押融资典型案例》，提出“推进多元化知识产权金融支持”的工作部署，旨在发挥典型示范作用，进一步提升知识产权金融服务效能。目前，深圳全市11个区均出台了知识产权质押融资、证券化贴息贴补相关政策，对符合条件的企业，根据实际利息与担保费的合计金额进行补贴。公开数据显示，2023年深圳市专利质押金额350.38亿元，在国家知识产权强市建设试点示范城市中排名第一；专利及商标质押金额384.3亿元，连续4年位列全省第一，质押笔数1141笔，专利和商标质押金额及笔数均位居全省第一，惠及企业981家。

2024年以来，深圳市继续在优化营商环境上发力。2024年6月，深圳市连发《深圳市2024年优化市场化营商环境工作方案》《深圳市2024年优化法治化营商环境工作方案》《深圳市2024年优化国际化营商环境工作方案》，围绕激发经营主体活力、增强对全球优质要素资源的强大吸引力和国际竞争力等方面，提出主要任务105项，助力深圳市提升市场化、法治化、国际化营商环境。截至2024年9月，深圳市共有商事主体434.2万户，其中企业265万户，总量和创业密度继续稳居全国第一，涌现世界500强企业10家、中国500强企业27家、境内外上市企业570多家、高新技术企业2.4万家。大企业顶天立地、创新企业开天辟地、中小微企业和个体工商户铺天盖地，已成为经济社会持续健康发展的重要支撑和关键力量。

二、深圳市健康产业发展情况

（一）产业规模

当前，深圳市形成四大支柱产业、七大战略性新兴产业、八大未来产业的“4+7+8”产业结构（见图1-13），并着力发展“20+8”产业集群，建设面向未来的现代化产业体系。生物医药与健康产业作为深圳市战略性新兴产业集群的重要组成部分，举全市之力集聚资源，超常规力度支持培育，以精深化发展为主攻方向，推进重点领域场景应用落地，推动产业集群特色发展。

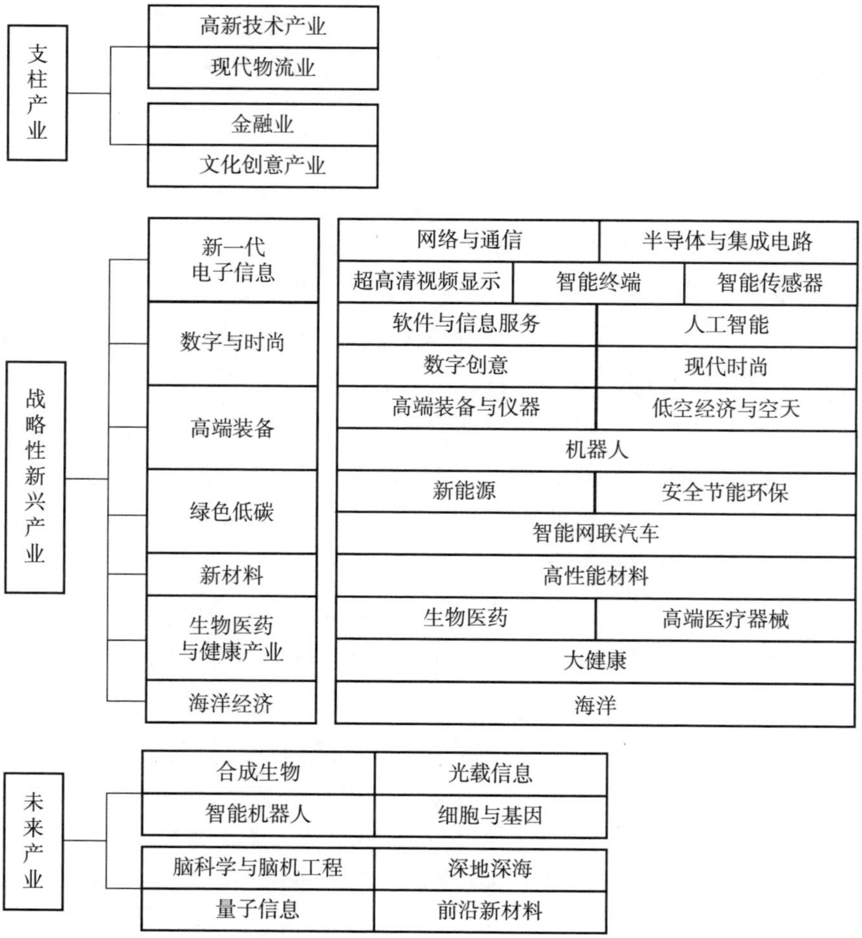

图1-13 深圳市“4+7+8”产业结构

2023 年，深圳市全年战略性新兴产业增加值合计 14489. 68 亿元，比上年增长 8. 8%，其中生物医药与健康产业增加值 752. 99 亿元，占全年战略性新兴产业增加值总数的 5. 2%。在区级层面，南山区生物医药与健康产业增加值 181. 48 亿元，比上年增长 1. 5%；福田区生物医药与健康产业增加值 39. 56 亿元，比上年增长 5. 1%；罗湖区生物医药与健康产业增加值 18. 49 亿元，比上年增长 3. 8%；盐田区生物医药与健康产业增加值 16. 96 亿元，比上年下降 22. 0%；坪山区生物医药与健康产业增加值 74. 54 亿元，比上年下降 6. 6%；宝安区生物医药与健康产业增加值 109. 84 亿元，比上年增长 5. 3%；光明区生物医药与健康产业增加值 144. 93 亿元，比上年增长 14. 4%；龙华区生物医药与健康产业增加值 93. 26 亿元，比上年下降 6. 8%；龙岗区生物医药与健康产业增加值 57. 94 亿元，比上年下降 18. 0%；大鹏新区生物医药与健康产业增加值 4. 37 亿元，比上年下降 12. 6%；深汕特别合作区生物医药与健康产业增加值 0. 35 亿元，比上年增长 24. 8%。具体见图 1-14。

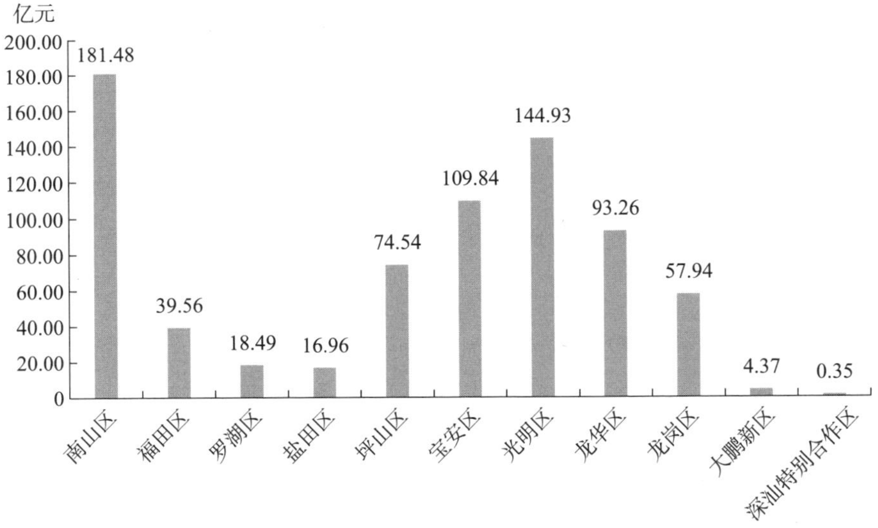

图 1-14　2023 年深圳市各区生物医药与健康产业增加值

资料来源：深圳市各区《2023 年国民经济和社会发展统计公报》。

在地域分布方面，得益于较为优越的商业环境或政策支持，南山区、福田区和宝安区是企业的首选。其中，南山区是最受青睐的区域，占比达 30. 00%，居首位。其次是福田区和宝安区，分别占比 22. 67%和 11. 33%。光明区、坪山区和盐田区占比 4. 00%~6. 00%，属于中等水平。大鹏新区和深汕特别合作区占比最低。具体见图 1-15。

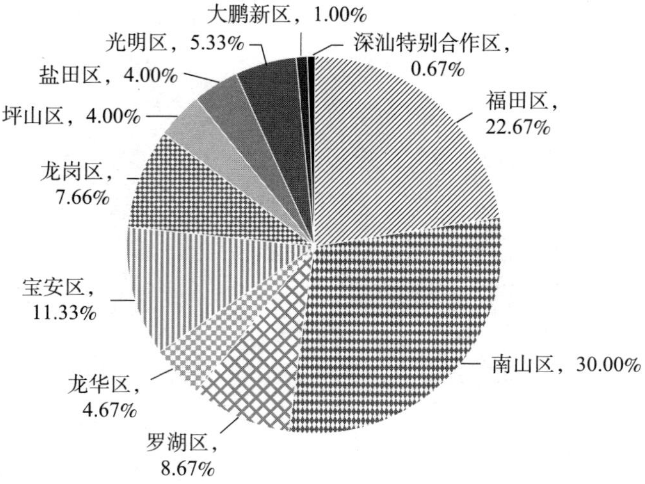

图 1-15　深圳市健康产业企业地域分布占比

资料来源：根据调研数据整理。

在行业类别方面，依据《健康产业统计分类（2019）》，医疗卫生服务和药品及其他健康产品流通服务是受访者填写最多的两个选项，分别占比15.33%和16.00%。医疗仪器设备及器械制造和健康用品、器材与智能设备制造也有较高的份额，分别为13.33%和12.67%。相比之下，医疗卫生机构设施建设与中药材种植、养殖和采集比例较低。从整体来看，健康产业链中流通、制造环节的企业较为集中。深圳市健康产业企业行业分布见图1-16。

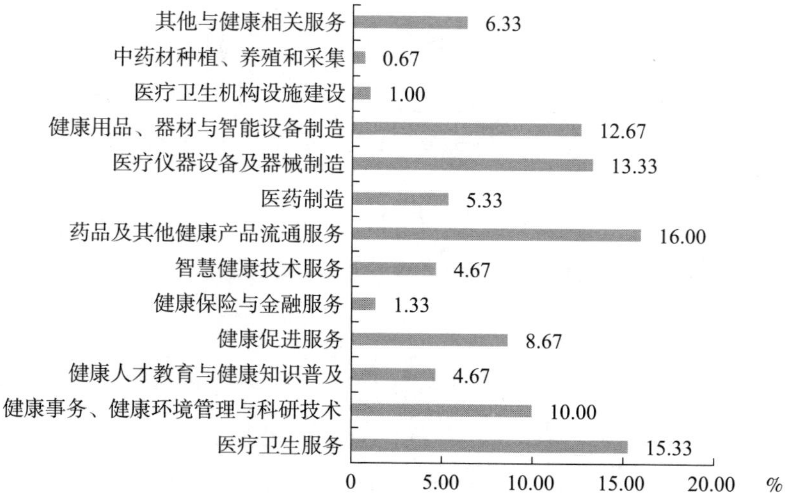

图 1-16　深圳市健康产业企业分布

资料来源：根据调研数据整理。

（二）企业运营能力

1. 经营目标

当前行业竞争日益加剧，受原材料供应、技术水平、价格战略、质量服务水平等因素影响，有 17.33%的受访者表示企业面临严重困难，无法实现经营目标；44.67%的受访者表示企业经营出现部分困难，仅实现部分经营目标；29.33%的受访者表示企业遇到少量困难，基本实现经营目标；仅有 8.67%的受访者表示企业未受影响，超额完成或已实现既定经营目标。这表明大多数受访者认为，企业在 2023 年的经营目标完成度存在一定程度的困难或挑战。具体见图 1-17。

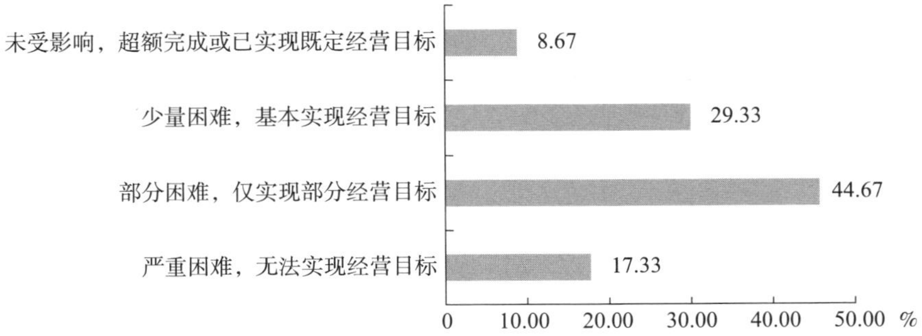

图 1-17　2023 年企业经营目标完成度

企业对未来 3 年的营收和利润预期呈现较为乐观的态度，其中 38.67%的企业预测营收增长，36.67%的企业预测将会盈利。具体见图 1-18、图 1-19。

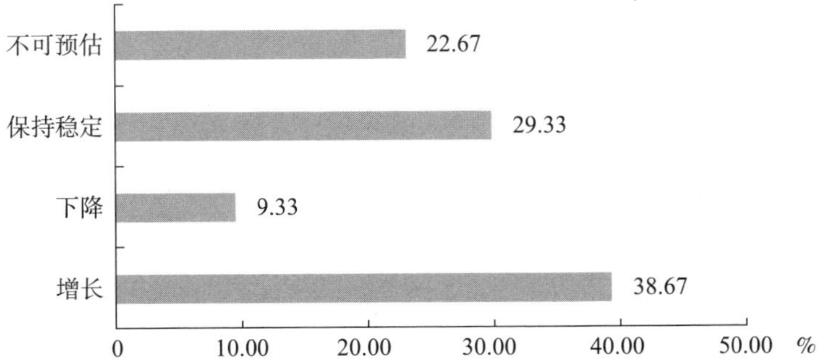

图 1-18　企业对未来 3 年营收情况预测

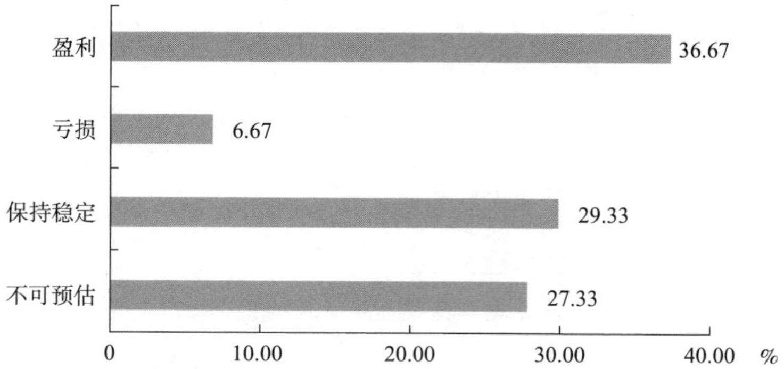

图 1-19　企业对未来 3 年利润情况预测

2. 投资方向

企业 2023 年投资方向的调研数据显示，新产品/新服务科技研发是企业投资的主要方向，占比达到 64.67%；其次是技术改造/设备升级，占比为 30.67%；基础及配套设施建设、向产业链上下游延伸和其他方向投资比例分别为 22.00%、16.00%和 20.67%；收购/并购同质性企业和企业转型升级的投资比例相对较低，分别为 4.00%和 8.00%。这些数据表明，企业在 2023 年更加倾向于通过科技创新和设备升级来推动发展，而收购和转型的投资比例相对较低。具体见图 1-20。

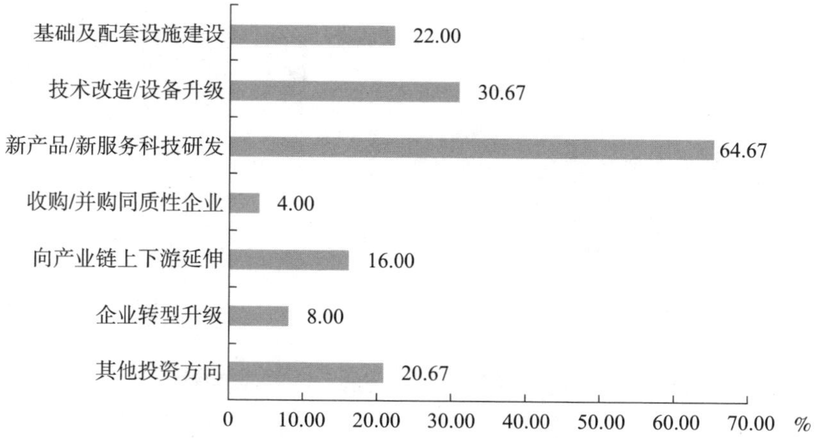

图 1-20　2023 年企业重点投资方向

从投资项目金额来看，大部分集中在 100 万～1000 万元。100 万～500 万元的比例最高，占比 32.00%；其次是 100 万元以下和 501 万～1000 万元，分别占比 31.33%和 12.67%；投资项目金额在 2001 万～5000 万元的比例最低，仅占比 3. 33%。具体见图 1-21。

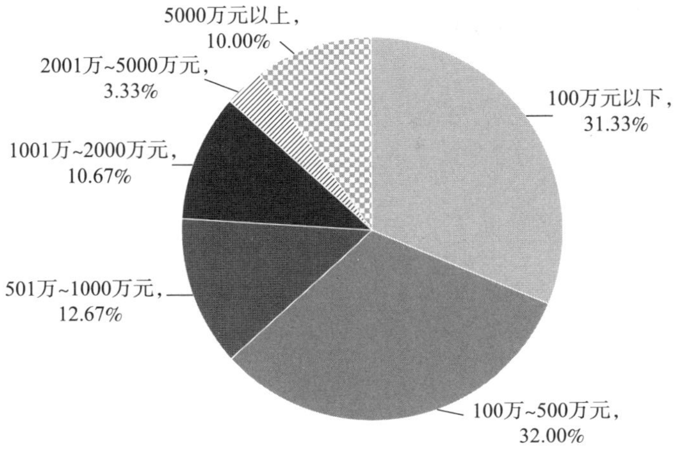

图 1-21　2023 年企业投资项目金额

在企业资金来源中，股东出资和经营利润是最主要的两个来源，分别占比 50. 67%和 48. 67%；其次是社会资本和其他渠道，分别占比 19. 33% 和 14. 67%；金融机构和政府财政扶持的比例较低，分别为 13. 33% 和 10. 00%。可以看出，股东出资和经营利润是企业资金来源的主要渠道，政府和金融机构的支持力度尚不能满足企业发展需求。

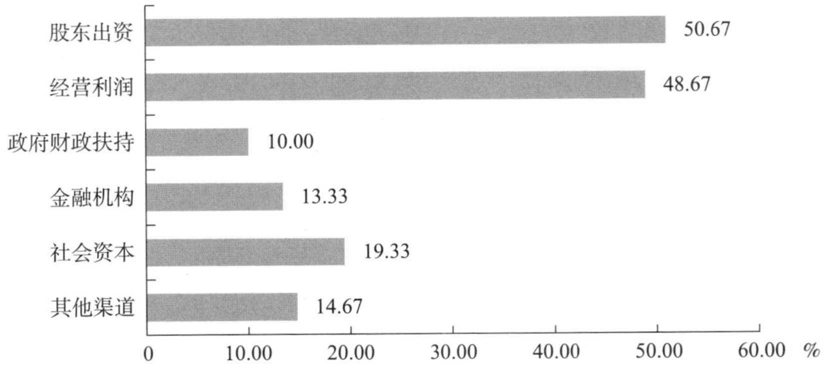

图 1-22　企业资金来源

3. 业务规划

在企业未来 3 年的重点规划中，产品服务迭代升级，提升附加值；强化品牌建设以及降本提质增效是最受关注的三个方向，分别占比 70. 00%、55. 33%和 48. 67%；其次是加快技术创新与应用，占比 41. 33%。优化资本结构提升效益和向产业链上下游延展，加快转型升级是最不受关注的方向，分别仅占 20.67%和 24.00%。这表明企业普遍寻求通过内部优化和创新实现高质量发展。具体见图 1-23。

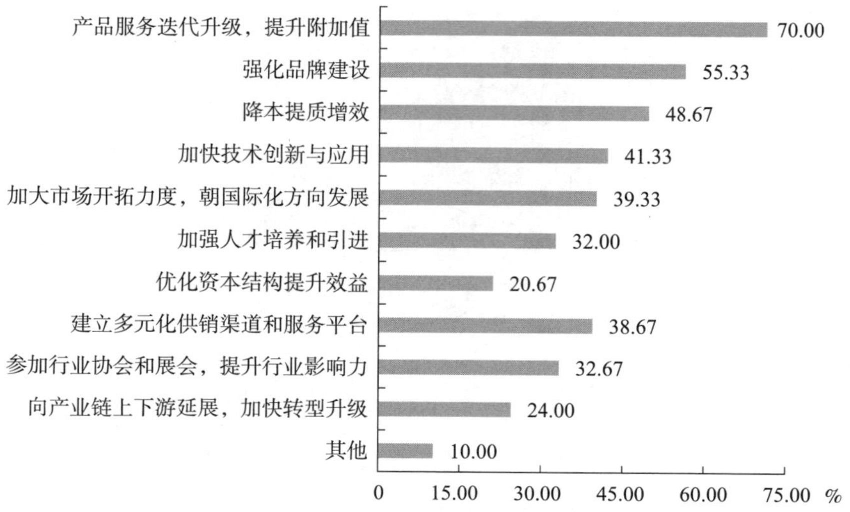

图 1-23　企业未来 3 年的重点规划

（三）企业研发创新

1. 科研水平

在科技创新方面，有 93.62%的企业表示已制定了中长期科研规划与自主创新战略，其中 62.67%的企业拥有独立研发机构/部门，且大多数企业（64.67%）将新产品/服务的科技研发作为主要投资方向，表明企业普遍重视科技创新，对后续发展重点目标和领域进行布局，以期为解决企业发展中的紧迫问题和关键技术环节提供有力支撑。但随着科技的飞速发展，新兴领域如互联网、人工智能、生物科技等不断涌现，健康产业也逐步向高新技术方向发展。然而，我国健康产业对高新科技领域立法缺乏理性认识，演化为控制过严与过度的立法滞后性，因此，应当改弦易辙，深入认识并合理控制风险，创新立法思路，强调立法控制高新科技的风险，使健康产业的高新科技合乎社会时宜。

数据显示，仅 30.00%的调研对象成立创新载体，已有创新载体级别的情况如下：国家级占比 26.67%，省级占比 40.00%，市级占比 37.78%，区级占比 24.44%。可以看出，省级的创新载体是企业最多选择的级别，其次是市级和国家级，区级的选择次数最少。

针对企业科技创新类型的调研，最受关注的项目首先是“产品研发制造类（新产品、新材料的研发、原型制作、试制和批量生产等）”，占比为50.00%。其次是“基础科研开发类（技术研究、新技术开发、软件类产品研发、创新产品的设计与开发等）”，占比为37.33%。再次是“技术改造和升级类（现有产品和生产工艺的改进、技术升级和优化等）”，占比为32.00%；“创新创业类（为创业者提供创业环境和创业支持）”和“科技服务类（提供科技咨询、技术培训、技术服务等科技支持和服务）”的占比分别为18.00%和20.00%。最后是“科技示范类（建设科技示范基地、开展科技示范活动、展示和推广科技创新成果等）”，占比为10.00%。从数据分析结果来看，企业在科技创新方面更注重产品研发制造类项目，其次是基础科研开发类项目，而创新创业类项目和科技示范类项目的关注度相对较低。具体见图1-24。

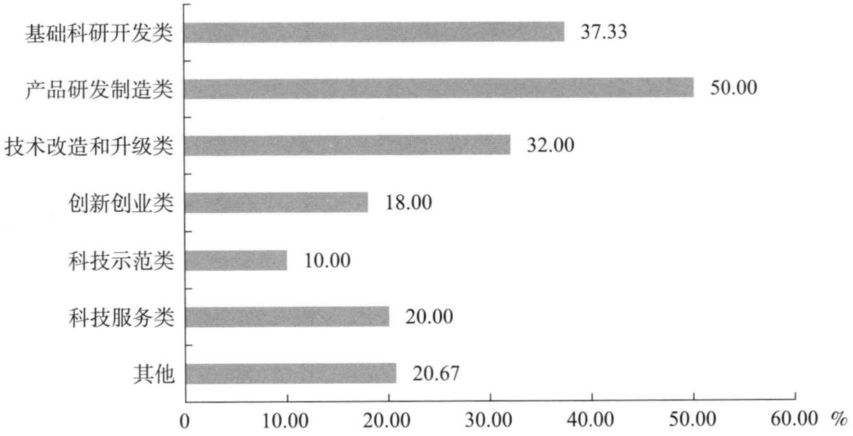

图1-24　企业科技创新类型

企业科研的技术来源主要集中在自主研发和与高校、科研院所、其他企业开展科技合作两个方面。自主研发占比最高，达到90.43%，显示了企业在科技创新方面具有较强的自主研发能力；与高校、科研院所、其他企业开展科技合作的比例为53.19%，也占据了较大比例，表明企业在技术合作方面也具备一定的实力；政府立项、委托开发或技术购买以及其他方面的比例相对较低，分别为15.96%、21.28%和5.32%，显示了这些技术来源在企业科研中的重要性相对较低。具体见图1-25。

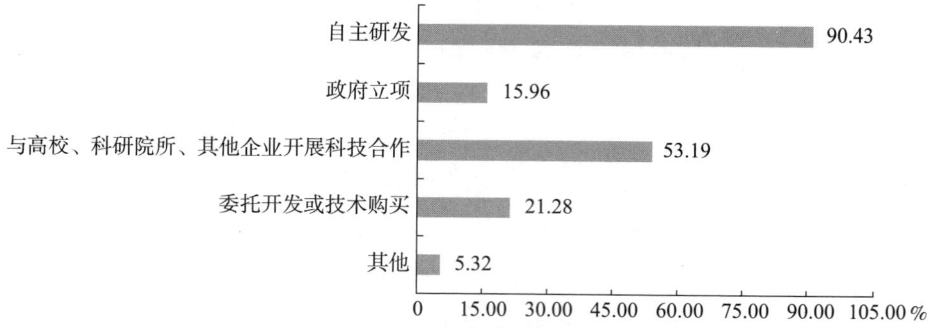

图 1-25　企业科研的技术来源

企业科研合作对象较为广泛。企业科研的合作对象主要集中在科研机构（63.83%）、高等院校（62.77%）和社会组织（34.04%），政府部门（22.34%）和行业企业（32.98%）也是占一定比例的合作对象，其他合作对象仅占 10.64%。整体来看，企业在科研合作中更倾向于选择科研机构、高等院校和社会组织作为合作伙伴。具体见图 1-26。

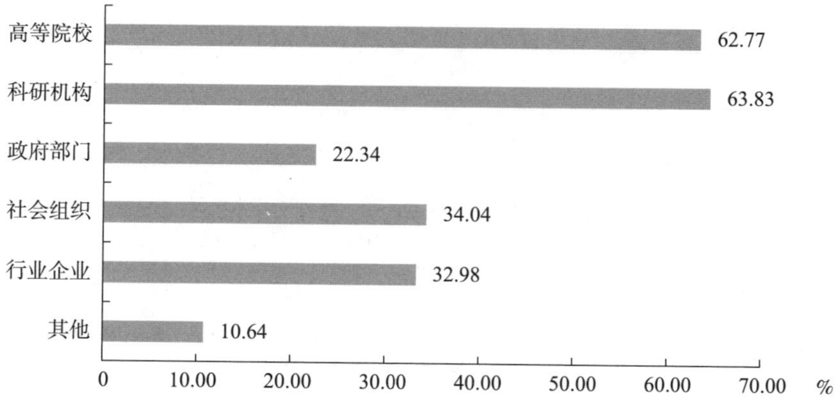

图 1-26　企业科研的合作对象

企业科研的经费来源以自筹为主，占比 91.49%；其次是政府资金扶持，占比 30.85%；在银行借贷、资本市场融资和其他方面的比例分别为 19.15%、18.09% 和 13.83%。该数据说明大多数企业倾向于通过自筹支持科技创新；政府资金扶持也是一个重要的经费来源；银行借贷、资本市场融资和其他方面的比例相对较低，可能需要进一步提升。具体见图 1-27。

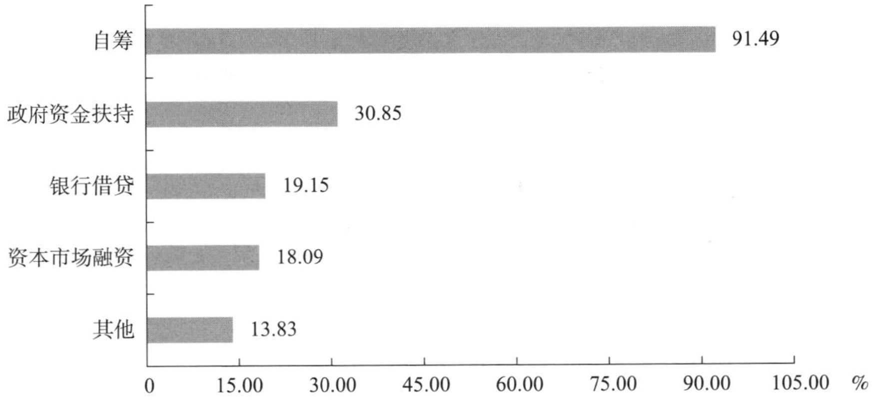

图 1-27 企业科研的经费来源

2. 知识产权

在企业拥有专利、软件著作权、商标等知识产权成果方面，调研显示，有 37.33%的企业拥有 10 件以内的自主知识产权，有 14.00%的企业拥有 10~20 件的自主知识产权，有 10.00%的企业拥有 21~40 件的自主知识产权，有 20.67%的企业拥有 40 件以上的自主知识产权，而有 18.00%的企业没有任何自主知识产权。这表明大部分企业拥有少量的自主知识产权，但也有相当比例的企业拥有较多的自主知识产权。具体见图 1-28。

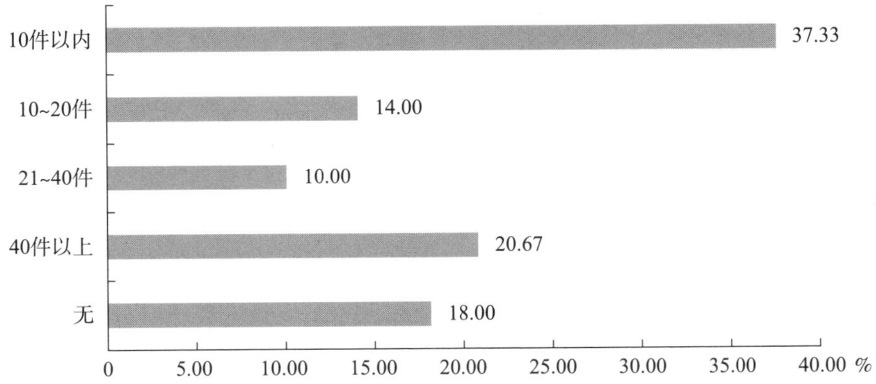

图 1-28 企业拥有自主知识产权数量

在企业主导或参与制定的标准类型中，行业标准的比例最高，达到 36.67%；其次是企业标准和团体标准，分别为 30.67%和 26.67%；国家标准和国际标准的比例分别为 24.00%和 12.00%；地方标准的比例最低，为 10.00%；同时，有 28.00%的企业表示在标准类型上没有偏好。具体见图 1-29。

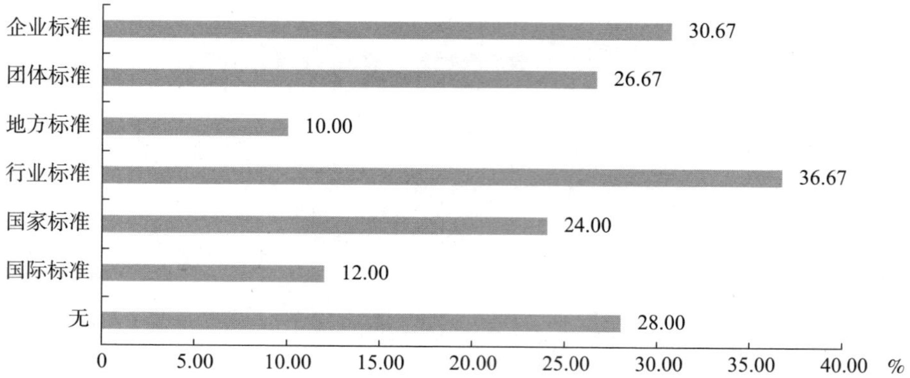

图 1-29　企业制定标准的类型

3. 面临挑战

企业在不断增强核心竞争力、提高科技研发水平的同时，会面对创新发展中遇到的挑战与机遇。企业在科技创新方面遇到的主要困难是缺少研发资金、融资难；高层次人才或专业技术人员匮乏以及市场竞争压力，这些因素对企业的科技创新构成了明显制约。

调研显示，企业在科技创新方面遇到的主要困难包括缺乏研发资金、融资难（50.67%）；高层次人才或专业技术人员匮乏（42.00%）；市场竞争压力导致风险增加（40.00%）。此外，相关技术标准匮乏，难以获得认证（26.67%）；政策和财税支持不足（36.00%）也是企业面临的挑战。仪器设备迭代不及时（8.67%）和其他原因（17.33%）的影响相对较小。在未来的科技创新过程中，企业应重点关注解决资金、人才、市场竞争和政策支持等方面的问题，以提升创新能力和竞争力。具体见图 1-30。

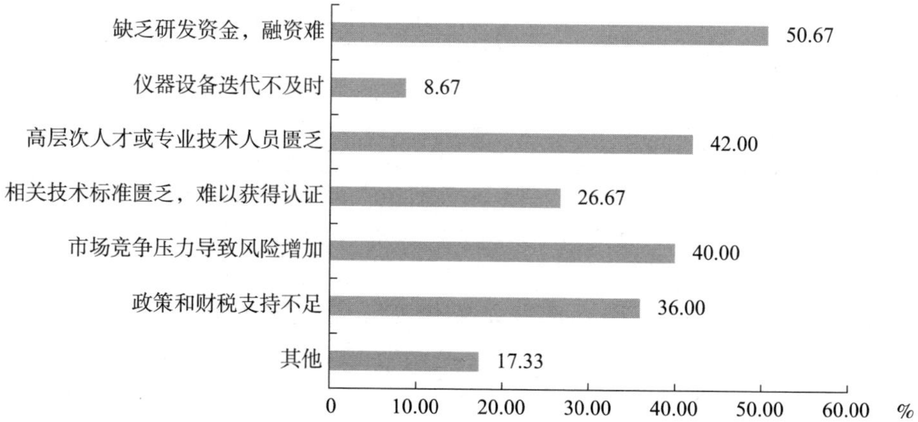

图 1-30　企业科技创新面临的主要困难

(四) 产业扶持政策落实情况

1. 政策知晓度

随着经济全球化的深入发展，中小企业在推动经济增长、科技创新、促进就业等方面发挥着越来越重要的作用。然而，由于规模小、实力弱等因素，中小企业在市场竞争中面临着诸多困难和挑战。为此，政府出台一系列扶持政策，旨在为健康产业中小企业提供良好的发展环境，助力其健康、稳定、可持续发展。

在政府产业扶持政策方面，大部分企业对政府部门产业扶持政策的了解程度较高。其中，有 38. 00%的企业对政策的了解程度仅处于基本了解，已自主/委托申报各项扶持；10. 67%的企业非常了解，凡符合企业条件的均自主申报，两项共占比 48. 67%。另外，有 35. 33%的企业略有所知，但不知具体申报细则；16. 00%的企业不清楚，从未申请过任何项目扶持。从整体来看，大多数企业对政府部门产业扶持政策有一定了解，但仍有一部分企业对政策细则不够清楚，需要加强政策宣传和解释。具体见图 1-31。

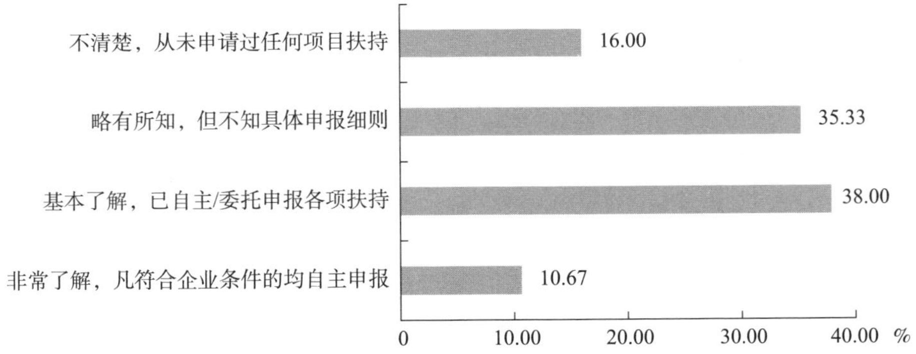

图 1-31 企业对扶持政策的知晓率

2. 政策受惠面

在企业享受的政策类别中，有 35. 33%的企业未享受到任何政策，显示存在政策传达和落实的空间；其次是创新创业专项和认定高新技术企业、专精特新“小巨人”等，分别占比 24. 00%和 21. 33%。其他政策类别的比例相对较低，如平台载体类专项、企业技术改造扶持、民营及中小企业服务体系建设扶持等。具体见图 1-32。

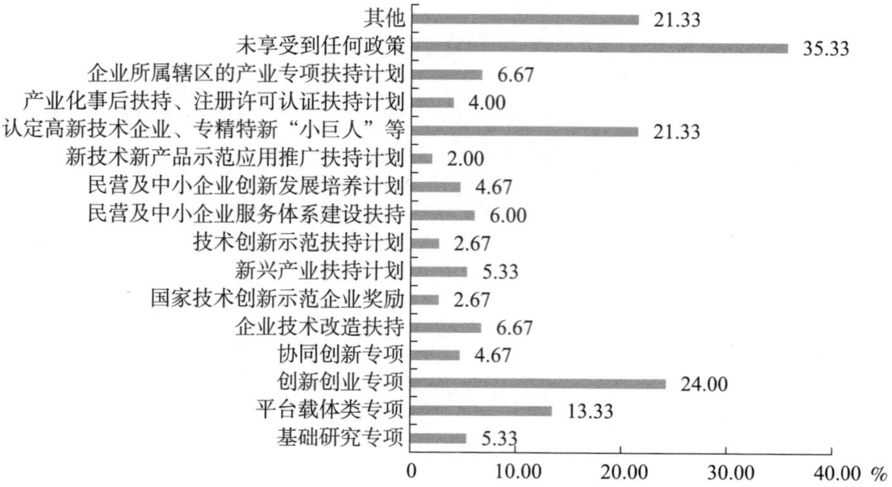

图 1-32　政府扶持政策的受惠面

企业无法享受政府产业扶持政策的主要原因包括政策门槛过高，无法满足申报要求（41.33%）；不了解政策详情，不确定符合哪类政策（38.67%）；信息渠道匮乏，无法及时获取相关信息（36.00%）和政策缺乏灵活性和针对性（27.33%）。这表明政府在制定产业扶持政策时需要加大宣传力度，更加清晰地向企业传达政策信息，降低门槛，加强对专业人才的培训和支持，也需要更多关注其他可能影响企业享受政策的因素。具体见图 1-33。

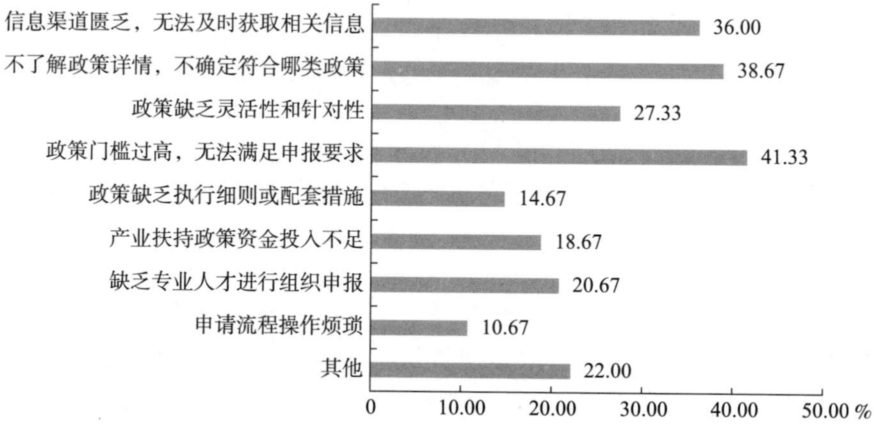

图 1-33　企业无法享受政府产业扶持政策的原因

3. 企业发展需求

为了在这个竞争激烈的环境中生存和持续发展，企业必须不断寻求创新和增长的机会，希望政府实施促进行业企业高质量发展的有力措施。当前，对企业而言，最重要的措施包括加大政策扶持力度，出台更细化的产业扶持政策（59.33%）；拓宽共享信息渠道，提高政策落实效果（56.00%）；支持民营企业参与科技攻关，提升技术创新能力（54.67%）。此外，减税降费，降低企业运营成本（42.67%）和建设高质量公共服务共享平台，推动产学研合作（42.67%）也受到一定的认可。相对而言，推进企业稳岗扩岗促就业，落实"一企一策"（21.33%）和降低企业融资难度，多元拓宽融资渠道（23.33%）的重要性较低。其他措施（12.67%）的选择比例最低。具体见图 1-34。

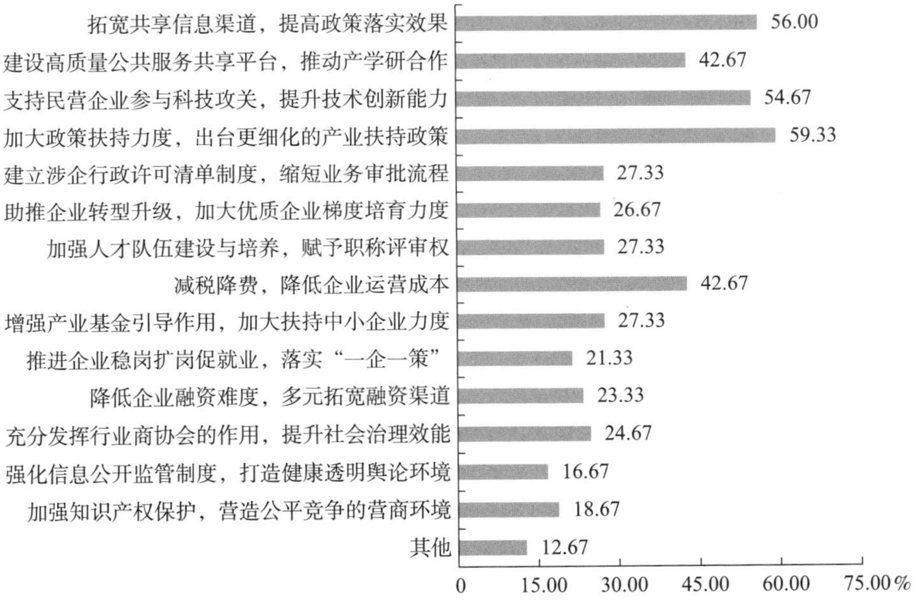

图 1-34 企业期望促进行业企业高质量发展的措施

行业协会作为连接政府与企业、企业与企业之间的桥梁，是民营经济高质量发展的助推器和风向标，也是促进民营企业高质量发展的重要力量。企业希望充分发挥行业协会作用，解读产业政策与行业法规、宣传惠企新政策，辅导企业申报政府项目、引导政策扶持，助力市场开拓、推广企业品牌文化，培养、推荐、协助引进专业技术人才，提供资源对接、促进科技成果转化应用，等等，它们的受欢迎程度分别为 55.33%、49.33%、44.67%、44.00%和 43.33%。这表明企业在寻求行业协会支持时，更加期望获得政策解读、项目申报、市场开拓、品牌文化推广和人才培养等方面的帮助。相比之下，提供银企对接、项目路演、上市培育等投融资服务和提供资质认定、知识产权与法律保护等科技类服务的需求分别占 21.33%和 22.67%。具体见图 1-35。

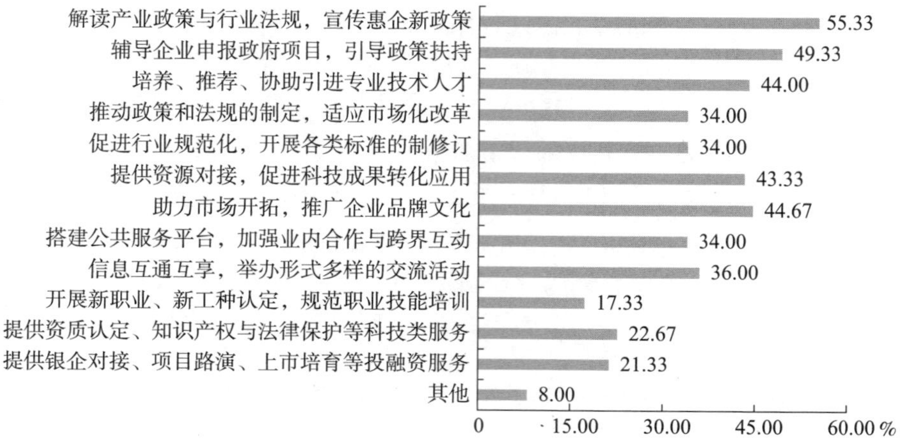

图 1-35　企业对行业协会的需求

（五）影响企业成长和发展的因素

影响企业成长和发展的主要因素包括经济水平、社会文化等宏观环境发生改变，市场供需不均、行业竞争加剧，等等，显示企业面临的外部挑战较为复杂。在影响企业成长和发展的因素中，经济水平、社会文化等宏观环境发生改变被选中次数最多，占比 57. 33%。法律法规变更、产业政策利好程度（35. 33%），市场供需不均、行业竞争加剧（43. 33%），产品或服务同质化严重、市场趋于饱和（38. 67%），资金、人力成本负担加大（38. 00%），这些因素被认为对企业成长和发展有较大影响。另外，消费升级、消费者需求发生转变（30. 00%）与新技术应用和传统技术改进水平（25. 33%）也被一定比例的人选中。具体见图 1-36。

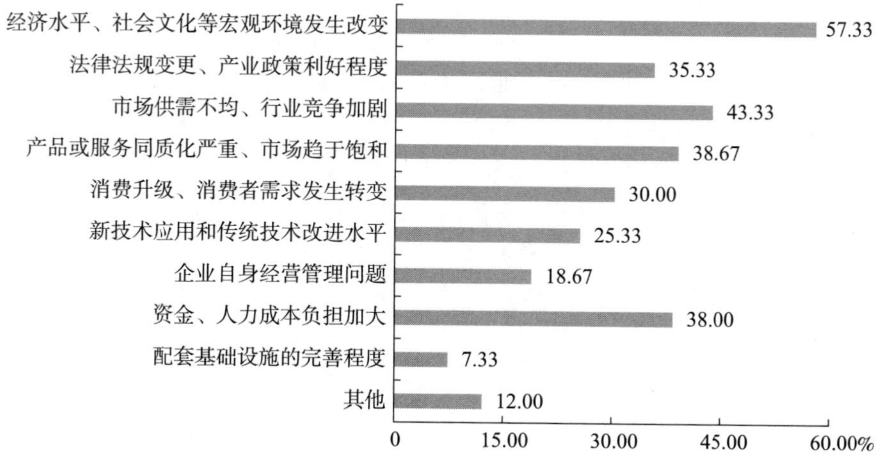

图 1-36　影响企业成长和发展的主要因素

三、深圳市健康产业发展建议

当前，我国已进入消费需求持续增长、消费结构加快升级、消费拉动经济作用明显增强的重要阶段。伴随科学的健康理念不断深入人心，从“被动治疗”向“主动健康”转型正成为群众的核心关注领域，健康产业迎来了前所未有的发展契机。作为首个国家创新型城市，以及首个以城市为基本单元的国家自主创新示范区，深圳市发展健康产业的基础较好，“20+8”产业集群系列政策为健康产业的高速发展提供了有力保障，产业的集聚效应将助力健康产业高质量发展和科技创新高地，实现弯道超车。

（一）加强顶层设计，优化扶持政策

站在有利于深圳市健康产业协同发展的高度上筹划布局，建立健全领导机制和工作机制，强化推进医药、健康管理服务、保险、养老、健康食品、健康休闲运动等各领域的资源配置，做好协调联动，形成强大合力。一是由相关职能部门联合成立大健康产业发展专项领导小组或者组建市一级的大健康产业发展规划机构/专班，编制中长期规划，提升健康产业的战略性层级，加快补齐健康资源供应保障短板，牢牢掌握保护人民生命安全和身体健康的主动权；二是统筹政府与个人、政府与市场的关系，公共健康产品主要由政府提供，差异化、个性化、高端化的健康产品主要由市场提供，准公共健康产品由政府与个人分担；三是强化科技、工信、卫生、市场监管与医保等政策协同，引入第三方机制，以高水平管理作为促进和支撑健康产业高质量发展的“助推器”；四是加强国际化科研环境建设，聚集国际一流人才，在高层次人才分类认定上对健康产业予以倾斜。

（二）构建现代化健康产业体系，提供高质量供给

以创新驱动产业结构战略性转变的底层逻辑观念，构建现代化健康产业体系，引领产业可持续、高质量发展。一是推动精准医学、基因编辑、生物工程技术与新材料等领域的技术突破，提升疫苗、高端器械、重大装备自主研发能力，突出差异化创新产品供给；巩固中医药等传统产业优势，充分发挥现代科技优势，推进中医药现代化、产业化。二是加快推进人工智能、物联网、云计算、数字孪生等新一代信息技术与健康制造业深度融合应用，推动资源利用效率最大化、环境影响最小化，推进健康制造业高端化、智能化、绿色化发展。适度超前部署健康产业数字基础设施建设，依托人工智能技术和健康大数据资源，促进健康与移动互联网、旅游、养老等融合发展，提升

疾病预防、科学健身、智慧养老服务的可接入性，引导主动健康消费习惯，构建优质高效的健康融合业态和新兴服务模式。三是鼓励商业保险机构等社会力量兴办一批高端医疗和专业健康服务机构，深入推动健康消费产品及服务差异化、个性化、定制化，强化高端健康产品和服务的资源供给。四是以“普及健康生活、优化健康服务、完善健康保障、建设健康环境、发展健康产业”为重点，抓紧补短板、堵漏洞、强弱项，加快建设成为一流的健康城市和国际化医疗中心城市，打造健康中国“深圳样板”。

（三）加大政府资金支持力度，引进社会资本参与

参照国内外先进做法，加速出台促进大健康产业发展的相关政策，从财政支持、项目立项、技术创新、市场准入、融资支持、税收优惠人才培育等方面凝聚扶持政策合力，发挥政府引导基金“筑渠引流”的金融支持作用，吸引并撬动社会资本共同参与设立专项发展基金，推进深圳市健康产业高质量发展。专项发展基金运作模式可采用专家决策机制，重点支持医药健康研发创新热点，鼓励清单内的高精尖企业，通过资本力量鼓励、吸引与培育优势资源的可持续发展，为深圳市健康产业打造更多的优秀后备军。

（四）完善大规模市场优势，双循环相互促进

发挥龙头集聚效应，增强金融服务健康产业实体经济效能，推动兼并重组，构筑健康产业集群。一是通过所有制改革，使民营企业的创新活力和国有企业的产业集聚优势形成叠加效应。减少民营企业在健康产业的准入限制，加强产权和企业家权益保护，调动民营企业积极性，促进其发展壮大。二是借鉴自由贸易试验区、海南自由贸易港建设经验，依托大规模健康市场优势，吸引更多全球健康产业链相关企业落户加入前海、河套、光明科学城、坪山生物医药产业园等产业链集群区域，强化健康产业国际贸易韧性。三是出台有针对性的扶持措施，通过“一带一路”等合作机制开拓产品和服务出口市场，加大力度鼓励健康产业领域企业参加高水平展会，加强商务交流与合作，加速企业开展海外研发合作，不断提高健康产业国际竞争力。

（五）凸显公共服务平台功能，标准化引领产业发展

按照“政府所有、市场化运营”的模式，开放性和资源共享的原则，联合有关高校、科研院所、企事业单位，围绕产业发展的共性需求和关键环节，共建产业公共服务平台，并通过数字化提升产业链、创新链、供应链效率，为企业节约研发成本，缩短研发周期，降本增效，尤其在破解科技创新型中

小企业融资困局方面发挥重要支撑作用。探索打造一批高起点、高标准的国际化研发平台及产业数字化平台，支持企业在深圳市开展动物实验、实验检测、医药合同研发（CRO）、医药合同定制生产（CMO）、医药合同定制研发生产（CDMO），并逐步实现采购、生产、服务流程等数字化，为创新品种研发和科技成果转化及产业化提供多样化的服务与支撑。

在增强企业创新动能的同时，发挥标准作为新质生产力引擎的作用，推动标准化战略与健康产业深度融合；强化对接意识和体系建设，充分考虑健康产业发展的现状和需求，遵循深圳市健康产业特点，结合实际做好整体规划，完善标准体系建设，列出明细，组织实施；加大“圳品”品质标准体系建设和保护力度，打造区域品牌，对于特色业态，制定地方标准、团体标准，支持企业参与制定行业标准、国家标准乃至国际标准，以高标准引领行业高质量发展，提升行业整体竞争力。

（六）强化人才培育，加强技能人才队伍建设

推动健康产业的高质量发展，需要充分发挥人才在产业发展中的核心作用。一是政府、行业协会、企业、高校等多方合力，形成人才培养与供给、人才良性流动与管理的有效机制，突出要素保障，进一步落实人才待遇，助力企业进行人才引进与培养，实现以人才带动健康产业的升级转型。二是加大在人才推介、人才引进、配套措施等方面扶持力度，建立同类相关标准或技术人员认定授证制，进行专业培训及技能认证评定，切实为选才、用才、育才做出贡献。企业层面可通过不断加强员工专业技术培训，提升员工技术熟练度，有效提高生产效率，对冲人工成本风险。三是围绕发展新质生产力，服务传统产业改造提升、战略新兴产业培育壮大和未来产业布局建设，持续动态调整职业分类体系；充分发挥市场主体作用，依托龙头企业、行业组织和院校等开发新职业标准或评价规范，加大新职业基本职业培训包和培训教材开发力度；坚持市场导向、就业导向，广泛开展新职业从业人员培养培训，组织新职业评价机构的征集遴选，有序开展社会化评价，在各级各类职业技能竞赛中积极设置新职业的竞赛项目，促进人才培养和市场需求对接，推动健康产业新业态健康发展。

（七）加大扶持行业协会发展力度，为产业发展增动力

行业协会是同类企业自己的组织，对行业内不同企业的管理水平、技术储备和核心竞争力水平等情况非常熟悉，政府应鼓励其发挥主导作用，让行业协会走上前台，支持行业协会积极开展各项工作，帮助行业协会在技术革

新、产业赋能、标准体系打造等方面发挥桥梁纽带作用，推动行业转型升级；支持行业协会进行市场调研和数据收集工作，为政府、行业、会员提供准确的市场信息和数据支撑；以行业协会为集群促进机构集聚创新资源，形成技术网络，与产业进行对接和联系，推动创新与企业有机结合。

第二章　健康产业细分领域

第一节　医疗器械

随着科学技术在医疗领域的不断渗透，医疗器械在医学诊断、治疗、康复等过程中发挥的作用日益凸显。在全球人口基数扩大、老龄化程度提高，以及人类保健意识不断增强等多方因素推动下，全球医疗器械产业发展迅速，已经成为世界经济的支柱性产业。

一、国际医疗器械行业发展概况

（一）市场规模稳中有升

2023 年，全球医疗器械行业缓慢复苏，市场规模达 5925.1 亿美元，增速降至 2.64%，为近 3 年最低，但业界对行业发展前景普遍持乐观态度，预计 2024 年之后，全球医疗器械行业将恢复至 6.99% 的 CAGR，2029 年将达到 8931 亿美元的市场规模。具体见图 2-1。

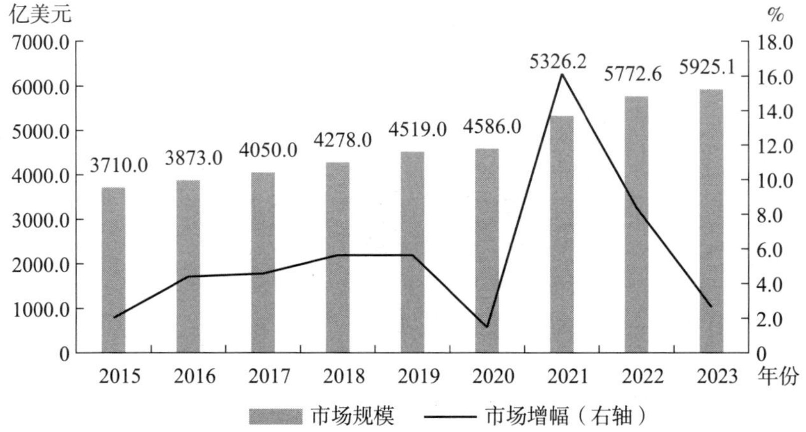

图 2-1　2015—2023 年全球医疗器械行业市场规模

资料来源：根据公开资料整理。

从细分市场来看，2023 年全球诊疗活动逐渐恢复，心血管、骨科、眼科、外科、牙科等领域均保持稳定增长。在医疗器械细分领域，体外诊断、药物注输、医学影像规模占据前三位，份额较上年有所微调。药物注输是近年持续扩容的领域，随着医疗保健设施自动化水平不断提高，外科手术侵入性持续降低，精准药物注输逐渐成为行业发展新方向。随着癌症、胃肠疾病、糖尿病、心血管和呼吸系统疾病等慢性疾病患病率的增加，以及靶控智能化输注泵、预填充针管、鞘内药物输注泵等新技术的应用，药物注输市场不断扩容，市场份额从 17. 30%增加至 18. 10%。

与此同时，体外诊断领域相关 PCR、基于血清学基础的快检产品的需求下降，份额减少，细分市场份额从 20. 10%降至 17. 90%，排第二位。从长期来看，体外诊断公司的整合和研发反而得到加强，带动微流控技术、检测芯片以及精准医疗所需的诊断和多元检测技术等发展，新的技术和方法将不断出现。新冠疫情之后，随着检测的门槛降低，感冒或是流感疾病的检测更易被接受，体外诊断领域将继续快速发展。

随着全球癌症、运动伤害等疾病发病率的增加，医学影像已成为最重要的辅助诊疗手段。2023 年，由于人工智能的加入，尤其是可智能提升速度、优化诊断流程的人工智能医疗影像装备，有助于减少诊断错误、提升改善患者检查结果准确性的积极效果，细分市场占有率从 12. 50%缓增至 12. 70%。

2022 年、2023 年全球医疗器械细分市场占有率分别见图 2-2、图 2-3①。

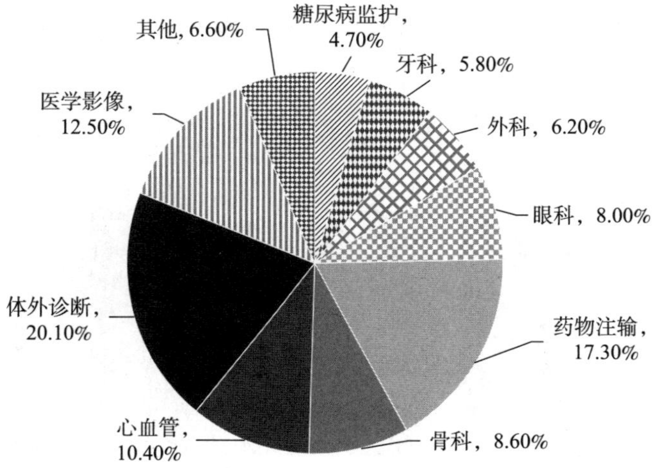

图 2-2　2022 年全球医疗器械细分市场占有率

① 书稿中有些图表因四舍五入等统计原因，加总有误差，不是 100%，特此说明。

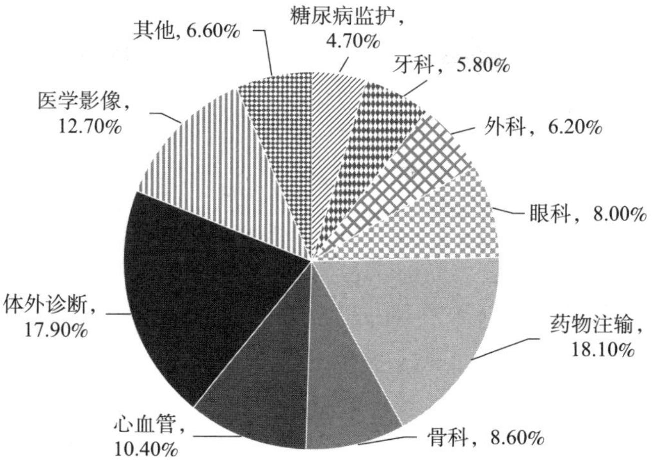

图 2-3　2023 年全球医疗器械细分市场占有率

资料来源：根据公开资料整理。

（二）欧美企业保持行业领军地位

2023 年，绝大多数医疗器械企业的成长面临挑战，但产业整体格局相对平稳，产业集中度略有提升，龙头企业仍在继续扩大行业优势地位。2023 年，全球医疗器械百强企业总营收 5391 亿美元，在全球产业规模中的比重升至 90.99%，同比增大 1.19 个百分点。欧美巨头继续保持全球医疗器械产业领军地位，企业营收规模占据百强企业的 88.48%。

2023 年，全球排名十强的医疗器械企业表现稳定，前五位均守住上年排位，十强龙头企业营收总和 2255.35 亿美元，占百强营收比例超过四成。其中，美国企业保持绝对优势，独占七席，欧洲占据其余三席。具体见表 2-1。

表 2-1　2023 年全球医疗器械企业 TOP10

企业名称	国家	2023 年营收（亿美元）	同比增长（%）
美敦力（Medtronic）	美国	312.27	-1.45
强生（Johnson & Johnson）	美国	304.00	10.84
依视路陆逊梯卡（EssilorLuxottica）	法国	275.41	6.65
西门子（Siemens Healthineers）	德国	235.12	8.24
美联实业（Medline Industries）	美国	212.00	4.95
史赛克（Stryker）	美国	204.98	11.11
飞利浦（Koninklijke Philips）	荷兰	197.04	4.84
GE 医疗（GE HealthCare）	美国	195.52	6.60

续表

企业名称	国家	2023 年营收（亿美元）	同比增长（%）
雅培（医疗器械事业部）（Abbott Laboratories）（medical device segment）	美国	168.87	14.09
嘉德诺（Cardinal Health）	美国	150.14	-5.50

资料来源：根据公开资料整理。

（三）科技创新步入密集活跃期

1. 强化科技投入，催生创新成果

当前，全球经济下行压力加大，气候变化、自然灾害、能源枯竭导致各类原材料成本持续走高，医疗器械企业盈利能力受到直接影响，尽管如此，全球主要头部企业仍未减小科技投入力度，数据显示，2023 年全球医疗器械百强企业研发营收比达 8.19%，提升超过 1 个百分点，说明各领域领先企业仍高度重视开展技术创新和研发活动。2023 年，全球龙头企业突出创新产品主要围绕医学影像、手术机器人、人工智能、高值耗材等领域，如美敦力的 Inceptiv T™ 脊髓刺激器、强生医疗科技的 Velys 骨科机器人等，都让业界眼前为之一亮。2023 年全球龙头企业突出创新产品（部分）见表 2-2。

表 2-2　2023 年全球龙头企业突出创新产品（部分）

企业名称	创新产品	用途
美敦力	PulseSelect 脉冲场消融系统	治疗心房颤动
	Symplicity 血压程序	治疗高血压
	Aurora EV-ICD 系统	治疗心律不齐和突发性心脏骤停
	Inceptiv T™ 脊髓刺激器	治疗慢性疼痛
西门子医疗	RADIATE-VT 系统	心脏放射消融（CRA）
	Halcyon 和 Ethos 放疗系统	放射治疗
	质子治疗系统	质子治疗
	前列腺磁共振图像辅助诊断软件	医疗影像
强生医疗科技	心脏消融产品（多种）	房颤消融产品
	Elita 飞秒激光器	眼科
	腹腔镜手术机器人 OTTAVA	腹腔镜
	Velys 骨科机器人	全膝关节置换手术
	双能量（射频+脉冲电场）消融导管	消融
	AERA 咽鼓管球囊扩张系统	可用于儿童
飞利浦医疗	虚拟护理管理产品组合	护理产品解决方案及服务

资料来源：深圳市市场监督管理局，深圳市医疗器械行业协会。

2. 智能化、数字化赋能产品创新

2023 年，人工智能技术进入新阶段，通用人工智能、量子计算、脑机接口等技术发展持续呈现爆发式增长。随着人工智能与传统医疗器械产业的深度融合，重塑传统运行模式，不断推动产业从产品设计生产到流通，再到终端消费的产业链结构持续优化，资源分配更加合理，运用数据指导产业发展，通过智能决策体系驱动医疗器械产业创新，已成为产业发展新趋势。

医疗器械产业数字化、数智化是大势所趋。截至 2023 年 10 月，美国食品药品监督管理局（FDA）批准了 692 件人工智能/机器学习（AI/ML）医疗器械，其中放射领域有 531 件，占比 77%；心血管领域有 20 件，占比 3%；其余为神经学、血液学、肠胃及泌尿、临床化验、微生物学、普通及整形外科、病理、麻醉、综合医院、骨科、妇产、口腔等方向，总占比不到 13%，单一领域最高占比不超过 3%。获得授权最多的企业是 GE 医疗和西门子医疗，分别拥有 50 件和 40 件，集中在放射领域产品，包括用于提高 MRI 图像质量的图像重建算法和帮助临床医生检测肺塌陷病例的算法。中国企业联影医疗有 12 件人工医疗器械申请获得 FDA 授权，均为放射领域产品。

（四）技术突破推进行业监管力度升级

2023 年，医疗器械新技术发展进一步冲击传统全球治理架构和规则边界，出现更多的监管盲区。例如，传统生物安全问题和新型生物安全风险交织，脑机接口、合成生物学等技术进展引发伦理道德争议，机器学习和 ChatGPT 等人工智能技术极大降低基因编辑、合成生物学知识门槛，生物技术被滥用、恶意使用概率进一步增加。为此，中国印发《科技伦理审查办法（试行）》，明确规定生物领域技术开发等科技活动的伦理审查工作；英国颁布《基因技术法案》，建立新的科学授权程序；俄罗斯成立应对生物安全威胁委员会，评估生物安全威胁等。

新的技术突破带来新的风险挑战，也催生新的监管模式。2023 年是各国积极探索医疗大数据监管的一年。美国联邦贸易委员会（FTC）修订《健康违规通知规则》（HBNR），开展针对远程医疗平台和生育追踪应用程序的单独执法行动。欧盟委员会对《通用数据保护条例》（GDPR）进行两次修订，主要涉及健康数据的二次使用，提高数据的互操作性和安全性，规范数据跨境流动和共享治理。中国外商投资企业协会药品研制和开发工作委员会发布《RDPAC 数字医疗合规指南》，界定数字医疗概念，规范相关医疗广告和宣传，对数据收集、隐私保护、网络与数据出境提出明确要求。

据海关总署医疗器械技术性贸易措施研究评议基地信息，2023年世界贸易组织（WTO）成员发布涉及医疗器械产品的法规共85条，其中巴西最多，共发布10条，其次为韩国和美国各7条，埃及、加拿大和肯尼亚各6条。这表明，一是发展中国家正逐步完善市场准入体系要求及标准；二是技术性贸易措施呈稳步递增趋势，仅在技术法规、强制性标准和合格评定程序等WTO发布的技术性贸易壁垒（TBT）通报数量方面，10年间增长43.9%，对出口的影响持续加大；三是技术性贸易措施逐步成为贸易保护的新手段，被用作变相限制进口、实施贸易管制的工具。

二、中国医疗器械行业发展概况

（一）保持全球第二大行业市场地位

2023年是新冠疫情结束后产业结构调整的首年，由于疫情防控相关检测试剂、防护用品等需求锐减等因素作用，我国医疗器械产业规模仅为1565亿美元，全球市场占比26.42%，虽较上年度有所下降，但仍保持全球第二大医疗器械市场的地位。原因主要有四个方面：一是疫情防控相关检测试剂、防护用品等需求量锐减；二是集采范围持续扩大，产品价格大幅下降，而临床用量并无增加，市场规模被压缩；三是医疗反腐行动力度加大，设备采购进程滞后拖延，短期内采购量缩减；四是国际市场形势复杂，出口量明显下降22.80%。

2016—2023年中国医疗器械市场规模及增长见图2-4。

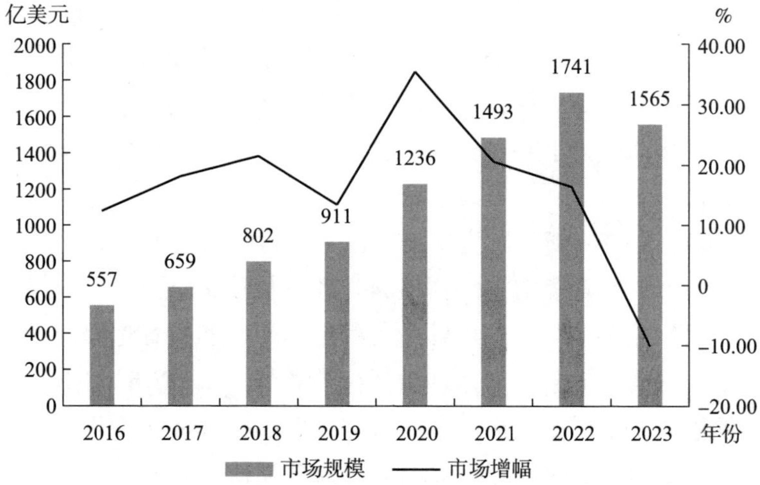

图2-4　2016—2023年中国医疗器械市场规模及增长

资料来源：根据公开资料整理。

（二）进出口总额下降，企业加速出海

2023 年，在全球贸易形势总体低迷，国际环境复杂严峻，疫情新形势下防疫类医疗产品需求快速回落的背景下，中国医疗器械出口总体呈现下滑趋势。2023 年，中国医疗器械进出口总额 831. 30 亿美元，同比下降 14. 18%；其中，出口额为 455. 25 亿美元，同比下降 22. 80%；进口额为 376. 05 亿美元，同比微降 0. 77%，再次出现进出口额双下降现象，全年实现贸易顺差 79. 2 亿美元。

2018—2023 年中国医疗器械出口趋势见图 2-5。

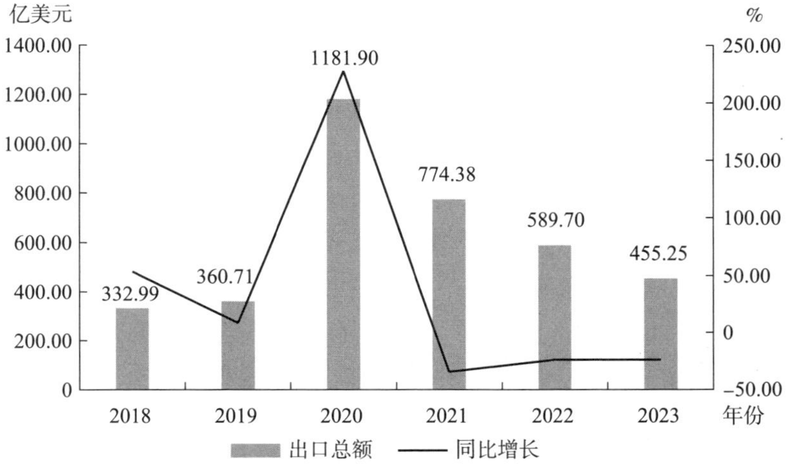

图 2-5　2018—2023 年中国医疗器械出口趋势

资料来源：中国医药保健品进出口商会。

尽管 2023 年我国医疗器械出口下滑受多重因素叠加影响，但最显著的因素依旧为防疫物资产品国际需求锐减。据中国医药保健品进出口商会统计，2023 年我国防疫物资五大类产品（口罩、防护服、有创呼吸机、红外线人体测温仪、新冠检测试剂）出口额为 38. 83 亿美元，在医疗器械出口中占比 8. 53%，同比大幅下滑 75. 73%。若剔除防疫物资出口影响，我国传统医疗器械产品出口额为 416. 42 亿美元，同比微降 3. 08%。与 2019 年 360. 71 亿美元的出口额相比，2023 年我国医疗器械出口依旧保持了 26. 21%的增幅。可见，在逐渐消除了新冠疫情催生的防疫物资出口影响后，我国医疗器械出口逐渐回归常态化，并依旧奋力前行。

从月度出口数据分析，受 2022 年第一季度新冠检测试剂出口额基数较大，以及一、二月份新冠疫情和春节假期等因素影响，2023 年前 3 个月我国医疗器械单月出口跌幅较为显著；4—7 月的单月同比降幅持续创新高，主要

是欧美市场去库存，国际采购意愿低迷；自8月以来，单月出口同比降幅逐渐收窄；至12月，在防疫物资出口影响基本消除、国际客户主动补库存等积极因素的作用下，我国医疗器械终于实现单月出口正增长，同比增长3.65%。

为此，中国医疗器械企业加快出海布局，寻求破局商机。在2023年11月德国杜塞尔多夫MEDICA展会上，中国参展企业超过1400家，成为展商数量第一的国家。迈瑞医疗在俄罗斯注册设立第62家境外子公司，同时收购德国德赛诊断75%的股权，完善海外供应链平台。

（三）生产企业数量和市场主营收入下滑

根据国家药品监督管理局信息中心数据统计，截至2023年底，我国医疗器械生产企业共32313家，与2022年底相比减少了319家；2023年全国医疗器械经营企业继续增加，总数为1375709家，比上一年度增加166010家。2023年，医疗器械生产企业减少的主要原因是新冠疫情平息，医疗防疫市场需求减少；而医疗器械经营企业增加的主要原因很可能是上一年度医疗器械库存增加、产品积压。

根据2023年底全国23个省（区、市）调查数据分析，医疗器械生产企业主营收入为7281亿元，比上年的7700亿元减少419亿元，下降约5.4%，由此推算2023年全国医疗器械生产企业主营收入约为11700亿元。国家统计局发布的2023年规模以上医药制造业总营收为25205.7亿元，比2022年下降3.7%。我国医疗器械市场占全球医疗器械市场的比例依然在27%左右。

2023年，我国医疗器械生产企业主营收入明显减少，这是21世纪以来20多年里首次出现的新情况，其主要原因是：用于新冠疫情防控的各类检测试剂、呼吸机、制氧机、防护服与防护口罩等防疫类医疗器械市场需求大幅度下降；国家医保部门扩大实施医疗器械集中带量招标采购政策，导致部分医疗器械产品价格大幅下降，减少了部分生产企业的主营收入；国家加大医疗领域的反腐力度。2023年，国际主要跨国医疗器械公司的主营收入也出现了不同程度的下降，如美敦力医疗公司下降了1.45%，西门子医疗公司下降了0.16%。

三、中国医疗器械行业科技创新情况

（一）研发投入比重增加

2023年，我国医疗器械研发投入比重增加。全国117家A股上市医疗器械公司披露的数据显示，当年研发投入经费总额为225.18亿元。受国内外医疗器械市场需求大幅下降影响，2023年117家A股上市医疗器械公司总营收2504.17亿元，比上年减少1022.05亿元，降幅为29%。但是，当年研发总投入占营业收入总额比例达到8.99%，比上年的6.56%有了较大提高。

2023年，我国117家A股上市医疗器械公司研发投入最多的前五家公司分别是：迈瑞医疗（34.33亿元）、联影医疗（17.29亿元）、华大智造（9.10亿元）、乐普医疗（8.79亿元）、安图生物（6.56亿元）。

（二）产品注册与创新产品审批加速

医疗器械国产化进程不断加速，国产产品市场份额不断扩大，逐步渗透高端领域。2023年，国产获批二类、三类产品16031件，总体增幅5.62%，连续多年上升；进口产品首次注册649件，恢复缓降趋势，其中进口三类产品基本持平，仅增长0.58%，进口二类产品首次注册数缓降2.91%，均低于国产产品首次注册增幅。

国家药品监督管理局不断深化医疗器械审评审批制度改革，加强审评员队伍建设，不断提高审评质量与效率。有关统计资料显示，2023年国家药品监督管理局共批准首次医疗器械注册2728件，同比增长9.1%。其中，国内首次三类医疗器械注册2079件，进口首次三类医疗器械注册349件，进口首次二类医疗器械注册300件。各省级药品监督管理部门批准国内首次二类医疗器械注册13867件，比上年增长4%。各地市级药品监督管理部门共办理一类医疗器械备案27135件，同比下降5%。

2023年，国家药品监督管理局共批准上市创新医疗器械61个，比上年增加6个，增幅为10.9%。至2023年底，获批上市创新医疗器械达到250个，优先审批医疗器械12个。

（三）医疗器械机制创新持续深化

我国对创新医疗器械的研发给予高度重视和大力支持，国家药品监督管理局先后印发《创新医疗器械特别审查程序》《医疗器械优先审批程序》，加快创新医疗器械的审批，让创新产品和临床急需产品“单独排队，一路快跑”。

1. 科学监管确保产业健康有序发展

2023年，十四届全国人大常委会立法规划公布，《中华人民共和国医疗器械管理法》首次列入立法规划，这是继《中华人民共和国执业医师法》《中华人民共和国医疗保障法》后，又一部医药卫生领域的立法规划，是健全我国医药领域法律体系、补齐医疗器械监管短板的必然选择。

2023 年 1 月 1 日起，《国家药监局综合司关于加强医疗器械生产经营分级监管工作的指导意见》开始施行，明确医疗器械生产经营企业监管级别的划分原则和检查要求，规范各级监管机构的监管行为，提升监管效率。

2023 年 2 月，《国家药监局 国家卫生健康委 国家医保局关于做好第三批实施医疗器械唯一标识工作的公告》发布，按照风险程度和监管需要，确定临床需求量较大的一次性使用产品、集中带量采购中选产品、医疗美容相关产品等部分第二类医疗器械作为第三批医疗器械唯一标识实施品种。

2023 年 2 月，国家卫生健康委、教育部、科技部以及国家中医药管理局发布《涉及人的生命科学和医学研究伦理审查办法》，完善委托伦理审查规则，明确四种免除伦理审查的情形，细化知情同意要求，扩大伦理审查适用对象范围，有效提高审查效率，保护生命健康，维护人格尊严，保护研究参与者的合法权益。

2023 年 9 月，国家药品监督管理局发布《医疗器械网络销售质量管理规范（征求意见稿）》，是首个专门针对医疗器械网络销售经营者和平台经营者的质量管理规范，明确视频、直播、网络社交等网络服务提供者是为医疗器械网络销售经营者提供网络经营场所、交易撮合、信息发布等网络交易服务的，应当依法履行平台经营者的医疗器械质量安全管理义务。

2023 年 12 月，国家药品监督管理局发布新修订《医疗器械经营质量管理规范》，将医疗器械新业态纳入监管环节，对自动售械机、多仓协同、直调销售等做出规定，呼应行业需求。同年 5 月，国家药品监督管理局制定并发布《医疗器械经营质量管理规范附录：专门提供医疗器械运输贮存服务的企业质量管理现场检查指导原则》，质量管理体系覆盖运输、储存服务全过程。

2. 粤港澳协同探索产业发展新路径

2023 年 3 月，粤港澳三地签署《粤港澳大湾区药品医疗器械监管协作备忘录》，推动构建粤港澳大湾区药品医疗器械监管协作联动机制，全面提升区域内有效防范和应对突发医疗器械安全事件的能力。2023 年 8 月，国务院发布《河套深港科技创新合作区深圳园区发展规划》，部署打造目前粤港澳大湾区内唯一以科技创新为主题的重大合作平台，不断加快国家实验室等重大平台在河套布局建设，推动香港科学园深圳分园开园，共引入优质科研项目 160 多个。2023 年 9 月，香港医务卫生局、深圳市卫生健康委签订《深港医疗卫生合作框架协议》，商定合作共建“两大平台”“五大中心”，涵盖医疗服务、人才培训、临床医学研究、医院质量国际认证等领域，为粤港澳大湾区协调创新发展提供优质平台。

3. 审评审批资源进一步向创新倾斜

国家药品监督管理局医疗器械技术审评检查粤港澳大湾区分中心在国家药品监督管理局统一审评检查工作体系、统一审评尺度、统一业务流程的原则下独立、高质量开展技术审评和检查工作。截至2023年底，粤港澳大湾区分中心签收各类申请事项24091件，出具审评报告7740份，发出补正通知2315份，完成备案变更等事项5862项。建立创新优先主动服务机制，“提前介入、一企一策、全程指导、研审联动”对通过创新审查的产品开展主动服务，创新医疗器械认定产品数量25个，创新医疗器械获批产品数量20个。

四、深圳市医疗器械行业发展概况

2023年，深圳市坚持实施创新驱动发展战略，推进医疗器械产业转型升级，医疗器械产业也在发展中不断积蓄突破的力量，着力提升产业链、供应链的竞争力和抗风险能力，推动“20+8”产业集群政策陆续落地，医疗器械产业集群建设初见成效。深圳市通过高效统筹医疗器械质量安全监管和促进产业高质量发展的系列措施，全面保障产品质量、探索创新监管、服务产业发展，推动深圳市医疗器械先进制造业高活性、强韧性发展，加速打通国内国际双循环。

（一）行业市场规模近千亿元，企业数量稳步增长

2023年，深圳市新冠疫情相关产品领域规模虽依势回调，但产业总体规模仍保持增长。据统计，2023年深圳市医疗器械产业生产总值为990.26亿元，离千亿元大关一步之遥，同比微升0.4%。2011—2023年的复合增长率为15.02%，超过2011—2019年的复合增长率12.64%，具体见图2-6。深圳市产业发展稳定，表现出较强的发展韧性，产业规模全国占比8.98%。

深圳市医疗器械行业各类企业数量同步增长，三类企业增速最快。据深圳市市场监督管理局数据，截至2023年底，深圳市共有医疗器械产业生产企业1620家，同比增长4.58%，其中取得一类产品生产备案的企业532家，较上年仅增长0.38%；二类企业903家，较上年增长4.27%；风险程度要求最高的三类企业185家，较上年增长20.92%。具体见图2-7。

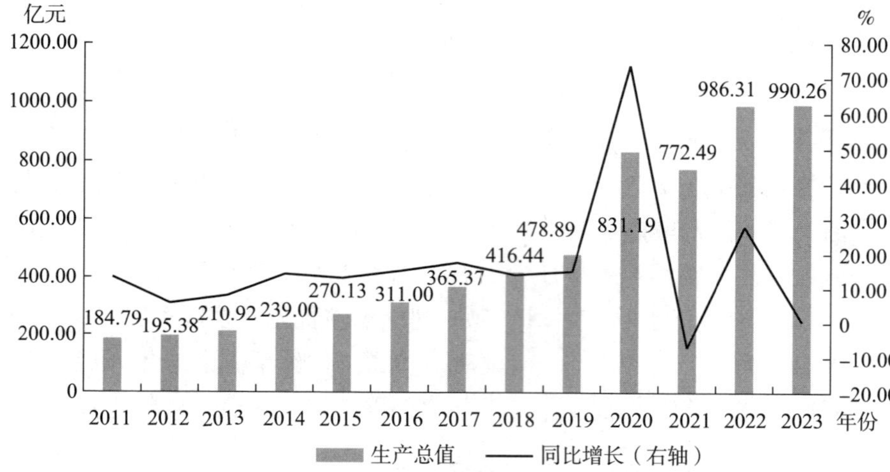

图 2-6　2011—2023 年深圳市医疗器械产业生产总值增长趋势

资料来源：深圳市市场监督管理局。

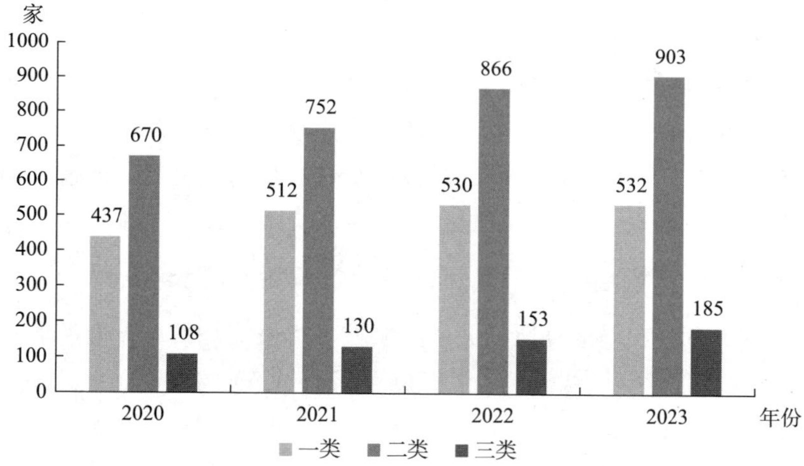

图 2-7　2020—2023 年深圳市医疗器械产业生产企业数量

资料来源：深圳市市场监督管理局，深圳市医疗器械行业协会。

高性能医疗器械产值规模逐年上升，占总产值比例近八成。2023 年，深圳市高性能医疗器械产值规模达 773. 01 亿元，同比增长 6. 31%，占全市总产值的 78. 06%，比上年提高 4. 34 个百分点。2023 年，在深圳市医疗器械总产值中，体外诊断领域，监护、心电、诊察设备领域及医学影像领域的比重排名前三。其中，体外诊断领域产值 273. 04 亿元，占比第一；监护、心电、诊察设备领域产值 227. 05 亿元，同比增速高达 22. 90%，排名升至第二；医学影像领域拥有多家龙头企业，总体规模稳定，产值 188.36 亿元，排名第三。具体见图 2-8。

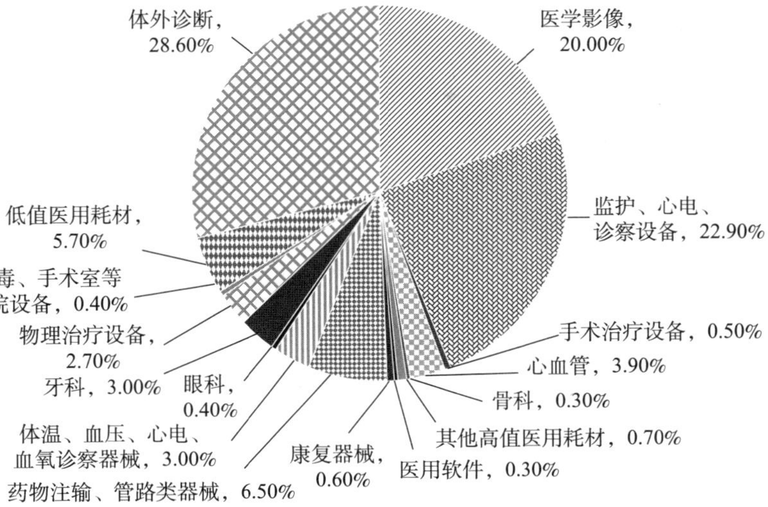

图 2-8 2023 年深圳市医疗器械细分领域产值分布

资料来源：深圳市市场监督管理局，深圳市医疗器械行业协会。

（二）产品结构优化调整，优势产品市场占有率高

在体外诊断领域，2023 年深圳市企业的业绩呈现两极分化。51.81%的企业产值同比下滑，48.19%的企业产值呈现增长。在领军企业中，迈瑞（体外诊断业务）、新产业、帝迈生物产值增速分别达到 21.42%、22.77%、16.38%。增速显著的重要原因是产品类型多元化以及出海布局规划合理，具备及时应对市场变化的能力。失去了新冠类业务后，常规型产品的开发和布局未能快速弥补的体外诊断企业则不可避免地出现业绩下滑。

深圳市在监护、心电、诊察设备领域保持全国领先地位。尤其是监护产品，2023 年深圳市企业在国内市场的份额高达 70.50%，龙头企业包括迈瑞、科曼和理邦，其中迈瑞监护产品的市场占有率达 55.85%。

在医学影像领域，迈瑞、开立在超声影像诊断方向的国内市场份额分别为 24.50%、4.40%，市场占有率排名分别为第二、第四，在国产品牌中排名前二。在其他医学影像方向，国产品牌竞争对手强劲，近年来，上海联影、沈阳东软发展迅猛，在 CT、核磁、X 射线类设备国产品牌排名中均位列前二。2023 年，安科在 CT 领域的市场占有率为 1.22%，排名第七，在国产品牌中排名第三。迈瑞的 X 射线类设备市场占有率为 1.27%，排名第九，在国产品牌中排名第五。

在急救、呼吸、麻醉领域，新冠疫情期间，伴随国产替代和“千县工程”等政策带来的需求推动，国内需求曾出现集中爆发式增长。2023 年，市场需求缩减，未来增长将回归常态。2023 年，深圳市急救呼吸麻醉产值 37.91 亿元，占比 3.83%，减少 3.01 个百分点，降幅 43.84%。2023 年，迈瑞、科曼、普博、安保市场的呼吸机占有率为国产品牌前四，占据 52.39%的市场份额。

在高值耗材领域，随着诊疗活动的全面恢复，深圳市企业加速创新，抢占先机，2023 年取得丰硕成果，产值达 73 亿元，增长 36.02%，占比 7.37%，提高 1.93 个百分点。其中，心血管领域表现尤为突出，产值达 28.84 亿元，同比增长 29.34%，产值占比 2.91%，提高 0.65 个百分点。心血管领域的领军企业先健、业聚、惠泰分别增长 16.66%、20.02%、31.73%。创新型企业北芯增长翻番，达 120.38%。此外，骨科、眼科、牙科以及其他高值耗材均实现两位数以上快速增长。

在医用软件领域，在政策推动和数智化技术驱动下，医用软件的成熟应用激发医疗大数据和医疗人工智能的发展，医疗大模型、智慧病房等技术应用将会提升临床工作和护理工作的自动化水平，促进医用软件形成医疗新质生产力。2023 年，深圳市医用软件虽然产值占比只有 0.29%，但产值增速高达 51.46%。医用软件企业创新活跃。2023 年，腾讯医疗健康的结肠息肉电子内窥镜图像辅助检测软件、病理影像存储与传输系统软件、医学影像存储与传输系统软件，铱硙医疗的磁共振图像辅助评估软件、脑部医学影像处理软件，睿心智能的大动脉 CT 影像处理软件、智联云网医学影像存储与传输系统软件、成电金盘医学影像远程会诊软件获批上市。

2023 年深圳市医疗器械产品市场份额分布见表 2-3。

表 2-3　2023 年深圳市医疗器械产品市场份额分布

（%）

产品分类	市场占有率排名	企业名称	市场份额
超声影像类	2	迈瑞	24.50
	4	开立	4.40
监护类	1	迈瑞	55.85
	2	科曼	9.28
	3	理邦	5.37
呼吸类	1	迈瑞	32.79
	2	科曼	14.42
	7	普博	3.19
	8	安保	1.99

续表

产品分类	市场占有率排名	企业名称	市场份额
输注泵类	1	迈瑞	44.54
	2	麦科田	10.23
	4	科曼	5.33
伽马刀类	1	奥沃	81.99
硬式内窥镜类	3	迈瑞	8.59
软式内窥镜类	3	开立	7.46
麻醉类	1	迈瑞	49.62
	4	科曼	7.09
手术室灯床类	1	迈瑞	31.03
	3	科曼	6.12
电刀、超声刀等医用刀类	5	半岛	3.54
检验设备类	1	迈瑞	9.06
CT 类	7	安科	1.22
X 射线	9	迈瑞	1.27

资料来源：深圳市市场监督管理局，深圳市医疗器械行业协会。

（三）创新型企业快速增长

“小巨人”企业在产业基础核心领域和产业链关键环节拥有突出创新能力与核心技术，细分市场占有率高、质量效益好，是优质医疗器械企业的核心力量。目前，在工业和信息化部公示的五批专精特新“小巨人”企业名单中，共有397家以医疗器械为主营业务的“小巨人”企业，深圳市共有51家医疗器械企业获批国家级“小巨人”，占全国总数的12.85%，仅次于北京市。其中，2023年第五批次专精特新“小巨人”企业新增21家，占全国总数的18.26%，发展势头迅猛。

五、深圳市医疗器械行业科技创新情况

（一）研发投入强度远超全国水平

深圳市医疗器械企业高度重视技术创新，2023年研发投入118.60亿元，研发投入强度达13.31%。其中，高性能医疗器械企业研发投入强度达14.09%，远超2022年全国2.54%的研发投入强度、规模以上医疗器械企业11.58%的研发投入强度，也远超全国规模以上企业高技术制造业2.91%的研发投入强度。

2023 年，迈瑞、科曼、新产业、开立、理邦的研发投入排名前五。

2023 年，全国医疗器械上市公司研发投入总计 340. 26 亿元，深圳市企业占比 22. 91%，位居第一；深圳市医疗器械上市公司的研发投入强度为 10. 96%，略低于上海市、北京市，位居第三，见表 2-4。

表 2-4 2023 年全国及北上深医疗器械上市公司研发投入情况对比

城市	上市公司研发投入金额（亿元）	上市公司研发投入强度（%）
北京	44. 90	11. 15
上海	62. 16	13. 11
深圳	77. 95	10. 96
全国	340. 26	9. 96

资料来源：根据公开资料整理。

（二）创新医疗器械注册数量领先

首次注册产品千余项，高风险种类占比增加。截至 2023 年底，深圳全市注册/备案产品总数达到 15038 个，其中，一类产品备案 6894 个，占注册/备案产品总数的 45. 84%；二类产品注册 6988 个，占注册/备案产品总数的 46. 47%；三类产品注册 1156 个，占注册/备案产品总数的 7. 69%，具体见图 2-9。其中，风险最高的三类产品首次注册 192 个（数量位居全国第二），占三类产品注册总数的 16. 61%；二类产品首次注册 1114 个（数量位居全国第一），占二类产品注册总数的 15. 94%；一类产品首次备案 93 个，占一类产品备案总数的 1. 35%。

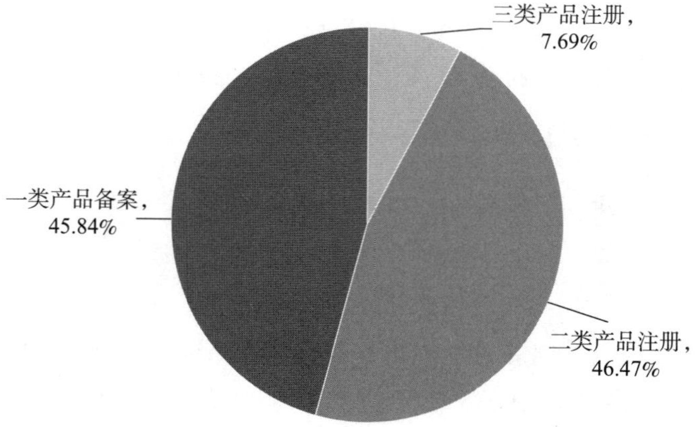

图 2-9 深圳市医疗器械注册/备案产品总数占比

资料来源：国家药品监督管理局，深圳市医疗器械行业协会。

高性能产品占比超八成，保持高端发展态势。在现有注册产品中，高性能医疗器械品种占比 82.02%。其中，体外诊断注册产品有 3954 个，占比高达 48.55%。2023 年，首次注册二类、三类产品比重保持高端化趋势，高性能医疗器械品种占比 81.70%。其中，心血管、神经，体外诊断，手术治疗设备，医用软件，急救、呼吸、麻醉等五大类产品创新相对活跃，首次注册占比超过注册产品总数占比，具体见表 2-5。

表 2-5 深圳二三类医疗器械注册产品细分领域分布（截至 2023 年底）

细分领域	注册产品总数（个）	注册产品总数占比（%）
医学影像	724	8.89
体外诊断	3954	48.55
心血管、神经	219	2.69
骨科	12	0.15
眼科	32	0.39
牙科	396	4.86
监护、心电、诊察设备及器械	949	11.65
手术治疗设备	193	2.37
急救、呼吸、麻醉	366	4.49
其他高值医用耗材	75	0.92
药物注输、管路类及防护类	478	5.87
康复器械	78	0.96
物理治疗设备	323	3.97
消毒、手术室等医院设备	28	0.34
医用软件	188	2.31
其他	129	1.58
总计	8144	100

资料来源：国家药品监督管理局，深圳市医疗器械行业协会。

创新医疗器械产品数量位居全国第三，增速位居全国第二。自 2014 年国家药品监督管理局启动创新医疗器械审查程序以来，截至 2023 年底，深圳市共有 52 个产品进入三类创新医疗器械审查程序通道，多为植介入、医学影像、体外诊断、医疗信息化领域产品，其中 2023 年新增进入审查程序通道产品 5 个；共有 24 个三类创新医疗器械产品获批，多为植介入、医学影像、医疗信息化领域产品，其中 2023 年新增获批产品 5 个。

科技大奖成果丰硕，微创、介入等领域各有突破。2023 年，深圳市医疗器械企业科技成果丰硕，屡获大奖，睿心智能、核心医疗、精锋医疗、赛德欧科技的 4 项成果获得国家科学进步奖二等奖；先健科技 1 项成果获得国家技术发明奖二等奖；2023 年核心医疗推出全球最小、最轻的磁悬浮人工心脏 Corheart6 植入式左心室辅助系统，其感染风险防控、装置可靠性、血液相容性等性能达到国际领先水平；先健科技的左心耳封堵器、迈瑞的超声诊断设备获“2023 年十大自主创新医疗器械产品”奖。

医疗器械数字化产品研发加速，成为产业创新热点。迈瑞在 10 年前开始布局产品数字化转型，通过瑞智联、瑞智检、瑞影云 3 个智能诊疗互联方案推出数字化设备；开立医疗推出智慧数字服务云平台对产品进行数智化升级，目前已应用于超过 200 家医院；理邦仪器建立 Allink 智慧联生态等。至 2023 年底，深圳市基于器械本身的医疗器械数字化产品共有 248 个，其中三类产品 4 个，二类产品 244 个。2018—2020 年，深圳市医疗器械数字化二类、三类产品年均注册 25 个，2021—2023 年加速至年均注册 30 个；生产企业也由 2020 年的 39 家增长至 2023 年底的 56 家。

基于大数据开发的医疗器械是医疗器械软件数字化产品研发热点。截至 2023 年底，深圳市医疗器械软件产品共有 107 个，其中三类产品 16 个，二类产品 91 个，2018—2020 年年均注册 8 个，2021—2023 年已加速至年均注册 27 个；生产企业也由 2020 年的 22 家增长至 2023 年底的 70 家。

（三）创新载体资源丰富

集群上游基础良好，产业创新资源丰富。至 2023 年，深圳市连续 4 年蝉联国家创新型城市全国第一，并以全国第一的成绩获评工业和信息化部“三星级”中国软件名城称号，“深圳—香港—广州”科技创新集群连续 4 年排名全球第二。深圳市机械加工、电子信息、软件工程等产业优势明显，拥有智能装备、先进制造、精密模具、自动化及机器人、基础零配件等机械制造全产业链，为高端医疗器械产业发展提供有力支撑。2023 年，深圳医学科学院正式揭牌成立，与深圳湾实验室一体化建设发展，深圳大学获评“2023 年度生物医学工程创新高地（高校及科研院所）”。同时，深圳市持续加强基础研究平台布局，脑科学与脑模拟、精准医学影像、鹏城云脑三期、超算二期、自由电子激光、同步辐射光源、材料基因组等平台陆续开建或启用。截至 2023 年底，深圳市医疗器械相关创新载体达 403 家。2023 年深圳市新增医疗器械相关创新载体见表 2-6。

表 2-6 2023 年深圳市新增医疗器械相关创新载体

创新载体名称	载体类型
深圳市高性能冠脉精准介入创新医疗器械工程技术研究中心	工程技术研究中心
深圳市基因组操纵及生物合成重点实验室（筹建启动）	重点实验室
深圳市微纳生物传感重点实验室（筹建启动）	重点实验室
深圳市神经系统疾病免疫机制与干预重点实验室（筹建启动）	重点实验室
深圳市智能生物信息学重点实验室（筹建启动）	重点实验室
深圳市骨科疾病与生物材料研究重点实验室	重点实验室
深圳市抑郁障碍精准诊疗重点实验室	重点实验室
深圳市肿瘤表观遗传和精准诊疗重点实验室	重点实验室
深圳市材料合成生物学重点实验室	重点实验室
深圳市重大慢性病精准防控与代谢研究重点实验室	重点实验室

资料来源：深圳市科技创新局。

（四）机制创新赋能产业高质量发展

制定出台多项利好政策举措，促进产业高质量发展。近年来，深圳市政府持续推动医疗器械产业构建更具国际竞争力的先进制造体系，各政府部门密切贴合实际发展需要，制定出台多项利好政策举措。2023 年 1 月，《深圳市工业和信息化局制造业数字化转型咨询诊断项目扶持计划操作规程》发布，提出加速构建包括医疗器械数字化转型在内的产业发展生态。2023 年 3 月，深圳市卫生健康委、深圳市科技创新委、深圳市财政局等机构发布《促进深圳市医疗卫生机构科技成果转化实施意见》，进一步赋予医疗卫生机构开展科技成果转化自主权，加速推进医学科研成果转化效能。此外，深圳市多个区相继发布医疗器械产业发展措施或规划，赋能提速产业发展。具体见表 2-7。

表 2-7 2023 年深圳市各区医疗器械产业发展政策

发布时间	政策名称	发布机构
2023 年 6 月	《深圳市龙岗区关于促进生物医药产业高质量发展的若干措施（征求意见稿）》	龙岗区科技创新局
2023 年 11 月	《深圳市南山区创新型现代产业体系“十四五”发展规划》	南山区工业和信息化局
2023 年 11 月	《深圳市宝安区关于推动生物医药和高端医疗器械产业集群高质量发展的若干措施（征求意见稿）》	宝安区科技创新局

续表

发布时间	政策名称	发布机构
2023 年 12 月	《深圳市光明区支持高端医疗器械产业集群高质量发展扶持计划操作规程》	光明区工业和信息化局
2023 年 12 月	《深圳市罗湖区扶持大健康产业发展若干措施》	罗湖区科技创新局

资料来源：根据公开资料整理。

建立服务专班创新模式，助推企业产品注册上市。深圳市市场监督管理局建立专班模式，助力加快各级各类产品注册上市。2023 年 1 月，专班进驻汉诺公司，开展现场办公，提供贴身服务，历史性实现 300 台国产 ECMO 从产品获批到完成生产任务仅用 28 天的医疗器械监管领域“深圳速度”。2023 年以来，深圳市市场监督管理局根据行业企业发展需要，先后成立康膝生物、立心科技、无忧跳动、联安达等企业服务专班，“一企一策”为企业量身打造个性化监管服务，在产品注册检验、临床试验、注册审评等环节“贴身服务”“驻场服务”，成功帮助康膝生物、立心科技入选 2023 年广东省“三重”项目。

全面升级全国首个 UDI 追溯平台，智慧监管成效显著。深圳市市场监督管理局持续优化 UDI 追溯平台（全国首个医疗器械唯一标识追溯平台），2023 年将全部三级公立医院纳入 UDI 实施范围，实现全市三级公立医院 UDI 使用数据与追溯平台对接。截至 2023 年 12 月底，深圳市市场监督管理局共推动 400 家生产企业上传 8.2 万条产品信息、40 家三甲医院上传超 100 万条患者使用 UDI 数据，并深入探索 UDI 码、医保编码两码映射相关应用，智慧监管效能充分释放，成效显著。

优化流程提高审评效率。深圳市市场监督管理局许可审查中心医疗器械审评认证部在广东省药品监督管理局指导下，开展深圳市二类医疗器械延续、变更技术审评工作。一是制定内部审查要点，统一审评尺度，提升审评能力，提高审评质效。二是优化审评流程，试行批量变更预审评机制，提升企业申报材料质量和主审的审评效率；调整补后技术审评的优先级，对于预审评，通过材料内部控制在 10 个工作日内出具审评报告，减少审评材料待办数；试行预分派工作机制，做到人员和工作量科学统筹，最大限度发挥每个审评员作用。三是针对大规模企业批量申报情形，开展批量预审评机制，将审评服务前移。一方面，提高企业申报材料质量，减少企业补充材料时间；另一方面，解决大批量变更造成的审评时间消耗，让审评员提前熟悉企业注册思路，提高审评效率。经过实践与优化，2023 年深圳市二类医疗器械延续/变更技术审评耗时达到平均 20 个工作日，仅为法定时限的 1/6。

六、深圳市医疗器械行业创新发展建议

全球医疗器械市场已开始复苏，技术的持续进步正在推动医疗健康服务转型。治疗模式、患者行为的变化、数字技术、基于价值的护理和诊断工具的引入，在创造新市场空间的同时，也会进一步加剧行业竞争。

（一）加强医工结合及科研成果转化

在政策和机制上保障医工协同创新体系构建，一是建立医疗人员参与产业创新机制，保障创新人员的权益，充分调动发挥其积极性；二是优化创新产品入院程序，开放绿色通道，允许创新产品在本地医院开展示范应用；三是打通医院、科研院校、企业长期稳定交流渠道；四是构建医疗器械产业创新政策支撑体系的“深圳模式”，规范和指导成果转化工作，提高转化成功率。

（二）专业模式孵化创新型中小企业

当前，医疗器械产业的技术创新依然活跃，新技术应用将影响产业未来的发展格局，具有核心技术团队的创业、创新型中小企业的成长，将成为产业未来竞争力的重要支撑。医疗器械产业特性决定了初创企业和中小企业的成长初期就面临较大压力，需要专业的孵化指导和适量的风险投资资本支撑。虽然深圳市相关资源基础良好，但产业服务资源与风险投资协作有待加强，要积极打造更加良好的产业共生态，构建适应企业成长路径的专业孵化体系，并在此基础上加大与国内外创新机构的沟通和合作力度，引进优质创新成果和创新团队，开创具有深圳特色的医疗器械产业创新创业新局面。

（三）打通医疗大数据产业应用渠道

人工智能医疗器械是当今产业创新的热点领域，也是未来产业竞争的重点方向。医疗大数据是人工智能医疗器械创新的重要资源。由于医疗大数据在数据安全和产业应用方面具有很高的战略意义，欧美发达国家和地区都在积极探索，通过标准化研究和法规要求，规范数据的可用性与安全保障，在保证数据安全的同时，研究建立起面向产业开放、价值共享、安全规范的医疗健康数据流通共享机制。深圳市拥有实力雄厚的信息产业和医疗器械产业基础资源，有机会在人工智能医疗器械领域实现超越式发展，抢占未来产业制高点。结合医疗器械产业创新需求，推动医疗大数据的标准研究和法规制

定，建设医疗大数据基础服务平台，促进医疗大数据拥有方（医疗机构群体）、技术拥有方以及科研机构形成规范合作机制，提供权威可靠的医疗大数据共享，将成为深圳市医疗器械产业创新的重要支撑。

（四）重点引进细分领域龙头企业

招商引资对本地产业快速提升有着极为重要的促进作用。深圳市医疗器械产业发展至今，已经在创新生态和产业链生态等产业环境方面具有较为明显的领先优势，品牌的国际影响力也已初步形成，要充分利用优势资源，加大招商引资力度，重点引进细分领域龙头企业，进一步提升本地医疗器械产业的供应链生态与市场影响力。

（五）深港合作促进创新成果转化应用

港深合作模式通常被描述为，由香港的高校和研究机构负责基础研究，在深圳市将其中优秀的成果转化落地，透过完善的产业链进行大规模生产，最终进入庞大的内地市场。然而，两地产业合作不再是传统“前店后厂”的分工模式，也不是港深生产要素及流程简单叠加的合作模式，而是将香港及国际创新资源与深圳产业链融合形成优势互补的产业集群，充分发挥河套规划特有优势，大力构建两地协同创新平台，有效利用香港优势的科研力量，优选产业化前景良好的创新成果，推动其产业化，这将成为产业发展的强大助力。

第二节　医疗美容

医疗美容通常简称为“医美”，是指运用药物、手术、医疗器械以及其他具有创伤性或者不可逆性的医学技术方法，对人的容貌和人体各部位形态进行的修复与再塑。随着社交媒体的崛起，“颜值经济”越发兴盛，医疗美容的需求持续增长，成为风口上的“朝阳行业”，市场发展迅速、潜力巨大，行业迎来加速提质升级。

一、国际医疗美容行业发展概况

（一）北美地区仍为全球主流市场

国际医疗美容市场起步早、发展快，产业体系成熟，沉淀了较为成熟的技术和产业链条基础。据测算，预计到 2032 年，国际医疗美容市场规模将达到 1396.4 亿美元，2023—2032 年 CAGR 约为 7.2%。从全球市场竞争格局来看，北美地区占据了总市场规模的 1/3 左右，是市场份额占比最大的地区；其次为欧洲，占据了总市场规模的 1/4 左右；北美地区、欧洲、亚太地区三个区域市场合计占据了全球医疗美容市场份额的 80%以上。具体见图 2-10。

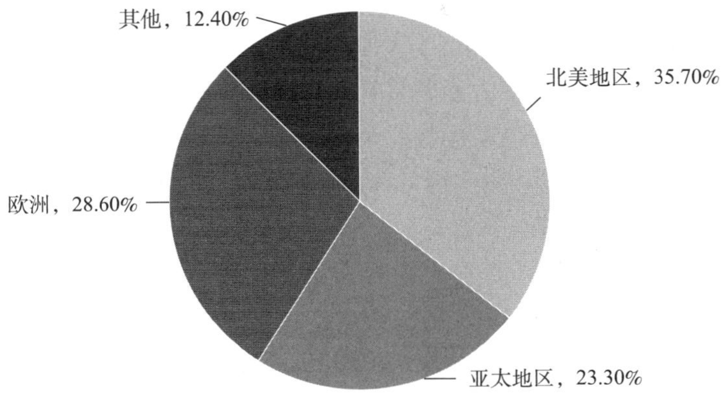

图 2-10　全球医疗美容市场份额

资料来源：根据公开资料整理。

北美地区是全球最成熟的医疗美容市场。目前，美国整形医生渗透率（每万人）已经超过 20%以上；并且，美国在监管方面具备完善的医疗美容监管体系与法律保障机制，已形成以 FDA、州政府和行业协会等为核心，覆盖药品器械、服务机构、执业人员与广告宣传等上中下游的监管体系。例如，1931 年美国整形外科协会成立，1950 年整形外科已广泛融入医疗机构，1969 年整形外科被正式纳入普通外科，此后医疗美容服务被列入医疗服务范畴；美国的普适性医疗法规制度均适用于同样会产生医疗风险的医疗美容领域，以确保服务的可靠性与安全性。在医疗美容产品市场，美国拥有全球最先进的医疗技术和医药科研实力，早期肉毒毒素、玻尿酸、激光等医疗美容新科技均在美国诞生。美国医疗美容行业的上游龙头企业艾尔建（Allergan）成立于 1950 年，在美国医疗美容行业发展史上占据重要地位。艾尔建成立初期以眼部护理药品的研发和生产为主，后通过兼并收购进入医疗美容行业，旗下的 Botox 产品拥有全球 80%的肉毒毒素市场。艾尔建的崛起标志着美国从复杂的手术时代进入操作简便的微整形时代。

欧洲作为一个人口稳步迈向老龄化的地区，抗衰老领域增长较快。从医疗美容消费市场规模来看，德国、法国、英国、意大利、俄罗斯和西班牙是欧洲最大的医疗美容消费地区。欧洲的医疗美容行业起源于一战时士兵的皮肤整形与治疗，虽然市场规模受限于人口基数，但由于历史悠久，欧洲的医疗美容技术一直处于全球较高水平。特别是，欧洲医疗美容企业在注射针剂方面发展较为成熟，产业发展稳定，市场渗透率高。最有竞争力的要数肉毒毒素赛道，英国 Ipsen 生产的 Dysport、德国 Merz 生产的 Xeomin，占全球肉毒毒素市场重要份额。在玻尿酸市场，瑞士 Galderma 收购的瑞典 Q-Med 也是透明质酸注射领域的国际龙头，全球市场份额占比约 28%，仅次于艾尔建的 Juvederm。

在亚太地区，发展较为成熟的是日本和韩国。日本是开展整形美容手术较早的亚洲国家，也更重视从业者的资格认证和医疗器械的安全性。日本在某些医疗美容材料的发现与使用上具有先发优势，在部分技术操作上甚至早于美国，技术水平与服务水平均高于全球平均水平。日本长期大力发展再生医疗技术，也是全球首个对再生医疗立法的国家，并于 2012 年和 2016 年先后有两位日本医学家在再生领域获得诺贝尔医学奖。日本的再生医疗美容疗法应用较多，除了常规的聚左旋乳酸（PLLA）、聚甲基丙烯酸甲酯（PMMA）等注射材料，干细胞治疗、外泌体治疗等先进技术也有应用。

韩国医疗美容行业发展快、市场体量有限但渗透率全球第一。与美国和日本不同的是，韩国医疗美容行业的高度发达在很大程度上得益于政府强有力的支持，为了吸引外国患者赴韩整形，韩国修订了医疗法，将医疗美容整形打造成医疗旅游观光产业。韩国保健产业振兴院数据显示，2022 年赴韩医疗美容的外国患者共计 24.8 万人，来自 191 个国家；2023 年上半年外国人在韩的医疗支出总额为 2500 亿韩元，其中整形外科占比最高，达 793 亿韩元。从产业发展来看，韩国的医疗美容上游产业弱于美国，玻尿酸与肉毒毒素市场早期由外资品牌主导，随着本土品牌获批上市，才逐渐打破外资品牌垄断的局面。但受国际生化武器公约规范，韩国肉毒毒素市场相对本土的玻尿酸市场而言，进入壁垒更高。自 2009 年韩国本土玻尿酸“伊婉”获批后，本土玻尿酸厂商获批节奏逐渐加快，生产玻尿酸等组织修复生物材料的厂商超过 160 家。韩国自身医疗资源丰富，医疗美容机构众多，在空间上形成产业集聚分布，主要集中在首尔、京畿道和仁川等首都圈地区。数据显示，只有 5000 多万人口的韩国，整形医院却有 2600 家，医疗美容机构多达上万家，可以说医疗美容是韩国的“国族产业”。

东盟的美容美妆市场呈现快速增长态势。据预测，到 2025 年东南亚美容美妆市场规模将达到 3048 亿元，年均复合增长率或高于中国市场，其中，发展最好的国家是马来西亚。马来西亚作为由卫生部主导推广医疗旅游业的国家，曾被称为“医疗旅游中的瑰宝”，除了有世界级的医疗水平、可负担的医疗成本和友善的服务，还有成功化解沟通障碍的多元种族文化和语言，曾被国际医疗旅游杂志 IMTJ 评为“2020 年度医疗旅游目的地”。新加坡医疗美容市场也相对繁荣，本土企业百汇医疗、新俊叶、SPA&Therapy，在亚洲高端医疗服务市场中占据重要地位。泰国医疗的传统强项是整形美容、变性手术、健康体检、牙齿美容，其水平比肩欧美发达国家。

（二）注射类医美产品市场集中度高

注射类医美产品是非手术类医美项目的重要组成部分，全球注射类医美产品中常见的有肉毒毒素、玻尿酸、胶原蛋白等。随着科研技术发展，医美再生注射类产品、细胞外泌体产品也逐渐受到市场追捧。

1. 肉毒毒素

肉毒毒素是由肉毒杆菌在繁殖过程中产生的一种神经毒素蛋白，依其毒性和抗原性不同，肉毒毒素分为 A、B、Ca、Cb、D、E、F、G 八个类型。目前，只有 A 型肉毒毒素和 B 型肉毒毒素可作为药物使用，但用于美容医学领域的绝大部分是 A 型肉毒毒素。数据显示，2023 年全球共进行肉毒毒素注射约 888 万例，占非手术医美的 46.3%，位居医美非外科手术处理类榜首。

天然肉毒毒素由肉毒杆菌发酵产生，若在生产过程中发生肉毒杆菌的泄漏及传播，将造成严重的生化风险和公共卫生事件。因此，各国政府机构对天然肉毒毒素的研发和生产实施严格监管，开发和制造天然肉毒毒素除满足良好生产规范（GMP）要求，还需在 BSL-3 或更高级别的环境中进行，并受到疾病预防控制中心监管，从而导致天然肉毒毒素产品生产门槛高，从研发到上市的周期较长。因此，肉毒毒素产品集中在少数品牌，当前全球上市的肉毒毒素产品市场主要被 BOTOX®、Dysport®、XEOMIN®、Letybo®、NABOTA®、衡力等产品占据，主要产地集中在美国、欧洲、中国、韩国等少数国家。其中，2023 年 Allergan 的 Botox®产品在医美领域和临床治疗分别获得 26.8 亿美元、30.0 亿美元的销售业绩，远超其他肉毒毒素品牌，在全球独占鳌头。

2023 年已上市 A 型肉毒毒素品牌销售额见图 2-11。

2. 玻尿酸

玻尿酸又称“透明质酸”（HyaluronicAcid），最早发现于 1934 年，是从牛眼玻璃体中提取出的一种多糖。20 世纪 70 年代，安德烈·巴拉兹发明从鸡冠及人脐带中分离玻尿酸的工艺；80 年代，玻尿酸开始在骨科、皮肤科、外科、化妆品等领域得到广泛应用；90 年代，玻尿酸进入医美行业；21 世纪初，玻尿酸在各领域得到了全面应用。

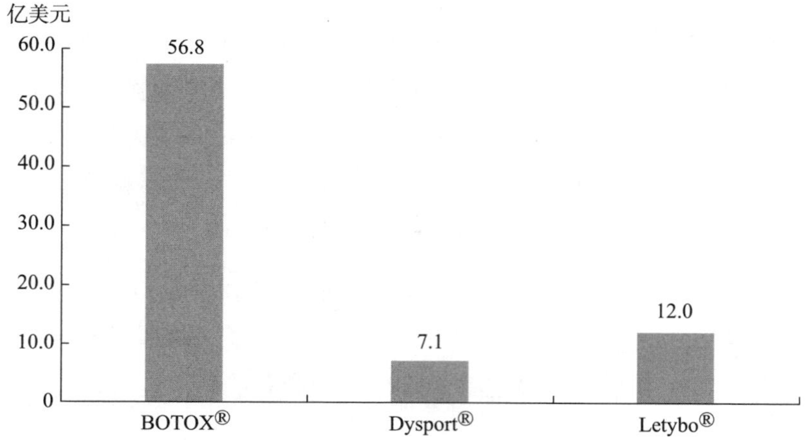

图 2-11　2023 年已上市 A 型肉毒毒素品牌销售额

资料来源：根据公开资料整理。

从全球产业供应来看，中国制造为全世界输送了 73%的玻尿酸产品，几乎垄断了全球玻尿酸行业。全球前五大原料供应商：华熙生物、焦点生物、阜丰生物、东辰生物和安华生物，都来自中国山东。具体见图 2-12。

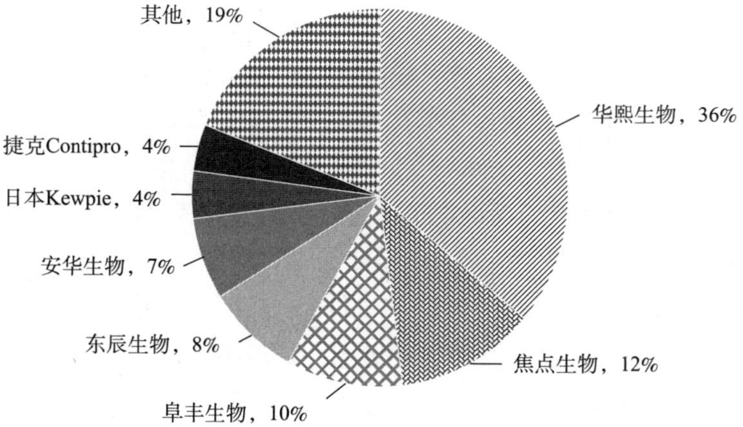

图 2-12　全球玻尿酸原料市场份额

资料来源：根据公开资料整理。

此外，在高端的玻尿酸领域，玻尿酸注射剂品牌还包括美国艾尔建公司的乔雅登、瑞士高德美公司和安迪斯公司、瑞典 Q-Med 的瑞蓝、德国麦氏公司、韩国 Humedix 的艾莉薇等。

美国艾尔建公司的乔雅登®家族有 8 款玻尿酸产品，按照交联技术不同，产品划分为 U 系列和 V 系列，系列产品适应证涵盖面颊部、鼻唇沟、唇部、鼻部、下颌轮廓多个部位的治疗。自 2000 年全球上市以来，乔雅登®家族产品在全球 100 多个国家/地区累计销量已超过 1 亿支。法国高德美公司产品覆盖注射美学、日常护肤和皮肤治疗三大领域，在注射医美领域的品牌有 Dysport 肉毒毒素、Restylane 注射透明质酸和 Sculptra 聚左旋乳酸。其中，Restylane家族的填充剂主要有两个系列：一个系列是经典的均质颗粒玻尿酸（NASHA 交联技术），创造了全球首个非动物源性具有稳定效果的透明质酸技术；另一个系列是新一代玻尿酸（OBT 交联技术）。瑞典 Q-Med 于 1987 年成立，其研制了世界上第一支非动物稳定透明质酸填充剂——瑞蓝（Restylane），在 1996 年通过认证后开始在欧洲销售，拥有超过 25 年的历史，在全球被使用超过 5000 万次。

3. 医美再生注射剂

医美再生注射类产品通常以生物医用高分子材料为主要成分，它们通常以微球的形式被注射到真皮层和/或皮下组织，通过刺激人体自身胶原蛋白的再生达到重塑紧致、美容抗衰的效果。常见的医美注射类再生材料为人工合成的聚合物，如聚乳酸（Polylactic Acid，PLA）、聚己内酯（Polycaprolactone，PCL）、聚乙烯醇（Polyvinyl Alcohol，PVA）、PMMA 等。具体见表 2-8。

表 2-8 医美再生注射类产品分类

材料		来源	最终代谢产物	维持时间
PLA	聚双/消旋乳酸（PDLLA）	微生物发酵产物的聚合物	CO_2+H_2O	12~24 个月
	PLLA			
	聚右旋乳酸（PDLA）			
PCL		化学合成	CO_2+H_2O	12~48 个月
PVA		化学合成	人体内代谢缓慢	5~8 年
PMMA		化学合成	人体内代谢缓慢	半永久

资料来源：根据公开资料整理。

相对其他医美产品，再生材料的神奇之处在于它不仅能改善求美者的外貌，还能刺激自身胶原蛋白的新生，带来更持久、更自然的效果。在国际市场上，一些国际企业因较早介入研发和市场应用，在技术和安全性方面积累了丰富经验。例如，法国的 Sculptra、英国的 Ellansé、美国的 Derma Veil 等，都是业内公认的知名品牌。

医美再生注射类产品市场主要由 PLA 和 PCL 材料主导。如 Sculptra®作为最早被 FDA 批准的 PLA 面部填充剂之一，于 2004 年获得 FDA 批准用于治疗 HIV 患者可能出现的面部脂肪萎缩，此后于 2009 年再次被 FDA 批准用于改善面部皱纹，目前在全球范围以及中国市场拓展新的适应证。根据国际美容整形外科学会（International Society of Aesthetic Plastic Surgery，ISAPS）的数据，2022 年 PLA 类注射项目约占全球医美非手术类注射项目的 12%，较 2021 年占比 9. 5%有所增长。国外部分已获批上市的医美再生注射类产品见表 2-9。

表 2-9　国外部分已获批上市的医美再生注射类产品

获批年份	产品名称	主要成分	研发企业
2014	艾塑菲 AestheFill	PDLLA	韩国 Ragen Biotech
2009	伊妍仕 Ellansé	PCL	英国 Sinclair
2006	Radiesse	微晶瓷	德国 Merz
2006	Bellafill	PMMA	美国 Suneva Medical
2004	Sculptra	PLLA	法国 Galderma
2003	Derma Veil	PLLA	美国 Anteco Pharma

资料来源：根据公开资料整理。

4. 细胞外泌体

外泌体是指由细胞向外分泌的一类具有完整膜结构的囊泡类小体，主要内容物是蛋白质、RNA 及脂质成分。2013 年，代表外泌体技术的“细胞囊泡运输的调节机制”荣获诺贝尔医学奖，从此外泌体在医学领域展现了前所未有的重要价值。因为动物和人源干细胞外泌体已经被证明具有促进组织再生、抗衰老与调节免疫等多种功能，所以在医美领域及化妆品领域得到越来越多的应用。外泌体美容疗法是利用富含核糖核酸和膜蛋白的外泌体，将其涂抹或导入皮肤中进行治疗，通过外泌体信号传递，结合数百种营养成分的作用，DNA 片段和核糖核酸等可以调控细胞、传递信号，促使细胞不断更新，替代老化受损细胞，调整皮肤的生态环境，从而达到改善皮肤问题的效果。目前，外泌体美容的主要应用方向包括抗衰、美白、敏感皮肤修复、炎症修复以及疤痕修复等。医美领域的外泌体产品主要包括医用液体敷料、冻干粉等功能性护肤品以及针剂等轻医美产品。

国际上已经有一些机构在销售用于局部皮肤的干细胞外泌体产品，外泌体与现有的一些医美方式结合，如外泌体结合水光针可以提高治疗效果。美国 Exocel Bio 公司利用胎盘间充质干细胞衍生的外泌体开发护肤产品，产品通过调节巨噬细胞发挥其效果。德国 Infusio 推出了基于外泌体的抗衰老疗法，其原理是来自较年轻生物体的外泌体将导致较老细胞的再生，这一观察结果得到了动物模型研究的支持。具体见表 2-10。

表 2-10 国外销售的部分外泌体日化及护肤品

公司名称	国家	产品	外泌体来源	应用范畴
Exoskin Simple	美国	润肤霜、面霜和乳液	脂肪间充质干细胞外泌体	面部、皮肤
BioRegenerative Science Inc	美国	基于 NeoGenesis 干细胞释放分子（S2RM）的产品配方	人间充质干细胞和成纤维细胞条件培养基	日用护肤品
hMSc Skincare	美国	人间充质干细胞血清和扩增制剂	人脂肪间充质干细胞和成纤维细胞条件培养基	日用护肤品
ExoCoBio	韩国	ASCE+ Scalp Care HRLV（ExoSCRT）	脂肪间充质干细胞外泌体，冻干	头皮
		ASCE+ Derma Signal SRLV1		皮肤
		Exomage TF skin barrier ampoule		补充皮肤屏障
Exoce1 Bio	美国	Exovex Reveal	胎盘间充质干细胞外泌体	皮肤、颈部
Regen Suppliers	美国	ReBe11aX0	脐带间充质干细胞外泌体	软组织、头发、面部
Infusio	德国	n. r	胎盘间充质干细胞外泌体	抗衰

资料来源：根据公开资料整理。

（三）光电医美器械市场快速增长

光电医美项目多为无创或微创项目，根据能量源的类型，医美器械分为光类、电类和超声类，以射频、激光、超声波等各种形式的能量，达到紧致抗衰、美白嫩肤、祛痘脱毛等各种改善皮肤问题的效果，这些项目由于创伤较小、效果较好、安全性高、恢复期短等优点，成为众多爱美者的首选，市场规模快速扩大。

光类分为激光和脉冲光。激光类器械是通过发射特定波长的激光对细胞组织进行定向加热，以达到医疗美容的目的。激光类项目主要用于祛疤、祛斑、祛印、祛色素、嫩肤、除毛等。其中，选择性光热作用，用于解决色素性疾病；扩展的选择性光热作用，治疗脱毛和皮肤血管性疾病；局灶性光热作用（包括 YAG 激光、CO_2激光），可使皮肤重塑紧致，使面部年轻化；光声作用（包括皮秒激光和调 Q），治疗色素性皮肤病并提升皮肤年轻化。

脉冲光器械是通过氙弧灯和滤光片得到特定波长范围内的光，其中宽光谱彩光产生的热量会分解色素、毛囊等，同时刺激真皮层胶原纤维再生。具体项目有光美容（IPL）、优化脉冲光技术（OPT）、光子嫩肤（DPL）、彩光嫩肤，用于治疗血管皮肤病、治疗色素、脱毛、祛除瘢痕、减少皮肤细纹和眼周皱纹。

电类主要为射频类医疗器械。射频类医疗器械是通过加热到55~65摄氏度，促进皮肤层水分子与纤维胶原蛋白分离，进而皮下胶原蛋白收缩，同时对皮肤表面进行冷却，可以达到收紧皮肤、皮下胶原蛋白形态重塑、产生新胶原的效果，主要起到改善松弛和祛除皱纹的作用。市面上产品分为单极、双极和多极射频。其中，单极射频包括热玛吉、爱丽丝，其能量最强，穿透性最高；双极射频主要是两个电极紧密排列于治疗头附近，作用于同一界面，电流只在两个电极间流动，因此作用深度浅、可控性好；多极射频包括三极式和点阵式。

超声类一般是指超声波类医疗器械，主要是通过高能量聚焦式超声波，传导入皮肤的真皮层、筋膜层，聚集热能，温度可达到65~70摄氏度，利用热效应促进胶原蛋白再生和变性，以起到修身、紧肤、私密美容治疗等深度抗衰的作用，超声类产品作用层次最深、能量也更高。

主要光电医美项目见表2-11。

表2-11　主要光电医美项目

能量源	工作原理	医美领域的应用	代表产品
激光	利用核心部激光器发出的不同波段激光与生物组织间发生光子生物学效应，不伤害周边皮肤组织	祛斑及纹身、嫩肤、脱毛、痤疮治疗、瘢痕修复等	CO_2激光、皮秒激光
强脉冲光	由氙弧灯产生的强光，经由不同滤光片滤过，以获取指定波长范围内的光能量，达到选择性破坏色素、毛囊、血管等结构，同时在一定程度上刺激真皮胶原纤维增生的美容效果	嫩肤、脱毛等	光子嫩肤
射频	加热皮肤层，热量会使得水分子与纤维胶原蛋白分离，起到立刻收紧皮肤作用，同时刺激新的胶原蛋白再生而进一步收紧皮肤	面部、颈部提拉，减脂等	热玛吉、热拉提
聚焦超声	利用高强度聚焦式超声波，作用于真皮层、脂肪层、筋膜层，拉紧松弛皮肤，溶脂塑形并刺激胶原蛋白再生	修身、紧致、私密美容	Ultherapy（获FDA批准）

光电医美器械是医美行业增长速度最快的细分领域。公开数据显示，2023年全球医美光电器械的市场规模约为154亿美元，预计2028年达到259亿美元，CAGR约为11%。从区域来看，北美地区为光电类医美行业最大的消费市场，消费额占比达54%；亚洲市场紧随其后，规模增长速度最快，消费额达到22%。具体见图2-13。

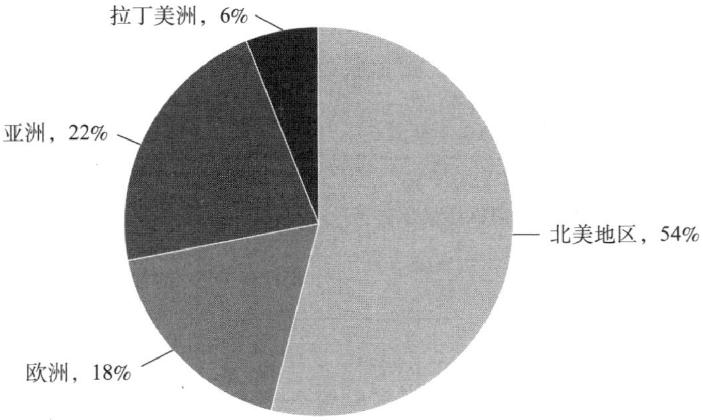

图2-13 全球光电医美器械消费市场规模

资料来源：Medical Insight，根据公开资料整理。

光电医美器械属于多学科交叉融合的技术密集型产业，技术壁垒高，全球范围内主要由美国赛诺秀（Cynosure）、赛诺龙（Candela）、科医人（Lumenis），以色列飞顿（Alma），德国欧洲之星等外资品牌主导。赛诺龙拥有全面的临床解决方案及全球经销网络，是医疗美容市场的全球领导者，其先进的科学技术能够有效地治疗良性血管性病变、色素性病变、痤疮、腿部静脉曲张及橘皮组织等。飞顿是世界著名的医用激光、光子及射频设备生产厂，在医疗激光行业处于领先地位。目前，聚焦超声类产品少，且获批困难，全球上市产品仅有三款：Ultherapy、Doublo及Sofwave。Ultherapy是最早经FDA批准应用于面部医疗美容，最早获批应用于提拉和收紧眉毛，后获批应用于下颌部的聚焦超声产品，属于行业标杆产品。韩国Hironic公司推出的Doublo整体设计与美版超声刀类似，但单次能量要略逊于美版超声刀，于2017年获CE、KFDA认证。Sofwave是FDA批准的最新紧肤疗法，在表层及真皮层的作用更明显，于2019年获FDA批准。

二、中国医疗美容行业发展概况

近年来，随着经济生活水平的提高、大众对医疗美容服务需求的增长、医疗美容技术的进步以及政策逐步完善，“颜值经济”已经成为拉动内需、驱动产业升级的重要力量。

（一）市场增速稳中有升

随着社会进步和生活水平显著提升，社交媒体与移动互联网的深度普及，催生了“颜值经济”的崛起，中国的医疗美容消费市场规模迅速扩张，形成了完整的产业链，孕育出一批医美行业的龙头企业和庞大的医美消费群体。艾瑞研究发现，从 2019 年开始，中国医疗美容行业扩张速度放缓，2020 年受新冠疫情影响，中国美容用户的医疗美容行为有所减少，增速放缓至 9.92%；随着疫情的好转及轻医美的发展，市场逐步回暖，2021 年市场规模达到 2179 亿元，增速达到 12.38%，预计 2025 年中国医疗美容市场规模将达到 4108 亿元，CAGR 为 17.20%。具体见图 2-14。

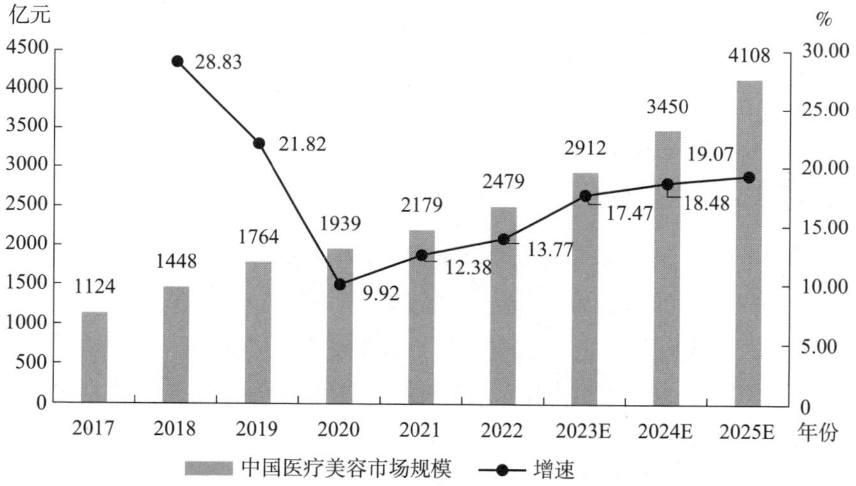

图 2-14　2017—2025 年中国医疗美容市场规模及增速

资料来源：根据公开数据整理。

非手术类的医美项目因风险较低、恢复期较短、效果自然等优势，使得该市场持续以高速度增长，并逐渐侵占传统手术类美容市场的份额，2023 年市场规模已达 1461 亿元，同比增长 48.78%，预计 2025 年市场规模将上升至 2279 亿元，与手术类医美市场分庭抗礼，具体见图 2-15。中国整形美容协会、德勤中国等联合发布的《中国医美行业 2024 年度洞悉报告》数据显示，全部皮肤及塑形光电类和全部注射类医美需求覆盖率最高，全部手术类医美需求覆盖率仅为 30%，“轻医美”项目逐渐成为中高收入消费者的主流医美选择。2022 年中国非手术类医疗美容市场细分领域占比见图 2-16。

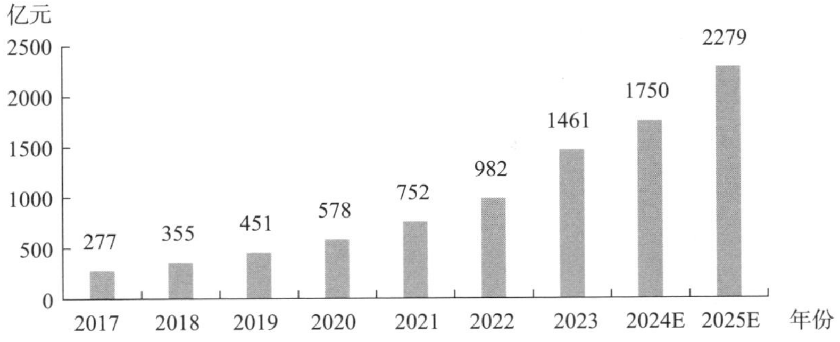

图 2-15 2017—2025 年中国非手术类医疗美容市场规模

资料来源：根据公开数据整理。

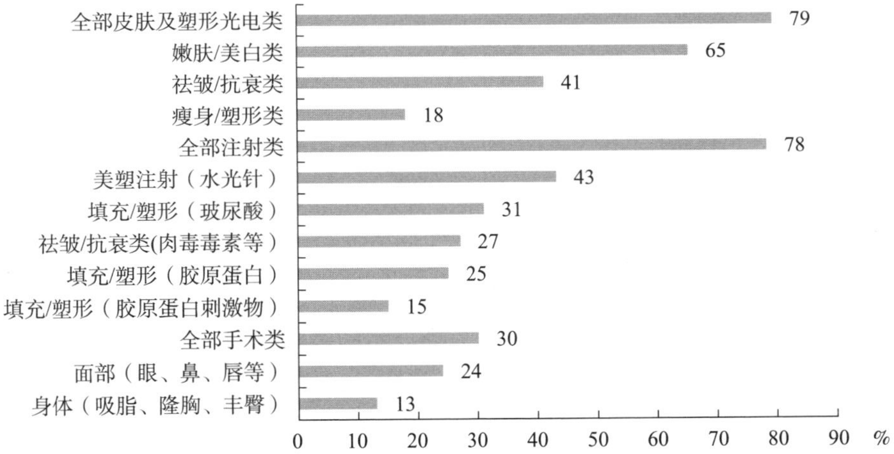

图 2-16 2022 年中国非手术类医疗美容市场细分领域占比

资料来源：《中国医美行业 2024 年度洞悉报告》。

当前，中国的医美机构、专业人才主要集中于东部、南部等发达地区，如广东省、江苏省、浙江省等地区。从消费者分布来看，主要集中在北上广深和新一线等经济发达城市，市场覆盖范围逐渐向中西部中心城市扩展，具体见图 2-17。总体而言，中国医美市场形成了以北京、上海、南京、广州、杭州、深圳、武汉、长沙、重庆、成都等城市为核心的布局。

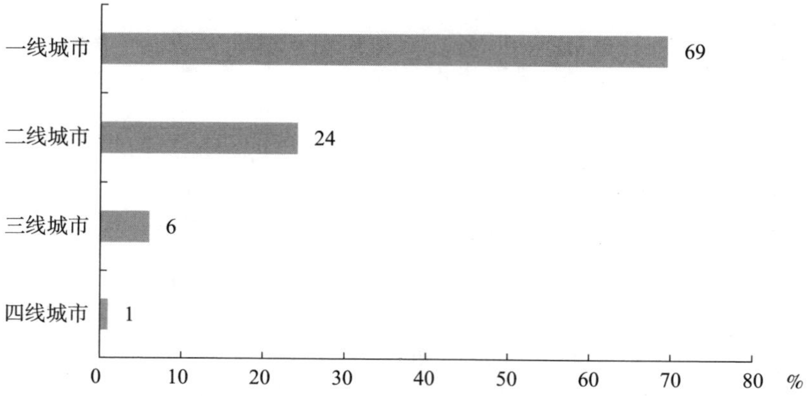

图 2-17　中国医疗美容消费者分布

资料来源：《中国医美行业 2024 年度洞悉报告》。

（二）投融资以产业上游为目标

从投融资轮次来看，目前中国医疗美容行业的融资轮次仍处于早期阶段，行业中天使轮投资的比例高达 32.81%，B 轮之前的投资事件数量超过 80%，2023 年中国医疗美容行业投融资情况见表 2-12。2023 年，获得融资的医美企业多位于产业链上游，涉及原料、医疗器械、产品的研发制备等领域，其中研发技术、供应链等上游投融资热度飙升，合成生物、重组胶原蛋白等站上风口。可见，随着品牌技术壁垒优势凸显，加码科研成为医美企业共识。

表 2-12　2023 年中国医疗美容行业投融资情况

企业	所处领域	轮次	融资金额
杭州天鑫医疗美容医院	医美	战略融资	2500 万元
引加生物	蛋白技术	A 轮	近亿元
Glowbar	医美沙龙运营	A 轮	约 6918 万元
玮沐医疗	医美	Pre-A+轮	数千万元
协和天使	医美护肤	A 轮	—
蛋壳肌因	轻医美连锁	A+轮	3000 万元
贻如生物	功能性重组蛋白医美材料	天使轮	数千万元
睿美云	医美 SaaS 平台	A 轮	超千万元
拼容颜	医美服务提供商	A+轮	—
光玥生物	合成生物	Pre-A+轮	近亿元

续表

企业	所处领域	轮次	融资金额
武汉合生	合成生物	A 轮	—
生合万物	合成生物	战略融资	—
粒影生物	合成生物	天使轮	数千万元
宸辉医美	医美	天使轮	1000 万元
秋涛美肤	医美	天使轮	560 万元
瑞德林生物	合成生物	B+轮	—
元一生物	合成生物	Pre-A 轮	5000 万元
和晨生物	合成生物	—	—
麻尚会	医美健康平台	天使轮	千万元
仅三生物	合成生物	天使轮	6000 万元
崇山生物	从事全功能活性胶原研究	天使轮	超千万元
微元合成	合成生物	Pre-A+轮	1 亿元
元育生物	合成生物	A 轮	近亿元
纳科生物	合成生物	股权融资	数千万元
芙迈蕾	国产高端医美器械制造商	Pre-A+轮	—
柯泰亚生物	合成生物	B 轮	2.5 亿元
百开盛生物	合成生物	—	—
聚源生物	重组胶原基生物材料研发商	B 轮	超 2 亿元
绽妍生物	合成生物	天使轮	—
质肽生物	重组蛋白质药物开发	B+轮	近 2 亿元
臻泰生物	医美材料	天使轮	数千万元

资料来源：根据公开资料整理。

2023 年的融资风向一定程度揭示了医美行业的整体发展方向，并为 2024 年的发展趋势提供了指引。截至 2024 年 7 月 18 日，医美行业及边缘行业共发生融资（包括合作）事件 10 多起，具体见表 2-13。从整体的资金流入方向来看，关键词为“减肥”“再生”“轻医美连锁”“合成生物”“人工智能”“医疗器械”，其中合成生物出现频次最高。近年来，合成生物一直是医美领域的热门概念，尤其是重组胶原蛋白的热度一直居高不下，产业范围不断延伸，除了重组Ⅰ型、重组Ⅲ型胶原蛋白等，还渐渐出现重组Ⅶ型、Ⅴ型胶原蛋白等。

表 2-13　中国医疗美容行业投融资事件（截至 2024 年 7 月 18 日）

企业品牌	细分领域	轮次	金额
KEYiN	国产科技护肤品牌，面向泛医美人群		数千万元
泰和伟业	减肥药公司，推出了保护氨基酸系列、非天然保护氨基酸系列、片段肽系列、氨基酸（链接剂）树脂、GLP-1 侧链及其原料等上千种产品	A+轮	近 3 亿元
佰傲再生	以再生医学技术驱动的科技创新生物材料公司，主要为医美与护肤行业提供定制原料、产品开发、产品测评、生产制造、知识产权布局等一站式 CDMO 服务	C 轮	数亿元
郑州集美	成立于 2020 年，专业从事医疗美容服务，总营业面积达 6586 平方米，下设整形外科、微创美容科、美容皮肤科等科室，现为河南省卫生厅批准二甲美容专科医院	收购	1.55 亿元
Volumina Medical	皮肤病学和整形外科耗材研发商	A 轮	1.47 亿元
水光猫	轻医美连锁品牌	天使轮	数千万元
福莱明	合成生物创新公司，此次融资将用于重组人源化胶原蛋白、重组类胶原蛋白生物材料和医美产品管线的开发	天使轮	数千万元
百葵锐	合成生物学企业，靶向杀菌蛋白、抗衰多肽、胶原蛋白和生物基表面活性剂管线的产业化及商业化	A 轮	数千万元
美国 Modern Meadow 公司的美容和生物医学部门以及重组人源Ⅲ型胶原蛋白（rhCOL3）的重组医美蛋白平台	生物聚合物市场的领导者	收购	
智美星辰（海宁）科技有限公司	主攻方向是将关于皮肤的仪器和产品进行人工智能化、数字化	天使轮	千万元
湘雅生物	专注于创伤修复、医学美容等领域的医疗器械研发	A 轮	近 1 亿元
磅策医疗	植发机器人	Pre-B 轮	数千万元
合铼科技	家用点阵激光美容仪	天使轮	数千万元
南京益唯	专注于研究生产功能性天然化合物，通过生物转化和生物发酵生产功效性天然产物制品	天使轮	数百万元
佰福激光	光电医美器械	B 轮	数千万元
美尚洁	基因工程合成生物科技领域	A 轮	数千万元

资料来源：根据公开资料整理。

（三）注射品类市场竞争力提升

随着科技进步和市场需求的推动，近年来国产品牌在注射类产品领域逐渐崭露头角，形成了一定的市场竞争力。

1. 玻尿酸类产品

在医疗美容注射类治疗疗程不断发展及基于透明质酸的新品推动下，中国玻尿酸市场规模持续扩大，2024 年玻尿酸皮肤填充剂市场规模达到 120.4 亿元（见图 2-18），2026 年将达到 196.0 亿元，复合增长率为 25.0%。

中国制备玻尿酸的技术领先全球，自 1983 年开始从鸡冠、人脐带、牛眼、猪眼中制备玻尿酸，于 1988 年开始量产供应全球市场。目前，中国有超过 200 家玻尿酸相关企业，行业内一致认为世界玻尿酸看中国，中国玻尿酸看山东，山东省以 130 家玻尿酸相关企业数量位居全国第一，占据了近 60% 的市场份额，逐步从原料、制剂药物延伸到化妆品、功能食品等更广阔的领域，形成了一个较大的产业集群。

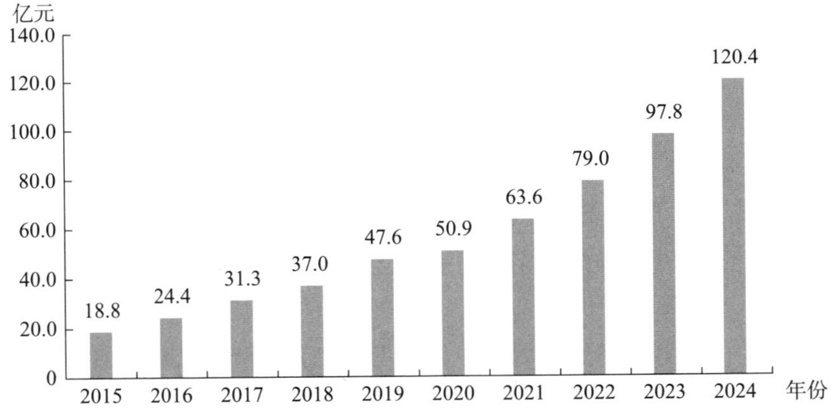

图 2-18　2015—2024 年中国玻尿酸市场规模

资料来源：根据公开资料整理。

随着进入玻尿酸赛道的厂家数量增多，行业竞争越发激烈，高端玻尿酸市场已经成为医美龙头企业必争的产品领域。中国虽是全球最大的玻尿酸原料生产销售国，占据了原料市场的主要份额，但在医疗美容领域的玻尿酸终端产品方面，其市场份额仍有很大的提升空间。全球玻尿酸产品终端市场份额见图 2-19。截至 2023 年底，国内共有 59 款经审批且在有效期内的玻尿酸注射产品。据初步统计，目前市场上主流的高端玻尿酸注射剂品牌有美国 Allergan 的乔雅登、瑞典 Q-Med 的瑞蓝、韩国 Humedix 的艾莉薇等。具体见表 2-14。

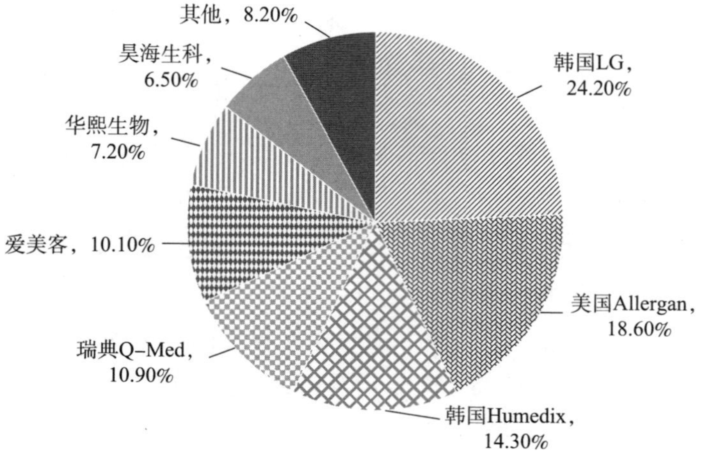

图 2-19　全球玻尿酸产品终端市场份额

资料来源：根据公开资料整理。

表 2-14　全球玻尿酸上市产品（部分）

企业类型	企业名称	品牌名称	上市年份
中国本土企业	爱美客	逸美	2009
		宝尼达	2012
		爱芙莱	2015
	华熙生物	润百颜白紫	2012
		润百颜黑金	2012
		润致	2018
	昊海生科	海薇	2013
		姣兰	2017
	蒙博润生物	舒颜	2014
	科研生物	法思丽	2014
	协合医疗	欣菲聆	2015
	和康生物	贝丽姿	2017
		肤美登	2016
	常州药物研究所	碧草诗	2018
	凯乐普	波菲	2017

续表

企业类型	企业名称	品牌名称	上市年份
外资企业	Q-Med	瑞蓝 2 号	2008
		瑞蓝 3 号	2018
	艾尔建	乔雅登雅致	2015
	LG	伊婉 Classics	2013
		伊婉 Volumns	2014
		伊婉 Classics Plus	2015
		伊婉 Classics Plus（含利多卡因）	2016
	Humedix	艾莉薇	2015
	CROMA	Princess	2017
	CGBio	DANAE 达纳伊	2019
	DAEWOONG	婕尔	2019

资料来源：根据公开资料整理。

尽管国内获批的注射用玻尿酸制品竞争激烈，但随着国内企业技术和工艺水平不断提高，本土企业在国内乃至国际市场与国外品牌展开竞争。目前，国内领先企业包括华熙生物、昊海生科以及爱美客等。

华熙生物作为国内第一家打破进口透明质酸注射剂垄断的企业，多年持续加大自主研发投入，加速国内医美市场的战略布局。2012 年，华熙生物自主研发的“润百颜”为国内首款获得国家市场监督管理总局批准文号的国产交联透明质酸软组织填充剂；2016 年，含利多卡因的注射用修饰透明质酸钠凝胶率先通过国家市场监督管理总局认证；2019 年，推出国内首款自主研发的单相含麻透明质酸软组织填充剂；2020 年下半年推出“润致娃娃针”，适用于面部真皮组织浅层到中层注射除皱；2022 年推出专注医美术后修复的品牌“润致臻活”。2024 年 10 月，华熙生物重磅发布了“润致 · 格格”（注射用透明质酸钠复合溶液）系列、“润致 · 斐然”（注射用交联透明质酸钠凝胶）系列医美针剂新品，开启了颈部与口周抗衰新篇章。

作为早期布局玻尿酸赛道的企业，2023 年昊海生科相较上年同期实现了 95.54%的高速增长，高端线产品“海魅”增幅高达 129.32%。2014 年 7 月，昊海生科玻尿酸产品“海魅月白”获批，该产品是国内唯一使用天然产物赖氨酸作为交联剂的玻尿酸产品，满足日益多元化的医美市场需求。

爱美客目前已成功实现基于透明质酸钠的系列皮肤填充剂、基于 PLA 的皮肤填充剂，以及聚对二氧环已酮面部埋植线的产业化，并持续发力重组胶原蛋白和多肽等生物医药的开发，也是国内领先的注射类医美产品供应商。2023 年，爱美客的溶液类与凝胶类注射产品共生产 608.3 万支，同比增长 119.7 万支，增长率为 24.5%，其中溶液类注射产品营收同比增长 29.22%，凝胶类注射产品营收同比增长 81.43%，发展势头迅猛。

2. 肉毒毒素类产品

近年来，中国肉毒毒素市场快速增长，公开资料显示，肉毒毒素注射的数量从 2017 年的 170 万支增长至 2021 年的 450 万支，CAGR 达到 27.4%，预计到 2026 年这一数字将达到 1620 万支，并将在 2030 年前保持高速增长，并于 2030 年达到 4030 万支。

中国市场目前已上市的 6 款肉毒毒素类产品包括中国兰州生物制品研究所研发的“衡力”、艾尔建公司的 Botox（保妥适）、益普生公司的 Dysport（吉适）、Hugel 公司的 Letybo（乐提葆）、2024 年 2 月新上市的来自德国 Merz 的 Xeomin®（西马®）、2024 年 9 月获国家药品监督管理局批准的复锐医疗公司旗下的长效 A 型肉毒毒素 Daxxify®（达希斐®），见表 2-15。

其中，艾尔建公司研发的 Botox（保妥适）因上市时间早、免疫原性相对较低等优势，在肉毒毒素面部注射领域仍占据大部分市场份额。中国兰州生物制品研究所研发的“衡力”，其生产菌株也源自艾尔建专利的 Hull 菌株，赋形剂为动物源的明胶类，分子量相对分散，弥散度更高，因其价格优势，在身体注射（如瘦肩、瘦腿等）领域成为性价比更高的产品选择。另外，德国 Xeomin®肉毒毒素成功获批，其英文版说明书显示，其不含复合蛋白、纯度更高、注射后更不易产生耐药性。复锐医疗公司旗下注射用 A 型肉毒毒素 Daxxify®是全球首款专利肽类长效 A 型肉毒毒素，也是国内批准的第六款 A 型肉毒毒素，是一款不含人血清白蛋白和动物成分的产品，被认为是 Botox（保妥适）的对标产品。

表 2-15　中国获批上市的肉毒毒素类产品

企业	品牌	国家	国内合作方
兰州生物	衡力	中国	
艾尔建	Botox（保妥适）	美国	
益普生	Dysport（吉适）	英国	
Hugel	Letybo（乐提葆）	韩国	四环医药
Merz	Xeomin®（西马®）	德国	
复锐医疗	Daxxify®（达希斐®）	中国	

资料来源：根据公开资料整理。

此外，国内有不少老牌药企通过收购、授权等方式积极布局和引入注射类肉毒毒素产品，还有多款注射肉毒杆菌毒素处于上市申请阶段。一旦这些在研产品获批上市，中国肉毒毒素产品的市场份额将进一步提升。据不完全统计，华东医药、昊海生科、华熙生物、步长制药等多家上市公司采用代理及投资的模式切入肉毒毒素领域。大熊制药、爱美客、精鼎医药、康哲药业、昊海生科等在研产品也在快速推进之中，如果以当前临床审批进度计算，未来3~5年内将有超10款肉毒毒素产品上市，这也意味着未来几年肉毒毒素市场将迎来白热化的竞争。中国其他在研肉毒毒素类产品见表2-16。

表2-16 中国其他在研肉毒毒素类产品

企业	产品	产品代码	适应证	审批进度
Revance 复锐医疗	注射用 Daxobotullinum toxin A	RT002	—	上市申请获 NMPA 受理
Daewoong 大熊制药	注射用A型肉毒毒素	Nabota 绿毒	中度及重度皱眉纹	提交上市申请
Huons 爱美客	注射用A型肉毒毒素	Hutox 橙毒	—	完成临床试验Ⅲ期
因明生物·重庆誉颜、华东医药	注射用重组A型肉毒毒素	YY001	中度及重度眉间纹	完成临床试验Ⅲ期
ATGC Co. Ltd. 华东医药	含有A型肉毒杆菌素注射液	ATGC-110	中度及重度眉间纹	韩国临床Ⅲ期已完成全部受试者入组
Eirion 昊海生科	外用药涂抹型A型肉毒毒素	—	中度及重度皱眉纹	美国Ⅱ期临床
	注射用A型肉毒毒素	—	—	Pre-IND
INIBIO 步长制药	注射用A型肉毒毒素	NIBO 玉毒	—	韩国临床Ⅲ期
BMI 康哲药业	注射用A型肉毒毒素100U冻干粉针剂	—	中度及重度眉间纹	提交韩国上市申请

资料来源：中信证券。

3. 胶原蛋白类产品

双美生物的猪源胶原蛋白产品是中国胶原蛋白医美注射类最早上市的产品，该产品源自美国牛胶原技术，首先于2008年在中国台湾上市，随后于2009年获得国家市场监督管理总局批件，正式在中国大陆上市。此后，国产胶原蛋白医美注射类产品陆续上市且多以动物源为主。公开资料显示，2017—2023年中国胶原蛋白产品市场规模的CAGR为30%，达到530亿元，并维持高速增长预期，2027 年市场规模将达到 1738 亿元。

由于动物源胶原蛋白产量有限、在体内维持时间短，且存在免疫原性的问题，近年来随着蛋白重组技术发展，重组胶原蛋白补齐了动物源胶原蛋白的多个短板，应用涵盖药物递送、组织修复与再生、伤口愈合以及蛋白质替代疗法等多个医学前沿领域，展现了巨大市场潜力。同时，《重组胶原蛋白生物材料命名指导原则》《重组胶原蛋白类医疗产品分类界定原则》于 2021 年先后出台；2022 年《重组人源化胶原蛋白》立项，从规范重组胶原蛋白类医疗产品管理属性和管理类别，到鼓励重组人源化胶原蛋白新型生物材料研发创新，推动重组胶原蛋白的快速发展。

目前，国内已经有两款植入重组胶原蛋白产品上市，国家药品监督管理局的注册信息显示，获批产品为锦波生物的“薇旖美（国械注准 20213130488）”和“铂研（国械注准 20233131245）”两款产品，产品除了形态不同（薇旖美为白色海绵状固态；铂研为无色或类白色液体，胶原蛋白浓度为 2 毫克/毫升），核心成分和预期用途相似，即以重组Ⅲ型人源化胶原蛋白为原料，通过面部真皮组织填充注射以纠正额部动力性皱纹（包括眉间纹、额头纹和鱼尾纹）。

除了锦波生物，另有众多企业涉足重组胶原蛋白医美领域，并投入三类医疗器械研发。从当下各家公司公布研发进展或整体规划来看，产品获批高峰期即将到来。部分涉足重组胶原蛋白类产品的企业见表 2-17。

表 2-17　部分涉足重组胶原蛋白类产品的企业

企业	产品	功能	2024 年进展/整体规划
创健医疗	重组Ⅲ型胶原蛋白植入剂	面部注射填充	注册申报中
	重组胶原蛋白冻干纤维	改善皮肤状态	注册申报中，预计 2025 年上半年获批
锦波生物	重组人源化胶原蛋白凝胶	面中部增容	已完成临床试验，并提交了注册申请
敷尔佳	重组Ⅲ型人源化胶原蛋白冻干纤维	浅层注射填充	注册检验完成
	重组Ⅲ型人源化胶原蛋白填充剂	真皮层注射填充	产品设计输入、小试
	重组Ⅲ型人源化胶原蛋白贴敷料	无菌敷料	产品设计转换
华熙生物	三类医疗器械胶原蛋白终端产品	未披露	2024 年下半年进入临床阶段

续表

企业	产品	功能	2024 年进展/整体规划
江苏吴中	重组胶原蛋白冻干纤维	未披露	位于上海东方美谷的首期重组胶原蛋白生产车间建设基本完成
	重组胶原蛋白植入剂	未披露	
巨子生物	重组胶原蛋白液体制剂	皮内及皮下肌肤焕活，补水保湿	申报三类医疗器械，预计 2025 年获批
	重组胶原蛋白固体制剂	针对面部皱纹	
	重组胶原蛋白凝胶	针对中度至重度颈纹	
	交联重组胶原蛋白凝胶	针对中度至重度法令纹	

资料来源：根据公开资料整理。

在投融资方面，重组胶原蛋白因其优势吸引了越来越多企业青睐。2023 年至 2024 年 9 月，重组胶原蛋白领域共有投融资事件 13 起，其中 7 起发生在 2024 年，更有君合盟、湘雅生物等在 2024 年连续完成两轮融资。具体见表2-18。

表 2-18 2023 年至 2024 年 9 月以来重组胶原蛋白领域的投融资事件

企业	融资轮次	融资金额	投资方	融资时间
君合盟	B+轮	超 2 亿元	国投创合、弘盛资本、元禾控股、新氧集团	2024 年 9 月 10 日
美琉生物	天使轮	未透露	四川荣乐投资、杭州西湖科创投	2024 年 8 月 19 日
美尚洁	A 轮	数千万元	上海九颂山河、张家港锦信资本、张家港市基金张创投	2024 年 7 月 9 日
湘雅生物	A 轮	近 1 亿元	海南安瑞壹号创业投资基金合伙企业、海南安瑞私募基金合伙企业、湖州锦坤股权投资合伙企业	2024 年 5 月 24 日
君合盟	B 轮	1 亿元	通化东宝	2024 年 5 月 8 日
湘雅生物	战略融资	未透露	美莱医疗集团	2024 年 4 月 19 日
福莱明生物	天使轮	数千万元	镜湖资本、广东医保药业等	2024 年 4 月 8 日
臻秦生物	天使轮	数千万元	广东粤港澳大湾区黄埔材料研究院等	2023 年 12 月 7 日
粒影生物	Pre-A+轮	数千万元	汉能创投	2023 年 11 月 6 日
绽妍生物	未透露	未透露	鼎晖百孚	2023 年 10 月 20 日
聚源生物	B 轮	未透露	千骥资本、赢创	2023 年 9 月 26 日

续表

企业	融资轮次	融资金额	投资方	融资时间
创健医疗	B 轮	超 2 亿元	LCatterton 中信里昂资本、创东方投资、铭丰资本	2023 年 9 月 16 日
典晶生物	B 轮	4000 万美元	千骥资本、越秀产业基金、本草资本、元禾控股等	2023 年 2 月 28 日

资料来源：动脉网。

重组胶原蛋白的潜在应用极为广泛，随着国家和行业对重组胶原蛋白产品的规范与标准逐步完善，更多类型的胶原蛋白及其功效正不断被发掘，围绕其开发的终端应用场景和产品矩阵也不断扩展，为市场带来了新的机遇和挑战。

4. 医美再生注射类产品

2021 年，长春圣博玛的 PLLA 产品艾维岚（生理性再生产品）、爱美客的左旋乳酸-乙二醇产品濡白天使先后获批，医美再生注射类产品迅速受到社会的广泛关注。目前，上市的医美再生注射类产品是以 PLLA 和 PCL 为主要成分，其中以 PLLA 为主要成分的一般被称作“童颜针”，而以 PCL 为主要成分的则被称为“少女针”。统计显示，自 2021 年首批“童颜针”“少女针”获批起，截至 2024 年 11 月，国内已拿到注册证的医美再生注射类产品累计有 7 款，具体见表 2-19。

表 2-19　中国医美再生注射类产品上市情况

商品名	品类	上市时间	公司	核心成分
艾维岚	童颜针	2021 年 4 月	长春圣博玛	PLLA+羧甲基纤维素钠+甘露醇
伊妍仕	少女针	2021 年 4 月	华东医药	PCL+羧甲基纤维素钠+甘油
濡白天使	N/A	2021 年 6 月	爱美客	PLLA 微球+玻尿酸+利多卡因
艾塑菲	童颜针	2024 年 1 月	江苏吴中	PDLLA+羧甲基纤维素钠
塑妍真	少女针	2024 年 9 月	谷雨春生物	PCL+羧甲基纤维素钠+甘油
塑妍萃	童颜针	2024 年 9 月	高德美	PLLA+羧甲基纤维素钠+甘露醇
童颜	童颜针	2024 年 11 月	南京普丽妍	PLLA 微球+羧甲基纤维素钠+甘露醇

资料来源：根据公开资料整理。

随着消费者对微创抗衰治疗的需求增长、技术进步、消费者认知与教育水平提升，医美再生注射类产品市场持续呈现增长态势。相关数据显示，2023 年中国医美再生注射剂市场规模达到约 27.2 亿元；预计到 2027 年，中国医美再生注射剂市场规模可达到约 115.2 亿元，2025—2027 年的 CAGR 约为 31.2%。伴随再生类医美赛道的火热，国内厂商纷纷通过自主研发、收购及产品引进方式进入市场，数款产品已处于临床试验阶段。具体见表2-20。

表 2-20 中国主要在研医美再生注射类产品（截至 2024 年 11 月）

企业	产品	进展
杭盖生物	童颜针	注册申报阶段
华东医药	少女针 M 型	已提交注册申请
焕彤科技	童颜针、少女针	临床前
蓝色美谷	童颜针	临床前
乐普医疗	童颜针	预计在 2025—2026 年上市
美柏生物	液态少女针	临床前
尚礼生物	童颜针	预计在 2025—2026 年上市
思元医疗	童颜针	临床前
四环医药	童颜针	预计在 2025—2026 年上市
四环医药	二代少女针	注册临床阶段
西宏生物	童颜针、少女针	注册申报阶段
兴科蓉医药	少女针	临床前
一美科技	童颜针、少女针	二期临床前
益诚生物	二代少女针	注册临床阶段

资料来源：根据公开资料整理。

尽管医美再生注射剂在功能和疗效方面对传统玻尿酸注射剂市场展现了显著的可替代性与优势，但随着市场的发展与扩张，也面临着挑战。例如，再生材料作为新型医美产品，其安全性和有效性仍需进一步验证。一些求美者在注射后出现结节、肉芽肿等并发症，由于再生材料没有溶解酶，一旦出现注射失败或并发症，处理起来可能更困难，给医美行业带来了不小的安全隐患。随着再生材料的火爆，市场上出现了不少假冒伪劣产品，这些产品不仅无法达到预期的效果，还会对求美者的健康造成损害。

（四）光电医美器械品牌崛起

在全球医美器械市场竞争中，欧美发达国家凭借先进的技术水平和品牌知名度在高端市场中占据主导地位。中国医美器械行业经过一段时间的发展，国产品牌在光电医美器械市场中的地位也在稳定上升。数据显示，2023 年中国光电医美行业市场规模约为 135.03 亿元，其中设备规模为 109.29 亿元，占比 80.94%，耗材规模为 24.14 亿元，占比 17.88%；预计到 2028 年，行业市场规模可达到 192.89 亿元。具体见图 2-20。

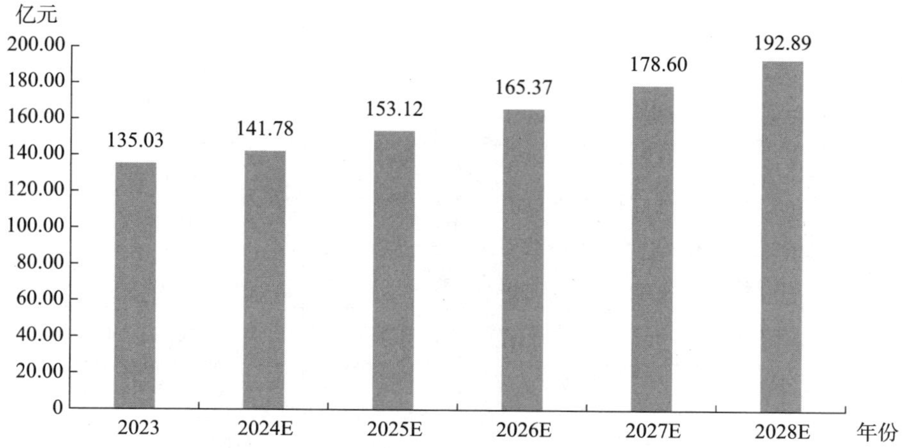

图 2-20　2023—2028 年中国光电医美行业市场发展趋势

资料来源：根据公开资料整理。

我国光电医美起步较晚，从市场占有率来看，过去 10 年内行业依旧以外资巨头为主。外资光电医美品牌大约占据 60%以上的国内中高端市场，包括以色列飞顿（Alma）、美国科医人（Lumenis）、美国赛诺秀（Cynosure）、美国赛诺龙（Candela）、德国欧洲之星（Fotona）等，见表 2-21。我国本土医美光电企业仅占据约 15%的市场份额，以中小型民营门诊、私人诊所以及生活美容院等为主。

表 2-21　中国光电市场进入的海外医美光电企业

名称	国家	代表产品
赛诺秀	美国	Picosure 蜂窝皮秒、C6 色素纹身治疗仪
赛诺龙	美国	Vbeam 脉冲染料激光、Picoway 超皮秒等
飞顿	以色列	热拉提一、二代，DPL 精准嫩肤

续表

名称	国家	代表产品
科医人	美国	M22 王者之冠
欧洲之星	德国	Fotona4D

资料来源：根据公开资料整理。

在光类器械（激光和脉冲光等）领域，国内高端光电产品市场主要处于进口垄断的状态，Medical Insight 数据显示，中国激光类医疗美容器械的行业集中度较高，其中飞顿（Alma）排名第一，占比为 32%，奇致激光及科医人排名紧随其后，占比分别为 18% 和 15%。欧洲之星、赛诺龙、赛诺秀等海外知名品牌凭借技术实力占据一定市场份额，具体见图2-21。

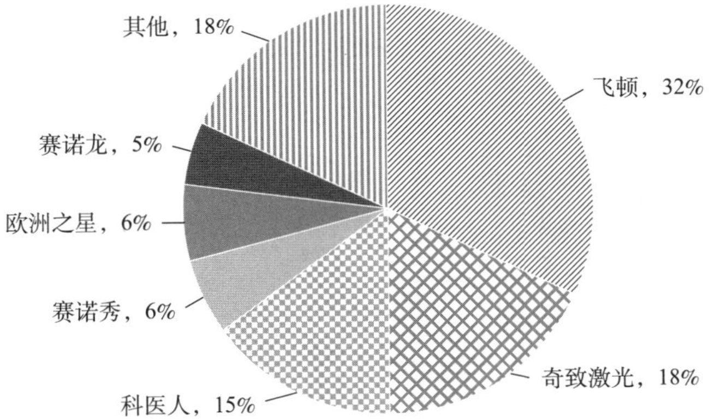

图 2-21 中国激光类医疗美容器械市场份额

资料来源：Medical Insight，根据公开资料整理。

国产企业自研科技崛起，成果显著。目前，在医美激光设备领域，如 CO_2 激光设备，中国企业的技术水平已经基本达到了国际标准，也问世了多款优质的国产设备。例如，芙迈蕾作为国产中高端医美光电设备自主研发和制造的代表企业，其核心产品 ForePico 多波长皮秒激光治疗仪实测的产品性能参数不逊于进口同类产品；2023 年 2 月，科英激光申报的“YAG 皮秒激光治疗机”成为我国首个批准上市的国产皮秒激光治疗产品；2024 年 10 月，深圳半岛医疗集团股份有限公司的半岛皮秒激光治疗仪（半岛白极光）正式获国家药品监督管理局批准，是国内首个双波长、拥有最短脉宽 250ps（皮秒）的激光设备。这不仅代表了国产医美设备在技术上的重大突破，也为国内医美市场提供了更高品质、更高性价比的选择，推动了医美领域向更高效、更安全、更个性化的方向发展，打破进口垄断局面。

在脉冲光领域，强脉冲光治疗仪可用于血管性疾病、色素性疾病、脱毛、寻常痤疮、瘢痕以及面部年轻化等，与其他光电医美设备的功能相比，强脉冲光治疗仪具有显著的治疗全面性，已成为医美机构的标配项目。目前，中国脉冲光医美器械市场仍主要依赖进口，进口强脉冲光医美器械市场份额占比高达80%，强脉冲光医美器械市场已形成较为稳定的龙头企业竞争局面。国家药品监督管理局数据显示，截至2024年10月，有10多款进口强脉冲光治疗设备获批，包括科医人、飞顿、赛诺龙、Jeisys等企业的产品，主要来自美国、以色列、韩国等国家，具体见表2-22。特别是，科医人作为光子嫩肤项目的起源，其M22屡经技术迭代，已在各大医美机构“霸榜”多年，市场占有率有着绝对优势，高达50%以上。

表2-22　已获批的进口强脉冲光治疗设备（截至2024年10月）

企业	产品	型号	注册证有效期
科医人	强脉冲光与激光治疗设备	Stellar M22	2029年9月18日
Viora	强脉冲光射频治疗仪V20	V20	2029年9月18日
Active	强脉冲光治疗仪	Extra-818	2028年7月25日
路创丽	强脉冲光治疗仪	SOLARI	2028年3月22日
赛诺龙	强脉冲光与激光设备	Ellipse Nordlys	2028年1月31日
Ahwon	强脉冲光治疗仪	R2PL	2028年1月31日
Jeisys	强脉冲光治疗仪	SmoothCool HR	2027年11月20日
科医人	强脉冲光与激光系统	M22	2027年11月20日
Eurofeedback	强脉冲光治疗仪	Anthelia Ng Medadenalcd	2027年1月17日
AMT Engineering	强脉冲光治疗仪	A-TONE	2026年12月17日
赛诺秀	激光脉冲光治疗仪	Icon	2026年4月13日
Sciton	激光脉冲光治疗系统	Profile	2026年3月23日
飞顿	激光脉冲光治疗仪	Lovely Ⅱ	2025年1月19日
飞顿	激光和脉冲光工作站	Harmony	2024年10月14日

资料来源：根据公开资料整理。

尽管如此，国产企业依然奋起直追，奇致激光、吉斯迪等公司是国内较早研发强脉冲光治疗仪的企业。截至2024年10月，有50多款国产光子嫩肤设备获批。其中，2024年以来已有13款国产强脉冲光治疗仪获批，为历年之最。例如，国产企业芙迈蕾的两款强脉冲光治疗仪Identical Flash、Gentle Flash连续获批，佰福激光的强脉冲光治疗仪获批，半岛医疗的第二款强脉冲光治疗仪获批。

虽然大型医疗整形美容医院以进口产品为主，但中小型医美机构内的国产设备占比较高。中国政府采购网中标信息显示，科英激光、奇致激光、普门科技、立方盛世、金莱特、冠舟科技、吉斯迪、广安激光等企业已较多出现在公立医疗机构的采购名单中。具体见图 2-22。

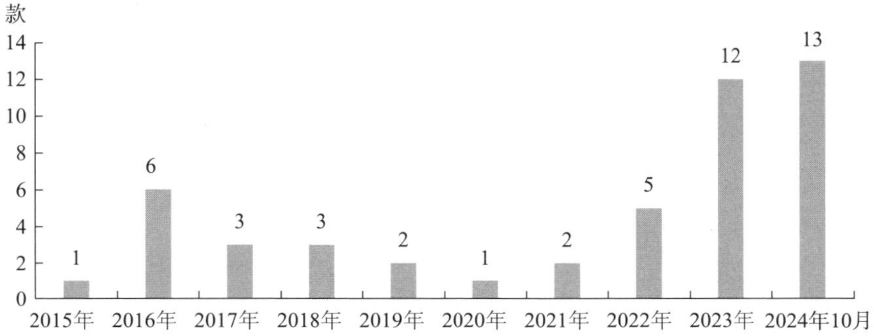

图 2-22　2015 年至 2024 年 10 月国产强脉冲光治疗仪获批情况

资料来源：根据公开资料整理。

在电类医美器械（主要为射频类设备）领域，2014 年飞顿（Alma）医疗热拉提、Solta 热玛吉和美迪迈（EndyMed）等海外知名品牌射频医美设备陆续登陆中国市场，推动国内射频医美行业快速发展，并始终引领射频医美市场。目前，已有 22 款射频医美产品获得国家市场监督管理总局批准，其中国内自主研发的射频医美器械有 6 款，占据已上市产品的 27%，具体见表 2-23。从产品监管类别来看，国产射频医美设备几乎申请的都是医疗器械Ⅱ类证，而进口射频医美设备绝大部分产品申请的是医疗器械Ⅲ类证，可见国产射频医美设备大部分作用能量低、风险程度低，聚焦在低端市场。

表 2-23　中国已经上市的射频类医美设备　（单位：个）

公司名称	国家	获批产品数量	批准年份
EndyMed 欧华美科	以色列，被昊海生科收购	1	2014
Alma 飞顿	以色列，被复锐医疗收购	3	2014
Jeisys 杰西思	韩国	1	2014
Solta Medical 索塔	加拿大	1	2015
Syneron 赛诺龙	以色列	3	2015
Viora 华诺美容	以色列	1	2015

续表

公司名称	国家	获批产品数量	批准年份
维奥	韩国	1	2015
Lutronic 路创丽	韩国	1	2016
BTL 实业	英国	2	2017
InMode 盈美特	以色列	2	2020
武汉中科科理	中国	1	2015
光燚激光	中国	1	2019
德技	中国	1	2021
热芙美	中国	1	2021
顺博医疗	中国	1	2021
半岛医疗	中国	1	2022

资料来源：根据公开资料整理。

超声医美器械产品问世已久，以其独特的聚焦超声技术，通过作用于皮下组织刺激胶原蛋白再生，实现提拉紧致、抗衰的效果，近年来赢得不少消费者和医生的认可。

2009 年，美国 Ulthera 公司的超声刀 Ultherapy 在美获批，随后进入国内，在国内被称为“美版超声刀”。不过，这类产品在国内的合规化进程较为缓慢。2018 年 10 月，Ulthera 提交的微点聚焦超声治疗仪注册申请被否，主要原因是提交的资料不足以证明产品用于中国人群的安全性和有效性，至今仍未在国内上市。2018 年，国家药品监督管理局医疗器械技术审评中心（CMDE）发文称，“美容超声刀类产品在美国作为医疗器械管理，已有产品获准上市，在国内作为第三类医疗器械管理”。

2021 年 6 月，半岛医疗的超声治疗仪获批，被称为“半岛超声炮”。这是国内首个获证的聚焦超声设备。此后，湖南尖峰激光医疗等公司的同类产品先后获批二类医疗器械证件。“美版超声刀”因能量比较大，在国内长期临床试验和观察中被认为安全系数不够，严格按照三类医疗器械管理，所以一直未能进入中国市场。但国内超声治疗的能量源相对较弱，风险系数不高，均按照二类医疗器械理疗仪管控。可见，国内尚未有三类聚焦超声产品获批上市，市场仍处于空白状态。

（五）强监管助力行业规范发展

近年来，我国多个部门相继出台一系列规范医美行业发展的政策文件，旨在整治行业乱象、全面保障消费者权益，严厉打击假冒产品和不合规商家，提升产业信息透明度、促进行业规范发展。2022年，国家药品监督管理局发布了《医疗器械分类目录》《禁止委托生产医疗器械目录》，明确将水光针、射频仪、埋线等纳入Ⅲ类器械监督并且禁止委托生产，强化产品质量安全主体责任的落实，提高医疗器械生产环节的质量，有效打击水货、假货等行业乱象。2022年3月，《国家药监局关于调整〈医疗器械分类目录〉部分内容的公告》发布，明确射频治疗仪、射频皮肤治疗仪类产品按照三类医疗器械管理，自2024年4月1日起，射频治疗仪、射频皮肤治疗仪类产品未依法取得医疗器械注册证不得生产、进口和销售。2023年5月，国家市场监督管理总局等十一部门联合印发《关于进一步加强医疗美容行业监管工作的指导意见》，就进一步加强医疗美容行业监管工作，规范和促进医疗美容行业发展提出一系列有针对性的举措，将有效推动医疗美容行业常态化、综合性监管，有力推动解决人民群众反映集中的医疗美容行业突出问题，形成以有效监管促进有序发展的良好态势，为持续激发医疗美容行业发展内生动力、推动医疗美容行业高质量发展提供新的制度支撑。

随着行业监管趋严，短期内可能会导致非合规医美机构数量的减少，进而影响市场购买需求的下滑，然而从长远的角度来看，市场的整顿与肃清将为合规流通的产品营造更好的市场营销环境，有利于合规性高、自身经营及抗风险能力较强的医美机构，最终为消费者带来更优质、更合规的服务。这将推动整个行业长期健康有序发展，对行业内的领先上游企业和正规医美机构产生积极影响。

三、中国医疗美容行业科技创新情况

（一）企业加大研发投入

近年来，国内医疗美容头部企业之间形成你追我赶的火热局面。从医疗美容行业上市公司财报数据来看，研发投入比重大幅度增加。

在注射医美产品领域，被称为“医美三剑客”的华熙生物、爱美客、昊海生科近3年持续加大研发投入。例如，华熙生物从玻尿酸开始，常年大量投入基础研究和应用基础研究，并完成了由原料到终端的全产业链打造，在研发费用率方面长年领跑行业，2021—2023年，华熙生物的研发费率从5.6%增加到6.8%。

爱美客除了基于透明质酸钠、PLA的皮肤填充剂系列和基于聚对二氧环己酮面部埋植线产品，已经进入产业化的成熟期，也在积极布局新的技术领域，建立了多个生物医用材料的产品技术转化平台。2021—2023 年爱美客的研发费用分别为 1.02 亿元、1.73 亿元、2.50 亿元，同比分别增长 65.54%、69.61%、44.51%。

2013 年，昊海生科第一代玻尿酸产品“海薇”成功上市，2017 年及 2020 年，公司又推出了第二代“姣兰”、第三代“海魅”，分别主打中高端和高端市场。2019—2023 年，昊海生科的研发费用分别为 1.16 亿元、1.26 亿元、1.68 亿元、1.82 亿元、2.20 亿元；2024 年上半年，昊海生科的研发费用为 1.25 亿元，较 2023 年同期增长 23.68%。

2021 年至 2024 年上半年“医美三剑客”研发费用情况见表 2-24。

表 2-24　2021 年至 2024 年上半年“医美三剑客”研发费用情况

企业	2021 年（亿元）	同比增加（%）	2022 年（亿元）	同比增加（%）	2023 年（亿元）	同比增加（%）	2024 年上半年（亿元）
爱美客	1.02	65.54	1.73	69.61	2.50	44.51	1.26
昊海生科	1.68	33.33	1.82	8.33	2.20	20.88	1.25
华熙生物	2.84	101.41	3.88	36.62	4.46	14.95	2.01

资料来源：根据公开资料整理。

光电医美设备属于高科技产品，具有技术含量高、研发周期长、研发成本高等特点，导致不同公司研发费用的投入存在差异，然而，行业整体上呈现较高的投入趋势。例如，普门科技重视技术创新和产品研发的各项投入，2023 年公司研发经费达 1.70 亿元，占营业收入的 15.00%，这种高投入也反映了光电医美领域的技术创新和市场竞争的激烈程度。

（二）专利成果数量增多

在专利数据库，采用 IPC 专利分类号并结合关键词“医美、美容仪、热玛吉、医美填充针剂”进行专利检索时发现，2016—2023 年中国医疗美容行业专利数量逐年增多，尽管增速自 2018 年逐渐放缓，但 2023 年医疗美容行业专利数量为 2798 件，同比仍增长 4.64%。具体见图 2-23。

从地域分布来看，广州市以 120 件的专利数量居于榜首。广州、北京、上海三座城市均在“胶原蛋白”领域进行重点布局，深圳市在激光、射频等医美设备领域展现了较强的实力，而北京市、上海市更侧重透明质酸等注射填充材料的研发。具体见图 2-24。

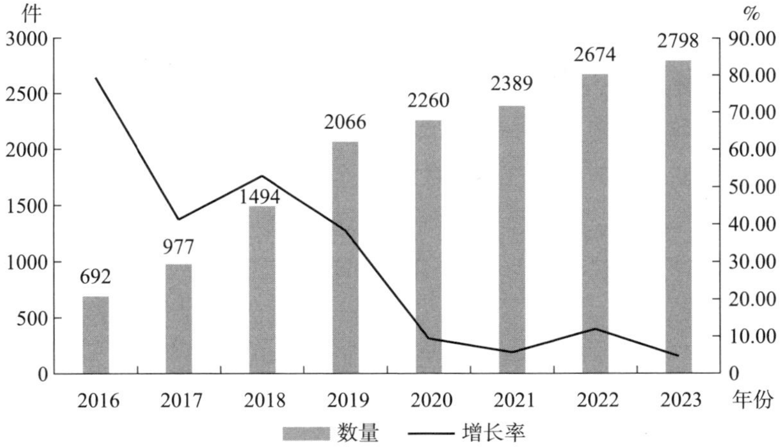

图 2-23　2016—2023 年中国医疗美容行业专利数量

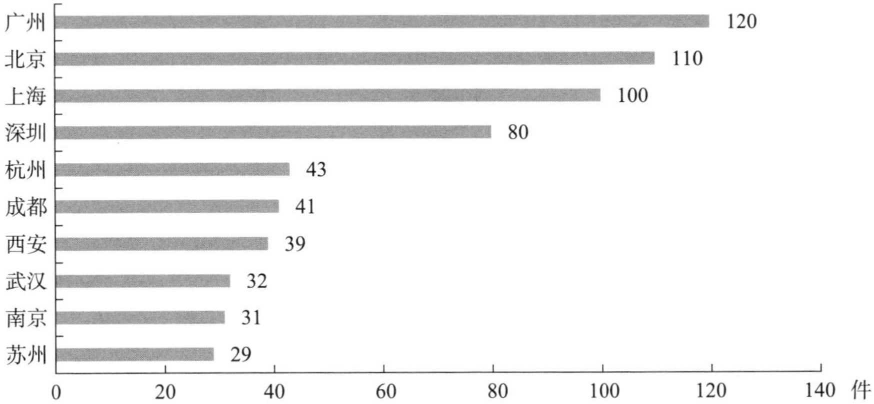

图 2-24　中国医疗美容行业专利数城市排名

（三）工艺技术创新成为主要趋势

目前，玻尿酸的生产主要依赖两大途径：动物组织提取技术和微生物发酵技术。动物组织提取技术常用的组织有脐带、公鸡冠等；微生物发酵技术是一种更先进且广泛应用的方法，它利用诸如化脓链球菌、兽疫链球菌等特定微生物菌株，在生长繁衍阶段能向外分泌含有大量玻尿酸的细胞外荚膜得到玻尿酸。科研人员通过对菌种进行精细筛选和定向诱变，已成功培育出不产生玻尿酸酶且产率大幅提升的优良菌种。相较动物组织提取技术，微生物发酵技术具有显著优势，如不受动物资源限制，能在大规模发酵过程中直接生成游离态的玻尿酸从而简化并提高纯化效率，降低生产成本，目前该方法在全球范围内得到了更广泛的应用和推广。在此基础上，随着生物科技和精细化工艺技术的不断创新，玻尿酸生产工艺正朝着更高纯度、更大规模、更低成本的方向发展。比如，通过改良提取技术、优化纯化流程以及研发新型交联技术，使玻尿酸产品的持久性、生物相容性和安全性得到显著提升，已经有相关企业在探索新型的交联技术和分子量调控技术，根据不同的美容需求设计不同的硬度和支撑力。

肉毒毒素在创新技术迭代上仍有很大的拓展空间。根据生产技术的差异，A 型肉毒毒素可以分为天然 A 型肉毒毒素和重组 A 型肉毒毒素两类。天然 A 型肉毒毒素使用肉毒杆菌发酵进行生产，提纯后获得天然 A 型肉毒毒素；重组 A 型肉毒毒素通过将 A 型肉毒毒素的基因序列表达在大肠杆菌等工程菌中，工程菌发酵产生肉毒毒素前体蛋白，激活后获得重组 A 型肉毒毒素。传统的天然 A 型肉毒毒素由于分子结构确定，主要应用场景已基本开发；而重组 A 型肉毒毒素在重组蛋白技术上可进一步与分子异构、融合蛋白等技术联合应用，对 A 型肉毒毒素的分子结构及作用靶点进行分析与调控，从而针对实际需求开发出起效更快、效期更长、注射更精准、使用更方便、弥散度可调控等的新型肉毒毒素。重组 A 型肉毒毒素的新技术路线是对传统天然 A 型肉毒毒素生产工艺的重要变革，在安全性和疗效方面具有明显优势。

胶原蛋白按来源与制备方式分为动物胶原蛋白和重组胶原蛋白两类。动物胶原蛋白通常通过酸法和酶法提取，在对动物组织进行去杂质、溶解、分离提纯后获得。重组胶原蛋白的制取使用基因工程技术，通过目的基因的酶切、拼接和表达获得。利用动物来源的胶原蛋白正面临着一些挑战，如与动物传染病相关的风险、不同批次之间的不一致性、提取阶段的环境问题以及消除蛋白质杂质的复杂性。随着生物工程的发展，人们越来越倾向于采用基因重组技术和微生物发酵生产胶原蛋白，这种方法制备的重组胶原蛋白具有成分单一、无病毒感染、生产过程稳定、免疫原性低、加工性好、水溶性好等优点，将拓宽重组胶原蛋白的应用领域。

在其他注射类填充剂领域，新型工程化载药外泌体的研发将再掀热潮。通过优化分离、提取和培养工艺，以获得更高质量的外泌体产品，并与其他医美注射类产品、手术等治疗手段相结合，形成联合治疗方案，这将为消费者提供更加个性化和全面的美丽解决方案，提高治疗效果和满意度。

在光电医美领域，结合人工智能和大数据的智能光电医美产品，能实现治疗过程的自动化和智能化，为消费者提供更加精准的服务。此外，联合治疗正成为一种新趋势，光电仪器与水光、刷酸、注射等结合，可解决不同的皮肤问题，为消费者带来“1+1>2”的联合治疗效果，为行业发展注入新活力。

四、深圳市医疗美容行业发展概况

近年来，深圳市医疗美容市场欣欣向荣，高标准的医疗服务质量和先进的医美技术不仅吸引了大量本地消费者，也吸引了其他省市乃至港澳地区的居民前来寻求医美解决方案。随着“双区”驱动、“双区”叠加、“双改”示范等一系列重大机遇和多重利好，深圳市医疗美容市场将开辟前所未有的市场空间。

（一）医疗美容服务量全国前三

公开数据显示，2023 年深圳市医美机构的服务量达到 514.3 万人次，市场规模仅次于北京市和上海市。深圳市医疗美容服务市场规模的增长，得益于其丰富的医疗美容服务资源，拥有众多三甲医院，这些医院临床资源丰富、技术实力雄厚，此外，还包括专科医院、诊所以及设有医疗美容科的医疗机构。深圳市卫生健康委最新公布的数据统计显示，截至 2024 年 9 月，深圳市开展医美项目的机构有 964 家，与 2023 年的 642 家相比，增幅达 50.16%，其中公立及民营综合医院 78 家、门诊部 241 家、诊所 645 家。

鉴于现阶段大部分医美项目仍属于高端消费，需要消费者有一定的经济实力，因此商业经济较为繁荣的区域更容易吸引医美服务机构集聚。这些机构主要集中在南山区（330 家）、福田区（308 家）、罗湖区（103 家）3 个区，龙岗区（70 家）、宝安区（48 家）、龙华区（26 家）紧随其后。具体见图 2-25。

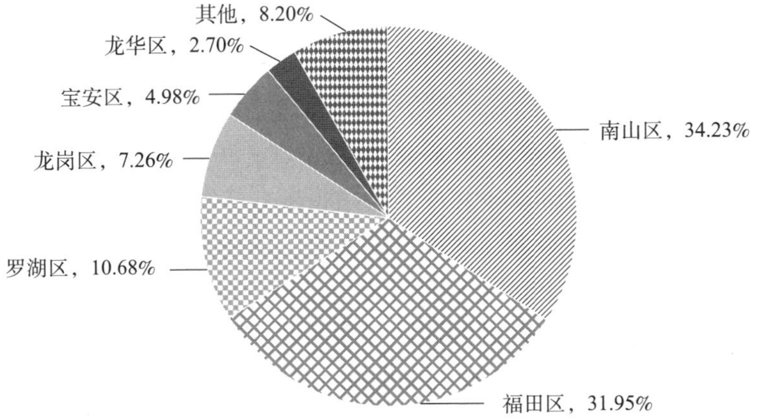

图 2-25 深圳市医疗美容机构分布占比

近几年，国内医疗美容行业呈现“民营企业主导，公立医院为辅”的格局，深圳市有很多专业性强、知名度高的医美整形医院，如深圳市人民医院整形美容外科、深圳阳光医疗美容医院、深圳美莱医疗美容医院、深圳春天微微医院、深圳博爱曙光医院等，这些医院不仅在当地，乃至全国都有着较高的人气，民营医疗美容机构在深圳市的发展势头和市场占比优于其他一线城市。

深圳作为最早开放医生集团注册的城市，吸引了全国80%的医疗美容行业医生集团落户，促进了医疗美容消费的增长和医疗美容机构的蓬勃发展。与其他一线城市相比，深圳是医生创业型单店占比最高的城市。

一线城市医疗美容服务机构类型占比见图2-26。

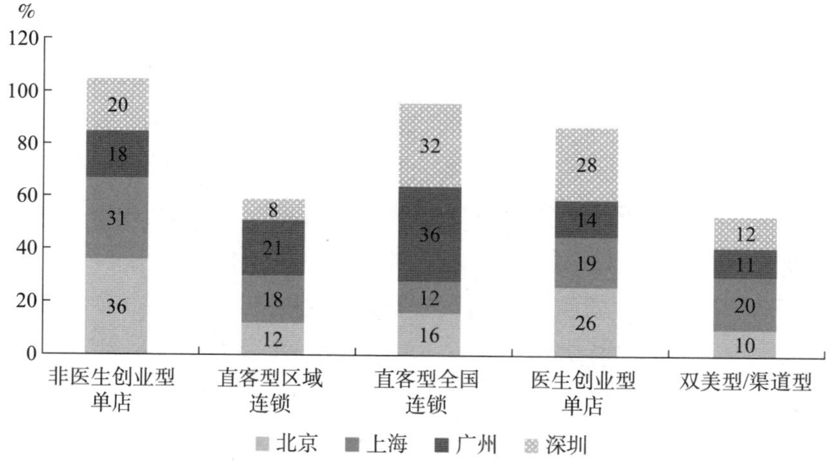

图2-26　一线城市医疗美容服务机构类型占比

资料来源：艾尔建美学，德勤咨询。

（二）医美器械制造力全国领先

在家用美容器械中，深圳市拥有AMIRO（美容器具）、Notime（美容器具）、素士（电动牙刷）、博皓（冲牙器）等国内知名品牌。在医疗美容器械领域中，深圳市拥有高端医美仪器制造企业，如普门科技、半岛医疗、吉斯迪3家企业，覆盖（准分子、点阵）激光、射频、超声等产品领域。

其中，半岛医疗是国家专精特新“小巨人”企业，专注于射频美容仪器的研发和生产，产品在国内市场占有重要地位，研发的“抗衰超声炮”覆盖国内细分市场约85%。半岛医疗作为中国医美光电领域的领跑者，在国内美业已深耕了16年，专业研究超声技术12年，服务了超过300万名接受过半岛超声炮治疗的消费者。吉斯迪在光电美容设备领域具有较高的市场份额，其产品涵盖激光、射频等多个类别。吉斯迪激光脱毛仪占据全国细分市场约30%、占据国际市场约10%。普门科技在体外诊断（IVD）、临床医疗、皮肤医美和消费者健康领域持续创新，2024年三季度研发投入为5312.3万元，同比增长28.54%，占总营收的19.91%。普门科技自研开创冷拉提超脉冲技术，于2020—2021年先后收购京渝激光、为人光大，进军光电医美市场，目前已全面布局声、光、电设备，成为中国医美器械装备系列化布局最全的制造商之一。针对中高端医疗市场的需求，普门科技拥有包括冷拉提、超光刀无痕祛眼袋、半导体激光、升级版调Q、升级版强脉冲光（MM光）等先进设备，系列产品已经在专业医疗机构康复科、皮肤科、整形美容科广泛应用。

总体而言，深圳市的医疗美容器械行业虽然处于全国领先地位，但竞争力仍待提高，与国内龙头企业如爱美客、昊海生科，以及科医人医疗、飞顿医疗、欧洲之星等国际龙头企业相比仍有较大差距。

五、深圳市医疗美容行业科技创新情况

深圳市政府对高端医疗美容仪器制造业的支持力度不断加大，出台了一系列政策鼓励本土企业进行技术创新和市场拓展；深圳市本土企业也在技术创新方面不断努力，逐步缩小与进口品牌的差距。

（一）企业仍为行业创新主体

深圳市医疗美容行业的科技创新主要集中在企业驱动阶段。例如，普门科技创新成就显著，建成了广东省工程技术研究中心、深圳市工程技术研究中心、深圳市工程实验室、深圳市企业技术中心、博士后创新实践基地等技术创新平台，2024年累计获授权专利220项、发明专利52项。半岛医疗始终重视科技研发，通过医工结合的方式，将医生的临床实践经验与基于中国消费者习惯的产品技术进行优化组合，共同定义新产品；其研发工程师超过400人，在全世界光电领域公司中也遥遥领先。截至2024年上半年，半岛医疗在国际权威学术期刊发表SCI论文22篇，在国内学术期刊发表论文105篇，申请中的国内外专利680余件，已获批专利360余件，占据了医疗美容细分领域的50%以上，其中超声相关专利申请146件，已获授权专利83件，体现了深厚的技术沉淀。

（二）政策加码驱动行业发展

深圳市各级政府不断出台产业政策加大对医疗美容行业的支持力度，为

行业发展提供了强大的驱动力。2022 年 7 月，深圳市发展改革委印发《深圳市促进大健康产业集群高质量发展的若干措施》，提出更加明确和具体的鼓励发展医疗美容产业与化妆品产业的措施。从医疗美容产品、医疗美容服务、医疗美容行业监管等方面实行政策倾斜和新探索，这将很大程度推动医疗美容行业的持续壮大，也为行业的蓬勃发展带来新机遇。2023 年 12 月，罗湖区印发了深圳市首个医疗美容产业扶持政策《深圳市罗湖区促进医疗美容产业高质量集聚发展十条措施》，全力打造“罗湖医美”品牌，为促进医疗美容产业链在罗湖区高质量集聚发展提供重要抓手，助力深圳市打造“医美之都”。该措施中提出：打造“一街一区”，即医美特色一条街和医美消费集聚区；支持春风路沿线布局头部医疗美容企业；支持在罗湖—文锦渡—莲塘口岸片区集聚发展以美丽健康为主的消费业态，形成集医美、旅游、跨境消费于一体的消费集聚区。“二业并进”，即支持医美产品商贸与服务业并进发展，打造医美上中下游全产业链生态。对引进的头部企业给予最高 1 亿元扶持，可根据生产经营情况给予一定比例奖励。“线上线下融合”，以“产品+平台”为抓手，打造医美线上、线下规范性服务平台，塑造医美产品供应链新业态；对线上、线下平台最高给予 500 万元扶持。

2024 年 10 月，龙华区发布《龙华区支持高端医美行业高质量发展若干措施（征求意见稿）》，其中提到适当放宽龙华区医疗美容行业市场准入，鼓励社会资本进入医疗美容产业。建立医疗美容产业审批绿色通道，简化企业注册、医疗机构审批等手续，为企业提供工商注册、行政审批等一站式服务。积极引进医疗美容上市企业、口碑良好的服务类医疗美容机构、已有成熟产品上市的研发类医疗美容企业、医疗美容互联网渠道企业等头部企业落地龙华区，依据相关规定给予政策优惠。同时，依托龙华区高端医疗器械产业现有优势，规划建设医疗美容与医疗器械产业园区，吸引相关企业入驻，共享基础设施、技术服务、人才等资源，推动产业集聚，形成“合作市场—研发—生产—投入市场”的产业闭环。鼓励医疗美容企业和医疗器械企业通过并购、投资等方式进行产业链上下游整合，促进两个产业深度融合和协同发展。

六、深圳市医疗美容行业发展建议

医疗美容行业作为一个高附加值、高增长潜力的新兴产业，展现了巨大的潜力，通过医疗美容与生活美容、贸易、旅游、信息服务等产业融合，可以较好地带动本地区就业，实现大健康的产业升级。

（一）支持本土医美器械企业做大做强

光电医美类产品具有“治疗恢复时间短、无创安全性高、即刻效果明显”等优势，国内尚未有三类聚焦超声产品获批上市，市场处于空白状态。尽管半岛医疗、吉斯迪等在超声类、射频类有源医疗美容器械领域具有一定的品牌知名度和技术壁垒，处于国内领先水平，但企业规模仅略过亿元，整体偏小。因此，应优先支持企业扩大生产规模，对收/并购外地优质企业或重要的产业链环节企业，应给予税收优惠等政策支持，进一步激发企业发展活力、增强发展后劲。

（二）支持注射填充类原料发展

随着市场需求走向轻医美、微创化，医美填充剂将成为“蓝海”，以重组胶原蛋白、再生材料为基础的产品陆续获批，医美填充剂及其原材料恰是深圳市医疗美容行业链条的缺失环节。通过依托核心技术攻关专项扶持计划，优化重点研发计划布局，加强对生物材料创新研发的支持；大力引进以合成生物技术为底层支撑的生物材料、生物医用高分子材料、重组蛋白技术研发制造、可吸收材料研发制造相关的优质企业来深圳市发展；对于极具发展潜力的相关科技成果，发挥政府基金引导作用，鼓励社会资本加大投资力度，促进相关优质成果加速产业化。

（三）规范医疗美容服务业

2023 年 5 月，国家市场监督管理总局等十一部门联合印发《关于进一步加强医疗美容行业监管工作的指导意见》，要求加强医疗美容行业准入管理，未依法取得卫生健康行政部门发放的“医疗机构执业许可证”或者“诊所备案凭证”，不得开展医疗美容服务。加强事中事后综合监管，将医疗美容诊疗活动、涉医疗美容经营活动以及医疗美容用药品、医疗器械等多部门监管的事项纳入综合监管重点事项，明确重点监管清单，有效维护医疗美容诊疗秩序和市场秩序，促进医疗美容行业健康有序发展。

保持对黑机构、黑医生、黑设备等医疗美容行业违法犯罪行为“露头就打”的高压态势，强化医疗美容机构信用监管，组织开展全市医疗美容机构分类监督综合评价工作，实施分级分类动态管理。进一步加强机构依法执业的主动性和规范性，营造争先创优、诚信服务的医疗美容市场环境，引导国内外知名医疗美容机构落户深圳市，促进医疗美容行业的多元化、规范化、高质量发展。

第三节　康复养老

满足老年人的养老服务需求始终是积极应对人口老龄化的核心任务和关键环节，这既是社会治理的重要组成部分，也是完成“十四五”期间改善人民生活品质目标要求的有力抓手。

一、国际康复养老行业发展概况

（一）美国

20 世纪 60 年代起，美国已形成结构比较完善、门类比较齐全的“养老+地产”的康养模式，其特点是大规模开发、市场化运作、专业化程度高、市场细分清晰。经过长期发展已进入稳定发展阶段，形成完整的融资、建设、运营的市场化专业体系。在美国，基本没有覆盖全产业链的大型商业养老机构，盈利较高的养老企业均出自细分领域。

美国的康养模式主要有三个特点：一是房地产开发商会针对老年护理要求进行开发，增设残障人士专用设施，配置食堂、健身会所等，通过向购房者出售物业获取收益；二是通过物业置入并出租的投资方式，向租户收取租金作为收益，健康护理类房地产投资商是此类养老住宅的主要提供者；三是养老住宅运营商通过向老年租户出租物业并提供养老护理的方式获取收益，服务内容包括洗衣、清洁、餐饮、陪护等。

美国的养老房地产投资公司和运营商都有较强的盈利能力与相对成熟的运营模式，可以通过扮演开发商、投资商、运营商的角色实现开发利润、租金收益、资产升值收益与经营管理收益的分离，实现较好的收益风险平衡效果。

（二）德国

德国是世界上发展森林康养产业最早的国家，并在威利斯赫恩镇创建了世界上第一个森林浴基地。在德国共有大约 350 处获批的森林疗养基地，德国政府明确规定，该国公民到森林公园的开支都可列入国家公费医疗的范围。

在德国，森林康养被称为“森林医疗”，并且作为一项基本国策。资料显示，德国在推行森林康养项目后，其国家医疗费用总支出减少 30%，每年节省数百亿欧元；与此同时，德国的国家健康指数总体上升了 30%。此外，森林康养的普及和推广带动了就业的增长与人才市场的发展，威利斯赫恩镇60%的人口从事与森林康养有密切关系的工作，大大推动了该镇住宿、餐饮、交通等产业的发展。

森林康养的特色体现在构建以预防和保健为主、治疗为辅的康养体系，因地制宜打造“度假休闲+康养”特色文化，针对不同年龄、不同群体构建个性化产品，实现全生命周期、多方位的康养旅游体验。

（三）日本

日本的人口老龄化问题出现较早，从规划和法律、制度建设出发，建立并不断完善了包括养老、医疗、介护等在内的多种社会保障制度，出台一系列相关政策，企业、社会主体积极参与养老产业建设，与政府携手形成健康养老产业发展合力。

日本康养产业的运营模式以社区养老、公租房养老、机构养老为主。小规模多功能社区养老服务模式，即老年人在家里养老，社区服务站向所有老年群体提供日常护理、上门服务等。这种模式既没有打破老年人原本社交圈，让老年人仍然生活在熟悉的环境中，又能充分发挥社区既有的服务功能。

为实现老有所居，日本积极发展老年公租房。由政府征用房地产企业建设的专门提供给老年人使用的集合住宅，再以优惠租金向老年人出租。地方住宅供给公社也出资建设专门提供给老年人的住宅，供 60 岁以上家庭使用，并以押金方式提供使用权。

鼓励经营机构养老。日本支持现有的养老经营机构构建集医疗、护理、康复、预防、娱乐于一体的服务网，切实解决养老面临的许多问题，特别是对高龄老人和阿尔茨海默病患者的照顾，极大缓解家庭养老的压力。

（四）澳大利亚

澳大利亚的健康养老产业发展起步早，整体成熟度高，发展平稳。随着老龄化加深与财政负担加重，澳大利亚对自身养老体系进行了多种措施改革，由单一福利到多层次福利，覆盖面由窄到宽转变。

“三足鼎立”的养老金体系支持养老产业发展。基础养老金是第一支柱，完全由政府负担的养老金以最低生活保障为主要目的，金额与个人资产及收入相关，基本为当地周薪的 1/4。超级年金保证的职业年金计划是第二支柱，该计划最早是为政府雇员建立的超级年金基金，随着政府颁布《养老金保责法案》和《养老金管理法案》，超级年金制度成为强制性制度，覆盖所有雇员，澳大利亚由此步入养老金多支柱国家行列。自愿性养老金是第三支柱，包括资源性质的职业年金和各类以养老为目的的储蓄与投资。一方面，政府鼓励雇员将职业年金投资比例提高到15%；另一方面，政府要求被企业奖励覆盖的雇员应得到薪酬水平3%的养老金。

养老服务体系不断向社区服务倾斜。澳大利亚的养老服务主要通过三种方式提供：一是共同富裕家庭支援计划（CHSP），主要为独立居住的居家老年人提供支持服务；二是家庭护理套餐计划（HCPP），主要为居住在家中但有较强服务需求的老年人提供打包服务；三是家庭护理模式，即机构养老服务，包含长期照护机构和短期照护机构。澳大利亚建立了全国统一的养老服务评估制度，根据评估对象不同的健康状况和经济条件，实行不同的经济补贴。

二、中国康复养老行业发展概况

健康养老毫无疑问是朝阳产业，未来将拥有百万级市场蓝海，尽管目前处于初级起步阶段向成熟发展阶段的转变时期，但其未来发展道路宽广，发展潜力无限。

（一）老龄群体为银发经济奠定基础

我国是世界上老年人口最多的国家，也是老龄化速度最快的国家之一。2024年10月，民政部、全国老龄办发布《2023年度国家老龄事业发展公报》，公报披露，截至2023年末，全国60周岁及以上老年人口有29697万人，占总人口的21.1%；全国65周岁及以上老年人口有21676万人，占总人口的15.4%，预计未来十年将迈入“超级老龄化”社会。

在健康养老需求不断扩大和国家日益重视康复养老服务行业发展的双重利好下，多业态发展将撬动复合型、高端化的康养消费。艾媒咨询的报告显示，2023年，中国养老产业市场规模为12.0万亿元，同比增长16.5%；预计到2027年，中国养老产业市场规模有望突破20.0万亿元，具体见图2-27。同时，据《中国老龄产业发展报告》数据，2014—2050年，我国老年人口的消费规模将从4万亿元增长到106万亿元左右。这些数据充分说明了康复养老行业市场规模持续扩大的趋势，随着老龄化程度的不断加深，日益增长的老年人口无疑是一个庞大的消费群体，未来中国康复养老企业具有广阔的发展前景，为银发经济市场潜力的释放奠定了基础。

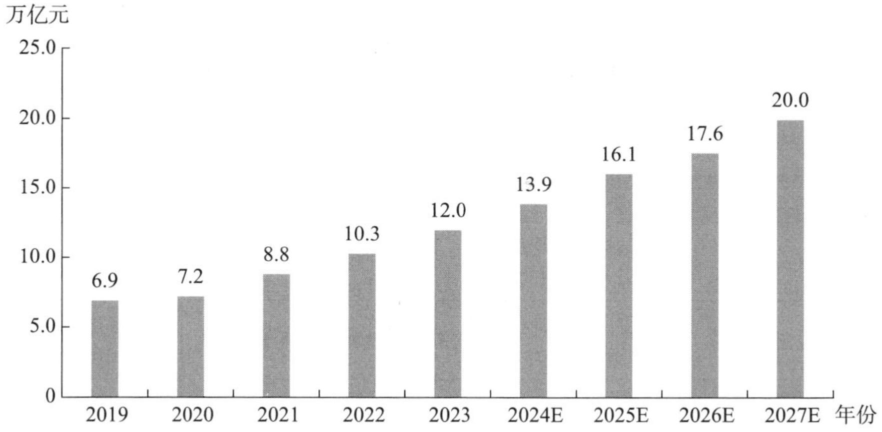

图 2-27　2019—2027 年中国养老产业市场规模

资料来源：艾媒咨询，根据公开资料整理。

（二）养老服务供给呈增长态势

持续强化医疗服务供给体系。2023 年，共有 389.6 万残疾老年人得到康复服务，在基层医疗卫生机构接受健康服务的 65 周岁及以上老年人数达 13545.7 万人。截至 2023 年末，全国设立国家老年医学中心 1 个、国家老年疾病临床医学研究中心 6 个；设有老年医学科的二级及以上综合性医院 6877 个，建成老年友善医疗机构的综合性医院 11097 个、基层医疗卫生机构 27755 个；安宁疗护服务在全国 185 个市（区）普及。

加大养老服务机构和设施供给力度。民政部数据显示，截至 2023 年末，全国共有各类养老机构和设施 40.4 万个，养老床位合计 823.0 万张。其中，注册登记的养老机构 4.1 万个，较 2020 年增长 7.3%；床位 517.2 万张（护理型床位占比为 58.9%），较 2020 年增长 7.1%；社区养老服务机构和设施 36.3 万个，床位 305.8 万张。全国养老服务机构数量连年上升，相对于庞大的市场需求而言仍有增长空间。

优化扩大养老服务兜底保障。民政部数据显示，截至 2023 年末，享受高龄津贴的老年人有 3547.8 万人，享受养老服务补贴的老年人有 621.4 万人，享受护理补贴的老年人有 98.5 万人，享受综合补贴的老年人有 66.7 万人。全国共支出老年福利资金 421.7 亿元、养老服务资金 223.2 亿元。全面落实残疾人两项补贴制度，截至 2023 年末，全年发放残疾人两项补贴资金 425.5 亿元，全国共有 947.9 万 60 周岁及以上的残疾老年人领取残疾人两项补贴，占领取残疾人两项补贴人数的 47.2%。

持续开展社区医养结合能力提升行动。截至2023年末，全国共有具备医疗卫生机构资质并进行养老机构备案的医养结合机构7881家，比上年增长12.8%；医疗卫生机构与养老服务机构建立签约合作关系超过8.7万对，比上年增长3.6%。全国150个试点地区累计建设便民生活圈3476个，涉及养老、社区餐饮等商业网点78.8万个，服务居民约6455万人。

（三）银发经济市场化初具雏形

国家推动银发经济发展的举措，既实现了老年群体对美好生活向往的现实需要，也为经济社会高质量发展提供了新动能，为银发市场的发展提供了多样化布局。

国家层面颁布的政策文件中，对银发经济的表述日益加强和深化。2022年国务院印发的《“十四五”国家老龄事业发展和养老服务体系规划》中首次提出“大力发展银发经济”。2023年12月召开的中央经济工作会议提出要“发展银发经济，推动人口高质量发展”。2024年，国务院《政府工作报告》中再次提出，将加强老年用品和服务供给，大力发展银发经济。《国务院办公厅关于发展银发经济增进老年人福祉的意见》中明确了银发经济这一新型经济形态，涵盖了向老年人提供全方位的产品与服务，以及为老龄阶段做的所有准备活动，涉及养老设施、服务、用品、智慧健康、文化旅游及金融等多个领域，以及国家统计局颁布的《健康产业统计分类（2019）》和《养老产业统计分类（2020）》中的健康促进服务、健康保障与金融服务、智慧健康技术服务、养老地产、养老金融、养老服务、养老用品等多个类别。

养老相关企业数量持续增加。爱企查数据显示，截至2024年2月，全国共有养老相关企业36万家，2023年新增注册企业7.5万余家，比上年增加29.3%；从地域分布来看，山东、广东、江苏三省的养老相关企业位居前列，分别拥有3.4万家、2.9万家和2.5万家。

老年人群体需求层次多样化。伴随代际更迭，不同年龄阶段的老年人需求呈现多样化。《粤港澳大湾区康养产业发展报告》调查数据显示，有接近四成老年人健康养老和老年保健意识逐渐增强，休闲养老意愿呈上升趋势。因此，巨大的健康消费市场悄然崛起，在老有所养、老有所医、老有所为、老有所学、老有所乐、老有所安等领域布局的企业将迎来快速发展机遇。

社会力量从不同方向切入银发市场。从养老生活服务维度来看，养老服务运营商既有公立公益性机构，也有各类非国有资本依托家政、物流、教培、文娱、理财等自身优势，从不同的商机、切入点及杠杆入手，进入银发市场及养老服务领域。从养老住宅维度来看，一些运营商依托社区基本建设布局及老年客户群居住情况，有针对性选择开发养老地产项目及运作模式；也有利用既有机构设施及内外部环境条件，依托本机构独特比较优势开发建设相关养老地产住宅项目的。从医疗保健维度来看，医养服务在大健康理念指导下涵盖健康的自养老人、亚健康的康养老人和患病的护养老人等所有养老人群，渐次延伸到医养用品、医养旅游、医疗康复、照料护理、文体娱乐等方面，引起公立及民间医疗服务机构纷纷进军银发市场。

三、中国康复养老行业科技创新情况

当前，新一轮科技革命和产业变革突飞猛进，现代科学技术与养老产业融合日益加深，不仅优化养老产品和服务供给结构，还促进养老服务智慧化升级，全方位提升养老产业质量水平。让老年人共享改革发展成果、安享幸福晚年，已成为保障多样化、个性化、高品质养老服务供给的必然选择。

（一）政策引领作用不断加强

党中央、国务院高度重视老龄事业，出台多项政策推动智慧养老产业发展进入快车道。《智慧健康养老产业发展行动计划（2021—2025年）》《智慧健康养老产品及服务推广目录》《国务院办公厅关于发展银发经济增进老年人福祉的意见》等一系列纲领性、指导性政策文件先后印发，指引智慧养老产业发展。随着新兴技术的不断发展，消除老年人“数字鸿沟”成为政策完善的工作重点，《关于切实解决老年人运用智能技术困难的实施方案》《互联网应用适老化及无障碍改造专项行动方案》《促进数字技术适老化高质量发展工作方案》等多项政策措施陆续出台，着重消除老年人运用智能技术的障碍，为老年人提供更周全、更贴心、更直接的便利化服务。

（二）智慧养老产品日益丰富

当前，我国老龄化程度在全球属于中上水平，少子化和长寿趋势使得老龄化程度持续加深。“科技+养老”的乘数效应有望加速显现。中商产业研究院发布的报告显示，2019年中国智慧养老市场规模约为3.50万亿元，2023年该市场规模增至6.00万亿元，CAGR达14.42%。养老市场的市场主体和客户群体端的刚性需求持续涌现，为有能力开发综合性智慧养老解决方案、持续推出“享老”型智能终端产品的优秀企业提供了稳定的发展动能。

近年来，智慧健康养老产品及服务不断涌现，为老年人养老、享老提供多方位支持。在产品层面，从“能用就好”到“便捷实用”，养老科技产品越来越“无感”。长期以来，老年人对智慧养老的需求局限在基础的生理照护领域。如今，中国“60后”老年人对智慧养老需求转向发展型，对智慧养老服务的个性化、多元化需求显著提升，需求品质更高，推动了智能养老产品的升级。在健康养老需求方面，针对独居、半失能、失能等老年人，健康管理类、养老监护类、康复辅助器具类、中医数字化等智能产品层出不穷；企业开始研发智慧养老科技产品，助力养老服务提质增效，更加注重人文关怀；从过去“能用就好”，到如今“便捷实用”，养老“黑科技”致力于给老年人带来越来越多无感且精准的体验。在日常生活需求方面，部分互联网企业依托平台“适老模式”探索新的服务场景。例如，“饿了么”平台在北京、上海等地试点惠老助餐外卖配送服务，将政府养老服务补贴与互联网平台打通，将线下打折优惠场景搬到线上平台，便利“银发群体”居家用餐。

（三）智慧养老应用场景不断扩展

从信息化系统建设，到如今迈向数字化、智慧化，智慧养老应用场景开始落地。在政策支持和市场积极参与下，智慧养老应用场景愈加丰富，居家安全、远程健康监测、综合健康管理等应用场景快速发展。与此同时，互联网应用适老化及无障碍改造进程加速，2021年以来，已有近3000家网站完成适老化及无障碍改造并通过评测，覆盖与老年人日常生活密切相关的医疗健康、生活购物、新闻资讯、社交通信、金融服务、旅游出行、政务服务等众多场景，帮助老年人在出行、就医、消费等日常生活中充分享受智慧化服务带来的便利。

目前，全国各地正积极探索建立城区级养老服务平台，探索智慧养老场景的规模化应用，或将为破解全球养老难题探索中国模式。北京市西城区通过物联网智能终端与养老驿站照护服务，将机构养老服务送入家中，为失能老年人提供的智能床垫能实时监测心率、呼吸等体征数据，并通过手机应用程序实时查看。上海市通过实施“银色数字工程”长者服务，打造“智慧长者食堂”、开展“100万人次长者智能技术运用能力提升行动”、上线长者数字生活“随申学”微信小程序等，建立智慧养老的“四梁八柱”。山西省大同市智慧居家和社区养老服务中心通过自主研发的“398贴心保”智能化终端设备与“398智慧养老云平台”，为老年人提供助救、助购、助餐、助医、助洁、助行服务，有效满足老年人多层次、多样化的养老需求。

（四）人才培养力度不断加大

在养老服务人才的培养方面，民政部等12部门印发《关于加强养老服务人才队伍建设的意见》，对全方位吸引、培养、用好、留住人才做出部署。教育部也在优化养老服务学科的专业结构，加大人才培养力度。2023年，全国高校新增设护理学、养老服务管理等专业点34个，截至2023年末，全国高校共开设护理学、养老服务管理等专业点770余个。现行职业教育专业目录设有智慧健康养老服务、老年人服务与管理等中职、高职专科、职业本科相关专业15个，2023年中职相关专业布点有1700余个，高职专科相关专业布点有1600余个。

四、深圳市康复养老行业发展概状

深圳市作为典型的年轻城市，正面临老年人口规模持续扩大的挑战。深圳市致力于打造“老有颐养”幸福标杆城市，积极应对人口老龄化，逐渐构建一个多元化的产业格局。

（一）建设多元化养老服务体系

近年来，深圳市已形成以居家养老为基础、社区养老为依托、机构养老为补充的健康养老服务体系，以养老机构、日间照料中心、星光老年之家为支撑的养老服务设施网络，从“政府兜底保障”到政府主导、社会参与、市场运作的多元供给格局，由多元化服务主体构成以生活照料、教育文化和医疗保健为主的核心健康养老服务体系。

目前，居家养老、社区养老和机构养老三大养老方式相互交叉、相互依存，初步形成完善的健康养老服务体系，以大力发展普惠型养老服务、完善社区居家养老服务网络、鼓励医养康养相结合的养老服务体系为重点，通过“专业机构支撑+适老化改造+信息化改造”模式，持续推进养老服务机构社会化，提升养老服务可及性、便利化，让老年人享受到更加精细、多元的养老服务。深圳市除了大力推动核心健康养老服务发展，还重视相关联产业发展，并通过推动周边产业联动，基本形成养老地产业、老年保险业、老年旅游业等各支持性产业领域同步发展的全价值链服务体系。深圳市健康养老主体框架见图2-28。

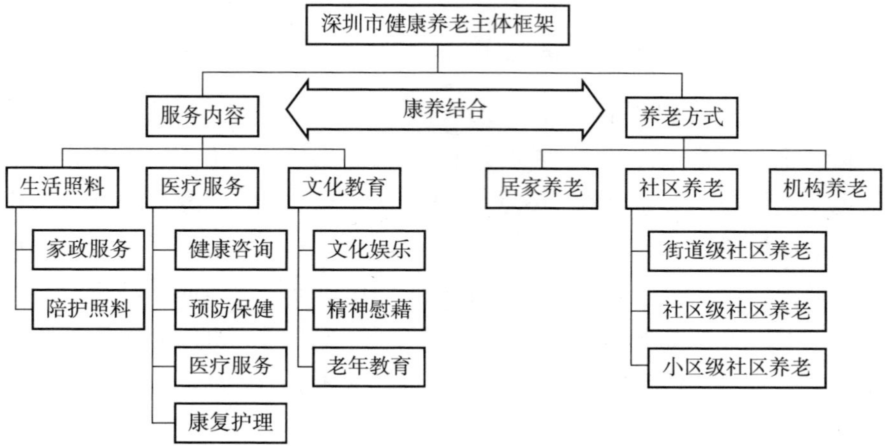

图 2-28　深圳市健康养老主体框架

（二）初步形成全产业链的产业体系

深圳市通过制度创新，持续加速健康养老产业的发展，推动养老机构体制创新，激发社会活力参与养老，创新养老服务供给方式，促进养老与相关产业融合，现已初步形成全产业链的康复养老体系。截至 2024 年底，深圳市有养老服务机构 82 家，以公办（11 家）、民办（25 家）和公建民营（46 家）形式为主，具体见图 2-29，主要集中在福田区（19 家）、宝安区（14 家）、龙岗区（11 家），具体见图 2-30，共有床位 14385 张，护理型床位 13224 张，远低于北京、上海等城市。

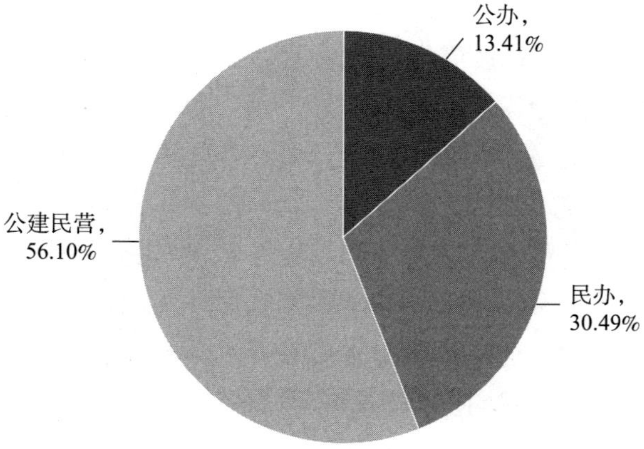

图 2-29　深圳市各形式养老服务机构占比

资料来源：深圳市民政局。

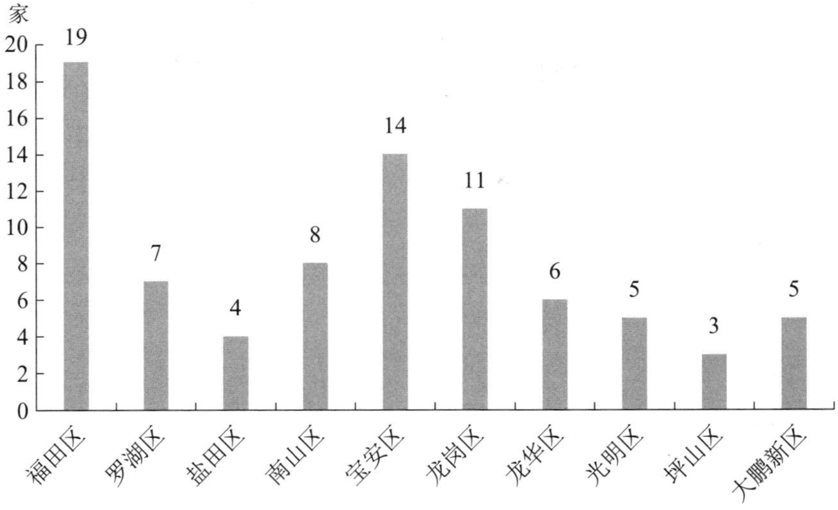

图 2-30 深圳市养老服务机构分布

资料来源：深圳市民政局。

深圳市涉老企业分布于租赁和商务服务业、批发和零售业、制造业、卫生和社会工作等 19 个细分领域，涉老企业数量近 7000 家，规模以上企业有 60 余家，总营收超过 80 亿元，总产值达 77 亿元。国家药品监督管理局数据显示，在深圳市持有康复养老产品注册证的 153 家企业中：健康器械类企业 2 家，占比 1.31%；康复理疗设备企业 12 家，占比 7.84%；康复辅具企业 22 家，占比 14.38%；义齿类企业 117 家，占比 76.47%。随着老龄化的加剧及现代健康服务业的发展，将有大量企业进入健康养老产业，为产业发展注入新的活力。因此，深圳市初步形成相对较为全面的健康养老产业链，能够为老年人提供综合性的健康养老服务。

（三）科技企业“破圈”入局

越来越多的科技企业“破圈”入局，积极布局养老赛道，推动智慧养老从“单点突破”到“生态共创”，其中既包括腾讯、百度等互联网巨头，也包括优必选科技、博斯腾等科创企业，还包括亮亮视野等专精特新“小巨人”企业。深圳作为科技有限公司专注于失能老人智能护理细分领域，围绕失能老人六项护理需求不断创新研发，提供智能护理设备与智慧护理平台的综合解决方案，于 2023 年入选工业和信息化部、民政部、国家卫生健康委联合发布的《2023 年智慧健康养老应用试点示范名单》。科技企业的加入，进一步证明了智慧养老的服务对象是整个养老系统。

科技在养老服务中的应用越来越广泛。在深圳市的养老护理院，一批科技感满满的智能设备已经“上岗”，电动移位机帮助老年人安全转移，便携助浴机解决老年人卫生护理问题，康复机器人为老年人制定针对性照护方案。腾讯成立SSV银发科技实验室，以自身核心技术构建平台，并将这一平台能力开放共享，从而构筑C（用户）B（产业）S（社会）等多元主体共同参与的生态体系，形成以平台连接CBS共创的生态创新模式。百度通过端、云、服务三方链接，搭建开放的智慧养老产业共建生态平台，已在全国30多座城市落地，惠及数万名老年人。

（四）国企践行社会责任

国资国企高标准推动养老产业发展。国资国企高标准布局养老产业，广泛整合社会优质资源，构筑起新型养老服务体系，推动养老产业高质量发展。2022年1月，《国家发展改革委　商务部关于深圳建设中国特色社会主义先行示范区放宽市场准入若干特别措施的意见》提出，推动中央企业与深圳市政府投资平台合作建立养老托育资产管理运营公司，搭建养老托育智慧服务平台和产业合作平台。2023年7月，根据国家发展改革委、商务部赋予的改革重任，深圳市政府注资30亿元，组建深圳市幸福健康产业集团，承担全市养老托育资产管理运营平台、智慧服务平台和产业合作平台的使命，通过前瞻性布局、规模化突破和高质量发展，充分发挥国企在民生领域的基础支撑和示范引领作用。

五、深圳市康复养老行业创新特点

科技助老在社会养老服务中的作用越来越突出，尤其是在健康养老服务中，远程医疗、智能化健康管理、康复辅具等发展迅速，很多服务和产品已走在世界前列。

（一）科技赋能康养之核——构建智慧化产品体系

在信息化和智能化快速发展的背景下，智慧康养必然成为未来康复养老发展的主要趋势。深圳市强大的创新能力为智慧康养业态的创新发展提供了基础保障。

目前，深圳市共有涉及康复养老服务企业6842家，其中从事与康养相关的信息传输、软件和信息技术服务业的有471家，科学研究和技术服务业429家，制造业84家，相关企业分布范围广、品类齐全。工业和信息化部、民政部、国家卫生健康委先后公布智慧健康养老示范企业、应用试点名单，深圳市前海安测信息技术有限公司、深圳普门科技股份有限公司、深圳作为科技有限公司等企业先后入选，应用试点名单的公布，印证了智能技术服务对于老年群体的有效性，为各地实施智慧健康养老树立标杆，有助于激发各市场主体运用信息技术手段提升健康养老服务智能化水平的热情。在信息化和智能化快速发展的背景下，智慧康养必然成为未来康复养老行业发展的主要趋势。

智慧康养平台的构建和打造能促进康养服务企业、康养服务对象及相关行业信息与资源的互通共享，不仅实现康养服务由一般服务向精准服务、急难服务、有效接续服务转变，更为智慧康养的发展提供了有效保障。智慧康养平台是一个信息化、智能化的服务平台，主要以康养服务供应商资源整合为核心目标，打造智能化康养平台以解决康养产业发展中的“数字鸿沟”。例如，“健康 160”服务平台，其借助互联网技术与 BAT（百度、阿里、腾讯）、银行、保险公司、电信运营商、大型药企、医疗设备商、健康管理公司等 2000 多家相关企业建立战略合作关系，形成“医疗康复互联网+生态系统”，为客户提供一站式智能化康养解决方案，已得到国家卫生健康委等卫生行政主管部门的高度认可。另外，还有产品集成研究开发平台。腾讯成立“银发科技实验室”，致力于推动人工智能、物联网、云计算等前沿技术在康养领域中的应用，推出了“隐形护理员”智慧养老监护系统。“隐形护理员”能准确对意外情况进行识别分析，自动发出预警信号，提示照护人员提供及时的照护服务。“隐形护理员”在深圳市养老护理院的实践应用表明，“隐形护理员”可以实时守护老年人，有效提高护理院的运营效率，降低管理风险。腾讯还推出“腾爱医疗”战略，将智能终端、医生平台、金融医保，以及健康大数据四项业务彼此联动，构建起“互联网+慢性病”管理模式闭环。由腾讯控股的企鹅医生布局线下诊所，致力于通过互联网共享的创新方式，打造“预防检测+治疗+康复管理”服务闭环。

当前，深圳市正大力推进适老化改造工作，充分利用高科技产品满足老年人居家养老的需求；同时，打造了智慧养老服务平台，提供主动关怀服务及各类政策解读、居家护理、健康资讯等转介服务，确保老年人的居家生活既安全又便捷。平台将家庭、社区、机构及政府等多方紧密连接，共同构建起一个完善的社区照护服务网络。这一网络使老年人只需要在家中摆放智能养老终端，便能享受到诸如智慧助餐、15 分钟养老服务圈、居家服务、健康管家服务、社区活动，以及在紧急情况下迅速呼援等众多服务。目前，深圳市的智慧养老服务平台已经成功惠及了 10 万户家庭，为老年人的居家生活提供了全方位的保障与便利。

（二）服务构建康养之魂——探索康养服务新模式

康养服务借助康养产品，通过服务体系的构建实现康养服务的终端方案，打造综合性、立体化的康养服务体系。深圳金龄科技是一家高端的老年服务企业，以老年大学为依托，打造5G智慧校园，为老年人提供综合性的老年数字服务。深圳金龄科技以互联网技术为基础构建老年大学在线教育平台，以大数据和云技术为核心技术工具，通过大数据存储、大数据分析和大数据应用，针对老年知识服务、权益服务、社交服务、用品服务、现代医疗服务和高端护理服务等领域不断深耕，希冀实现老有所养、老有所乐、老有所学和老有所为，帮助老年人成为“有作为、有进步、有快乐”的新时代“三有”老人。深圳越健集团借助智能化设备设施，结合旅游康养，打造集康养旅游、康养基地、康养文化娱乐等于一体的综合性智慧康养全链条发展格局，实现产品、服务的有效衔接，为老年人提供综合性、一站式的康养服务解决方案。

深圳市的养老和医疗资源不断融合、功能持续完善、服务范围不断扩大，通过积极整合养老资源和医疗资源，并深入贯彻医养结合政策，逐步形成了医康养结合的服务模式和服务体系。深圳市政府统筹规划医疗服务和养老服务的紧密协同，通过医养紧密联合体、医养机构协同体等方式，促进医康养深度融合机制构建，推动深圳市医康养结合不断发展。数据显示，2024年，深圳全市医养结合型养老机构有82家，所有养老机构均能以不同形式为入住老年人提供医疗服务；超过97%的社区老年人日间照料中心与社康中心等基层医疗机构建立医养结合机制；全市65周岁以上老年人家庭医生签约服务覆盖率为81.18%；家庭病床累计建成11716张；100%的公立医院为老年人提供就医绿色通道，通过社区首诊、双向转诊以及医养结合机制等，为老年人在就诊、转诊、检查、住院时提供就医便利。

（三）产业融合打造康养之本——构建全产业链康养体系

深圳市依托强大的产业发展能力，在康复养老领域已初步形成了全产业链的服务业体系。2024年，深圳市在健康养老领域有企业9049家，相比2020年增加32.26%，占全国养老服务企业总数的2.1%。其中，按照企业所属行业划分，农、林、牧、渔业54家，占比0.60%；采矿业6家，占比0.07%；制造业118家，占比1.30%；电力、燃气及水生产和供应业3家，占比0.03%；建筑业149家，占比1.65%；批发和零售业1894家，占比20.93%；交通运输、仓储和邮政业21家，占比0.23%；住宿和餐饮业122家，占比

1.35%；信息传输、软件和信息技术服务业 626 家，占比 6.92%；金融业 149 家，占比 1.65%；房地产业 433 家，占比 4.79%；租赁和商务服务业 2366 家，占比 26.15%；科学研究和技术服务业 629 家，占比 6.95%；水利、环境和公共设施管理业 42 家，占比 0.46%；居民服务、修理和其他服务业 1395 家，占比 15.42%；教育业 67 家，占比 0.74%；卫生和社会工作业 551 家，占比 6.09%；文化、体育和娱乐业 207 家，占比 2.29%；公共管理、社会保障和社会组织 6 家，占比 0.07%；国际组织 3 家，占比 0.03%。相比之下，深圳市 65 岁及以上老年人数占全国 65 岁及以上老年人数比重仅为 0.3%，头部企业已经在运营端形成成熟的管理模式，行业市场化初具雏形。

结合深圳市康养产业的分布及发展情况，将深圳市康养产业领域进行归纳总结，发展结构见图 2-31。

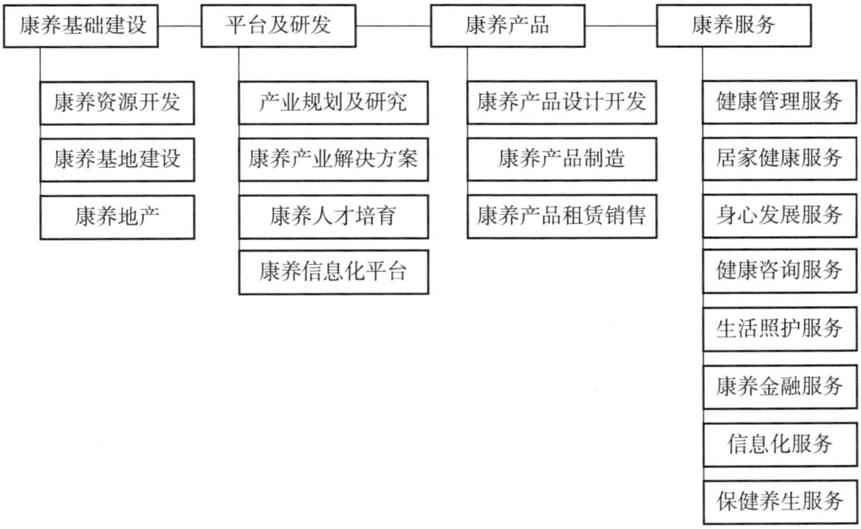

图 2-31 深圳市康养产业发展结构

六、深圳市康复养老行业发展建议

（一）推进平台建设，筑牢产业发展根基

加快新型基础设施建设，统筹推动养老服务设施和设备智能化改造升级，推进大数据、物联网、人工智能等新一代信息技术和智能硬件在康复养老领域创新应用，促进养老设施实现“基础硬件+智能软件”升级。建设并完善全市养老服务信息平台，为养老信息资源在部门间、层级间实现共享提供技术

支撑，推动各类养老服务资源信息“化零为整”、高效利用。加快研发面向家庭、社区和机构的智慧养老服务系统，推广物联网、智能监测等技术及智能终端设备应用，构建“系统+服务+老年人+终端”的综合性智慧化康复养老产业发展公共服务平台。

（二）注重科技创新，夯实产业技术基础

提升老年用品及相关领域科技创新能力，围绕大健康、生物技术、人工智能、大数据等领域，鼓励企业、高校、科研院所、养老机构、行业协会联合组建智慧养老技术协同创新中心、联合实验室，开展产学研用协同创新，推动关键技术、核心器件、重点产品研发创新。重点支持老年服务机器人、智能康复辅具产品、康复治疗器械、残疾人辅助器具研发，推动老年人健康用品、功能食品、保健食品等提档升级，支持健康监测、慢性病治疗、智能养老监护、应急救援等可穿戴设备及智能终端产品开发。开展智能产品适老化改造和“老年版”App研发应用，打造一批全国知名的智慧养老产品和服务品牌，让智能科技与老年人“相向而行”。

（三）加强科技教育，提升产业人才支撑

提升专业人才科技创新能力和水平，根据产品研发、服务提供、数据处理等领域人才需求，依托职业院校、高等院校、科研院所等机构，采用订单式、定制化模式，培养一批素质优良、能力过硬的康复养老专业技术人才。加大复合型人才培养力度，建设具有数据分析、健康医疗、康复护理、养生保健、社会工作等多学科知识的“养老管家”队伍，为老年人提供全方位、精细化、个性化的便捷高效养老服务，打通智慧养老“最后一公里”。推动老年数字素养教育与智慧养老产业同步发展，通过成立老年大学、设置数字场景体验馆、开设数字技术培训课程等方式，提升老年人数字素养，帮助老年人跨越数字鸿沟，提高老年人对智慧养老服务与产品的适应性和接受能力。

（四）服务养老需求，推进场景广泛应用

探索建立智慧养老应用场景标准体系，以老年人多元化养老需求为中心，聚焦老年人日常生活涉及的高频事项，完善拓展智慧养老应用场景开发标准，明确智慧养老应用场景需求清单和应用场景落地指引，推动智慧养老产业规范化发展。积极拓展智慧养老应用场景，围绕老年人健康管理、疾病预防、健康促进、康复辅助训练、安宁疗护、日间照料等服务内容，打造智能家庭养老床位、智慧助老餐厅、智慧养老院、“互联网+养老”、“时间银行”互助

养老等兼具推广性和实效性的智慧养老场景，推动智慧养老产业精细化、规模化发展。开展智慧养老应用场景试点示范，培育壮大一批科技创新能力较强、已形成较为成熟市场服务模式的智慧养老企业，创建若干社会参与广泛、应用效果明显的智慧养老示范点（社区），打造一批区域特色鲜明、经济带动作用显著的智慧养老产业示范园区（基地），探索形成可复制、可推广的智慧养老场景应用模式。

（五）推动跨界合作，促进资源有效配置

建立健全养老信息资源有效配置与共享利用机制，强化顶层设计，加强多部门协同联动，制定覆盖数据、产品、服务、管理等方面的信息共享规范，推动部门间养老信息资源有效整合。建立健全不同经营主体间的合作协调机制，发挥行业协会、商会作用，引导社会各界和企业开展康复养老新创意、新技术、新模式探索，推进科技赋能老年健康、老年教育、老年旅游等多个领域，打造“养老+科技”融合发展新业态。推进粤港澳大湾区“9+2”城市资源深度对接，实现大湾区康复养老政策衔接、资质互认、标准互通、资源共享，搭建大湾区康复养老合作平台。

（六）扩大供需保障，推动银发经济发展

强化经济支撑与降低供给成本并举，着力扩大有效需求。一是提高银发消费的保障能力。采取加快建立长期护理保险制度、创建新的养老资金筹措保障体制、积极发展第三支柱养老保险、推动政府补贴和社会赞助向需求侧倾斜等举措，建立健全多层次银发消费保障体系，提高老人自主消费的经济能力。二是强化家庭养老助老的主体责任。降低住房、教育和医药对家庭养老助老支出的挤出效应，引导家庭加大对银发消费的资助力度，提高养老助老在家庭支出中的地位。三是提高老年人社会参与价值。鼓励老年人通过参与各种社会活动，保持、完善和改进个人的健康资本、经济资本、社会资本。四是有效降低供给成本。强化居家和社区养老功能，大力发展互助养老，发展以预防为中心的健康养老服务供给模式，建立低成本康养服务体系；鼓励银发产业供给主体整合政策、家庭、社会组织、志愿者等多方资源，降低供给成本，向广大中低收入老年人提供普惠性产品或服务。

以需求为导向深化供给侧结构性改革，积极扩大有效供给。一是提高银发产品供给能力。通过引进社会资本、培育银发经济经营主体、推进产业集群化发展、提升行业组织效能、推动品牌化发展等途径，优化供给结构，提高供给能力和质量水平。二是培育银发经济潜力产业。通过强化老年用品创

新、打造健康养老新业态、发展康复辅助器具、丰富发展养老金融、拓展文化旅游服务业态、推进适老化改造等途径，精准培育银发经济潜力产业。三是推进多业态融合发展。打破行业边界，推动养老、医疗、家政、餐饮、健康、体育、文化、旅游、科技、教育等多业态横向融合发展，为老年人提供复合型产品或服务，提高综合消费体验。四是加快银发服务领域的数字化转型。借助数字技术精准、实时、快速的功能优势，加速推进健康养老服务数字生态圈建设，大幅提高供需匹配程度，优化银发资源配置。

第四节　精准医疗

精准医疗，是一种基于病人“定制”的医疗模式，在这种模式下，医疗的决策等都是针对每个病人的个体特征而制定、实施的，疾病的诊断和治疗是在合理选择病人的遗传、分子或细胞学信息的基础上进行的。

精准医疗的概念是“个体化医疗”的延伸，是在生物分子基础上的、因人因病而异的、更加精确的个性化医疗。精准医疗使用的工具通常包括分子诊断、影像以及相应软件等，其细分领域见图 2-32。

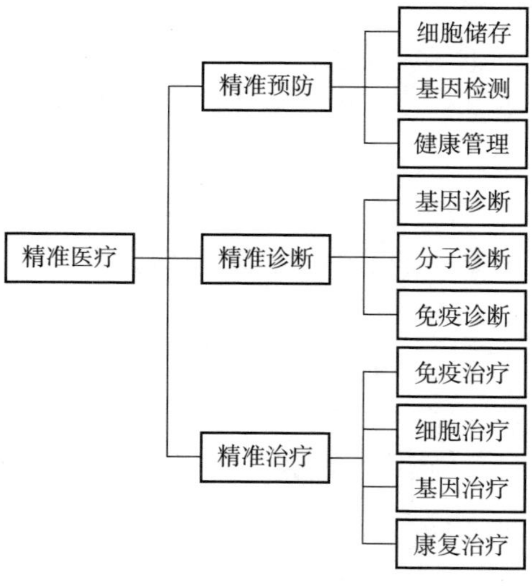

图 2-32　精准医疗行业细分领域

一、国际精准医疗行业发展概况

在全球产业机构和布局调整过程中，精准医疗是科技创新、生物经济、民生服务的新引擎，也是前沿科技和未来产业的战略重点。

（一）市场规模

2015 年，时任美国总统的奥巴马提出“精准医疗计划”，希望以此“引领一个医学新时代”。自此，在基因测序技术和生物信息学飞速发展的背景下，精准医疗行业发展突飞猛进。据 Marker. US 统计数据，2022 年全球精准医疗市场规模达到 834 亿美元，预计未来 5 年仍将保持 10%以上的增速，到 2027 年有望达到 1500 亿美元，具体见图 2-33。全球精准医疗行业的主要阵地集中在北美地区（以美国为代表）、欧洲地区（以英国、法国为代表），以及亚太地区（以日本、澳大利亚为代表）。其中，北美地区是市场主角，占比大于 40%。具体见图 2-34。

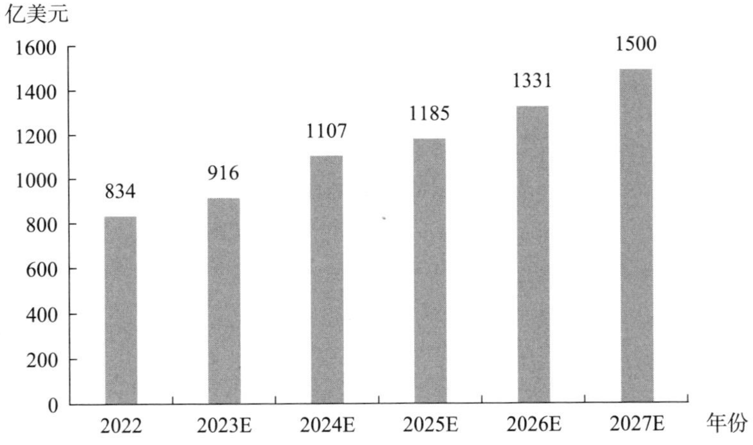

图 2-33　2022—2027 年全球精准医疗市场规模

资料来源：根据公开资料整理。

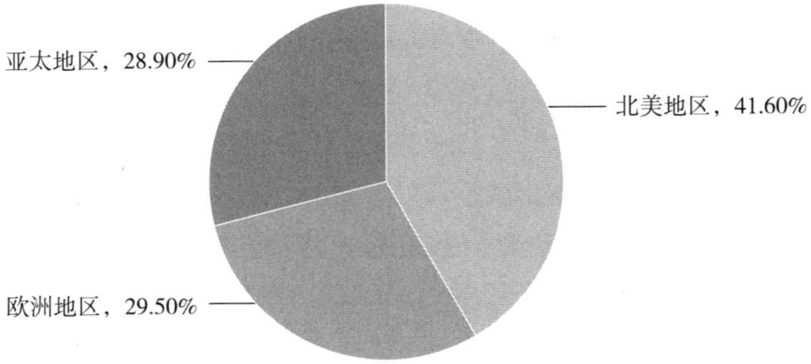

图 2-34　全球精准医疗市场布局

资料来源：根据公开资料整理。

美国是全球精准医疗行业的“领头羊”，其不仅市场增速最高，市场份额也最大，而且美国参与精准医疗市场的优秀企业数量是最多的。例如，二代测序仪有 Illumina、赛默飞，伴随诊断方法开发有 Foundation Medicine、Guardant Health 等，癌症早筛有 Grail、Bluestar Genomics、Thrive 等，肿瘤免疫治疗药物有默沙东、BMS，细胞治疗有 Kite（隶属吉利德）、诺华、BMS等，基因治疗有 Askbio、UniQure、蓝鸟生物等。这些公司既在美国本土市场拥有主导权，又在国际市场具备明显的竞争优势。

早在 2007 年，欧盟就对细胞领域投入研究，“欧盟第七研发框架计划”和“欧盟 2020 地平线”（Horizon2020）是欧盟资助干细胞研究的最主要平台。“欧盟第七研发框架计划”于 2007 年 1 月 1 日启动，持续 5 年，是欧盟投资最多的全球性科技开发计划，总预算为 505.21 亿欧元；“欧盟 2020 地平线”于 2014 年 1 月 31 日正式启动，明确向“战略创新议程”项目投资 28 亿欧元，为中小企业创新投资 25 亿欧元。该项规划几乎囊括了欧盟所有科研项目，其主要目的是整合欧盟各国的科研资源，提高科研效率，促进科技创新。近几年，欧盟细胞产业正处于生机勃勃的“开花结果”阶段，英国在胚胎干细胞领域处于国际领先地位，一些医药头部企业已经开始大力投资该领域的研究和转化。

日本、韩国的精准医疗产业发展比较早。韩国早在 2014 年就启动了后基因组计划，以推动新型基因组技术的发展和商业化。2014 年起，日本企业也纷纷进军基因测序领域，如日本大型电机制造商和通信公司等利用自身技术优势，加强在基因分析等医疗相关领域的活动。

（二）关键技术及方向

1. 伴随诊断

伴随诊断是指通过生物标志物检测对患者进行分型，前瞻性地预测可能的应答或毒性，以确定药物对特定人群的适用性，进而指导精准用药。伴随诊断是在罗氏公司（Roche）生产的治疗乳腺癌的 Herceptin（赫赛汀，通用名：Trastuzumab，曲妥珠单抗）和诺华公司（Novartis）生产的治疗白血病的 Gleevec（格列卫，通用名：Imatinib，伊马替尼）两种药商业成功后，逐步发展起来的。目前，伴随诊断市场按疾病种类，可以用于肿瘤、心血管疾病、中枢神经系统、炎症及病毒感染等，其中仍以肿瘤领域伴随诊断市场最大。根据 Coherent Market Insights 研究报告，2023 年全球伴随诊断市场规模达到 69.5 亿美元，5 年复合增长率在 20%以上。预计从 2023 年到 2030 年，全球伴随诊断市场将以 12.3%的 CAGR 增长，到 2030 年市场规模将达到 156.3 亿美元。其中，北美地区将继续成为全球伴随诊断最大市场，市场份额预计超过36%，具体见图2-35。

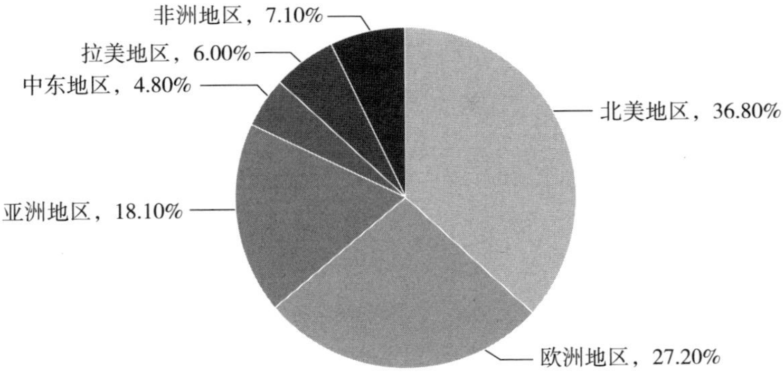

图2-35　2030年全球伴随诊断市场分布

资料来源：Coherent Market Insights。

目前开发的伴随诊断产品主要基于四大技术平台——IHC、FISH、PCR和NGS。靶点选用的技术要由技术方法本身能检测的范围决定，IHC主要用于蛋白表达的检测，FISH主要用于染色体指标检测，PCR主要针对基因的单碱基或者已知的热点突变进行检测，NGS方法是基于多基因的多种复杂突变类型的检测，如融合突变。美国伴随诊断相关实践起步较早，产业发展成熟，从FDA获批的伴随诊断检测使用的分析来看，PCR技术是使用最多的伴随诊断检测方法，占到了所有获批伴随诊断检测总数的35.00%，具体见图2-36。

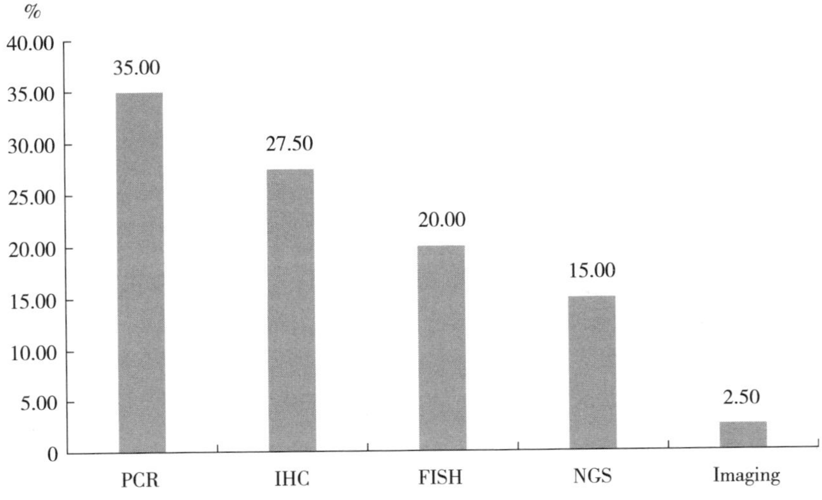

图2-36　FDA已批准的伴随诊断检测的分析技术

资料来源：根据公开资料整理。

作为当前最成熟技术，PCR凭借实验操作简便、准确、检测速度快等优点，在当前阶段仍是主流技术；随着新药物疗法、不断出现的新基因位点、新兴生物标志物的兴起，NGS的地位不断提升，使其成为PCR技术的必要补充、有力补充。由于NGS技术的高通量特点，可发现未知或罕见变异，一次检测可获得更多的突变信息，吸引医药公司积极布局NGS赛道，Foundation Medicine、Guardant等公司开发了数百个生物标志物的伴随诊断测试，这些测试已相继被批准用于多种恶性肿瘤检测。

放眼全球，开展伴随诊断业务的公司一直是资本追逐的对象，由此在伴随诊断领域诞生一些优势企业，如罗氏、赛默飞、安捷伦、Illumina、QIAGEN、FoundationOne伴随诊断、MolecularMD、Myriad Genetics、Guardant Health等。

1997年，罗氏以110亿美元收购了当时世界排名第二的诊断公司——德国宝灵曼（Boehringer Mannheim），一跃成为体外诊断（IVD）行业龙头老大，并且不断在体外诊断的各个领域展开大量战略收购。2012年，安捷伦斥资22亿美元收购丹科，进军诊断市场，如今安捷伦手中已有多个丹科获批的伴随诊断产品，与默克、安进、辉瑞等均有着检测技术开发的合作。2017年，赛默飞成为第一个通过FDA批准的、基于NGS的多标志物伴随诊断肿瘤检测公司。同年，FoundationOne伴随诊断获批可对所有实体瘤类型进行全面的基因组测序分析（CGP）与多项伴随诊断，成为FDA历史上首个批准的基于NGS的泛癌种伴随诊断产品，随后被CMS纳入保险覆盖范围。Illumina以其顶级的“下一代”基因测序（NGS）仪器而闻名，2018年推出TruSight Oncology 500，可以测量肿瘤突变负荷（TMB）和微卫星不稳定性（MSI），靶向523个基因用于单核苷酸变异（SNV）和基因组小片段插入（indel）探测，55个基因用于融合和剪接变异体探测。2020年，Guardant Health开发的液体活检伴随诊断产品Guardant 360伴随诊断被FDA批准，也是首个基于NGS技术的液体活检伴随诊断产品。

政策监管一直影响着伴随诊断行业的发展。从全球来看，美国、欧盟、日本伴随诊断相关监管实践成熟。美国是伴随诊断的“先行者”，也是“制定规则者”。FDA于2011年发布了全球第一个《体外伴随诊断试剂指导原则草案》，并在2014年形成了正式版指南。该指南正式提出了伴随诊断的定义，并规定靶向药须基于伴随诊断结果决定药物注册路径，自此伴随诊断与精准用药在FDA上市流程中完成了绑定。2016年，FDA发布《伴随诊断试剂与治疗性产品共同开发指南（草案）》，该草案进一步要求靶向药和伴随诊断试剂应采取共同开发（Co-development）的注册策略。根据 Jorgensen 和 Hersom 2016 年的一项研究，在 2000—2015 年获批的靶向药中，有伴随诊断的靶向药客观应答率高达 41%~80%，而无伴随诊断的客观应答率仅为 7%~45%。该项调查结果也侧面说明了 FDA 这一时期对伴随诊断采取的监管措施是有显著成效的。

随着获批的靶向药物及其伴随诊断试剂数量增加，逐渐产生了新的问题，如医生只有先大致确定靶向药，才能确定应该采用哪个伴随诊断试剂进行验证，这增加了不必要的检测开支并耽误了患者的治疗时间。为了解决这一问题，2018 年，FDA 发布伴随诊断分类标签指南草案，并于 2020 年正式发布了《基于特定类肿瘤治疗药品的伴随诊断试剂研发与说明书指南》，提出“药以群分”（Class labeling）的概念。无论是“一药一伴随”还是“药以群分”的监管思路，都限制了靶向药的使用。近年来，随着检测技术的进步，伴随诊断的检测能力已经完全超越了单个药品。为让更多患者获益，2022 年 11 月，FDA 计划试点一项新的伴随诊断审批模式，并提出了最低性能标准（Minimal Performance Criteria）概念。根据最低性能标准要求，药物上市后，临床医生可以使用任何一个满足最低性能标准的检测产品，不必局限于特定的伴随诊断检测产品，打破了以往“一药一伴随”的固定模式。

2023 年 6 月 20 日，FDA 正式发布一项试点计划“Oncology Drug Products Used with Certain In Vitro Diagnostic Tests：Pilot Program”，该计划实施的主要目的是为靶向药与伴随诊断试剂的解绑做准备，形成靶向药伴随检测的“最低性能标准”。2024 年 1 月 31 日，FDA 宣布计划对大多数目前属于Ⅲ类（高风险）的 IVD 进行重新分类，降为Ⅱ类（中风险）。该举措重点将针对传染病和伴随诊断产品。总的来说，FDA 对伴随诊断的监管相对比较成熟。

另外，欧盟和日本的伴随诊断监管紧跟美国步伐。欧盟最早于 2010 年发布《药物开发中的药物基因组学生物标志物和检测方法共同开发的反思》，其中提到伴随诊断。从 2013 年欧盟议会对伴随诊断试剂定义的修正案到 2015 年欧盟新版 IVD 试剂法规对伴随诊断试剂的定义，欧盟对伴随诊断的监管政策不断进行调整，调整后与美国比较接近。欧盟委员会于 2017 年发布 IVD 医疗器械法规取代原 IVD 医疗器械指令（IVDD 指令，Directive98/79/EC），明确把伴随诊断器械分为 C 类，并对符合性评估规定了特殊要求。另外，日本负责伴随诊断试剂监管的部门包括药品与医疗器械局（Pharmaceuticals and Medical Devices Agency，PMDA）与健康、劳工及福利部（Ministry of Health，Labor and Welfare，MHLW）。日本在 2013 年发布《伴随诊断试剂与药物申请审批通知》，内容包括伴随诊断试剂的定义以及“个体化药物—伴随诊断试剂”联合研发的注意事项等。

2. 细胞与基因治疗

细胞与基因治疗（CGT）是继小分子和大分子靶向疗法之后的最新一代精准医疗手段，为治疗肿瘤、罕见病、慢性疾病以及其他难以治愈的病症带来了创新的理念和方法。CGT 从源头上解决了临床治疗的迫切需求，在治疗遗传病和恶性肿瘤方面独具优势，使得 CGT 在生物制药行业成为最炙手可热的赛道。

CGT 按具体技术路线划分，细胞治疗主要包括干细胞疗法和细胞免疫疗法两大类，细胞免疫疗法又可分为过继细胞疗法（ACT）、肿瘤疫苗等。ACT 包括嵌合抗原受体 T 细胞（CAR-T）疗法、T 细胞受体嵌合型 T 细胞（TCR-T）疗法、嵌合抗原受体自然杀伤细胞（CAR-NK）疗法、肿瘤浸润淋巴细胞（TIL）疗法等。基因治疗则可分为溶瘤病毒（OV）疗法和基因疗法两大类，基因疗法又可按照递送载体分为病毒载体递送和非病毒载体递送。

从 CGT 疗法市场表现来看，其已经展现了强大的市场吸引力。其中，2023 年 10 款 CGT 疗法销售额高达 77 亿美元，多款产品如 Tecartus、Zolgensma、Spinraza 等销售额均突破 10 亿美元，展示了 CGT 疗法在治疗领域的显著疗效和广阔市场前景，具体见表 2-25。根据弗若斯特沙利文的数据，自 2015 年以来，全球 CGT 行业规模开始迅速增长，2016—2023 年，市场规模从 5040 万美元增长到 111.1 亿美元，预计到 2025 年，全球 CGT 市场规模将达到近 305.4 亿美元。具体见图 2-37。

表 2-25　2023 年 CGT 疗法营收情况（部分）　（单位：亿美元）

药物分类	药品名称	2023 年营收	适应证	研发企业
细胞疗法	Tecartus	14.98	急性淋巴细胞白血病、套细胞淋巴瘤	Gilead
	Kymriah	5.08	复发/难治性急性淋巴细胞白血病和弥漫性大 B 细胞淋巴瘤	诺华
	Carvykti	5.00	复发/难治性多发性骨髓瘤	
	Abecma	4.72	复发/难治性多发性骨髓瘤	传奇/强生
	Yescarta	3.70	复发/难治性大 B 细胞淋巴瘤	BMS/Bluebird

续表

药物分类	药品名称	2023 年营收	适应证	研发企业
基因疗法	Zolgensma	12. 14	脊髓性肌萎缩症	Gilead
	Leqvio	3. 55	成人原发性高胆固醇血症（杂合子家族性和非家族性）或混合型血脂异常	诺华
小核酸药物	Spinraza	17. 00	脊髓性肌萎缩症	lonis
	Amvuttra	5. 58	成人遗传性转甲状腺素蛋白淀粉样变性伴多发性神经病	Alnylam
	Eteplirsen	5. 40	杜氏肌营养不良症	Sarepta Therapcutics

资料来源：根据公开资料整理。

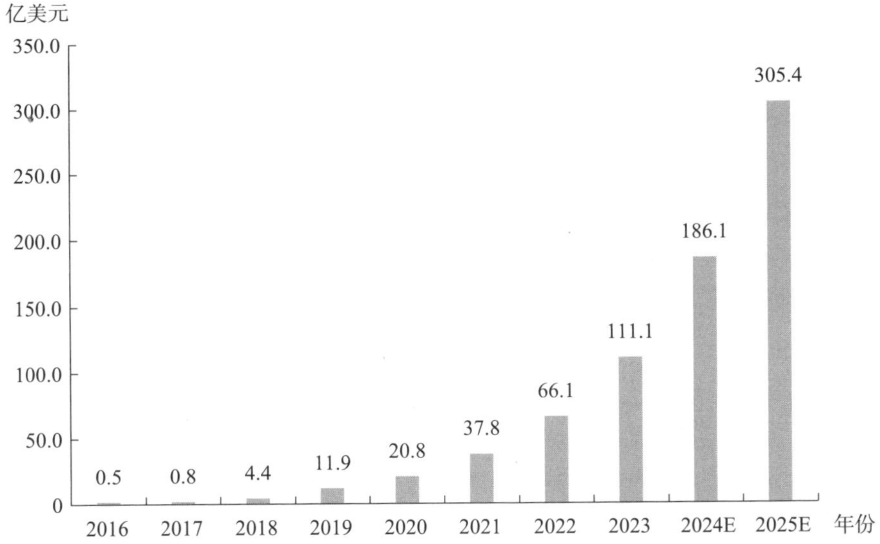

图 2-37 2016—2025 年全球 CGT 市场规模

资料来源：Frost & Sullivan。

目前，CGT 药物已在美国、欧洲、日本、中国等多个国家和地区上市。截至 2024 年 7 月，全球已获批上市的 CGT 产品约 100 款。其中，美国上市品种最多，其次为欧洲、日本，中国，具体见图 2-38。在全球已获批的 CGT 产品中，细胞疗法占据主导地位，共有 60 款获批上市；还有基因疗法 20 款、组织疗法 18 款和 OV4 款，具体见图 2-39。从作用机制来看，获批的细胞疗法主要包括 T 细胞疗法和干细胞疗法，各有 17 款。

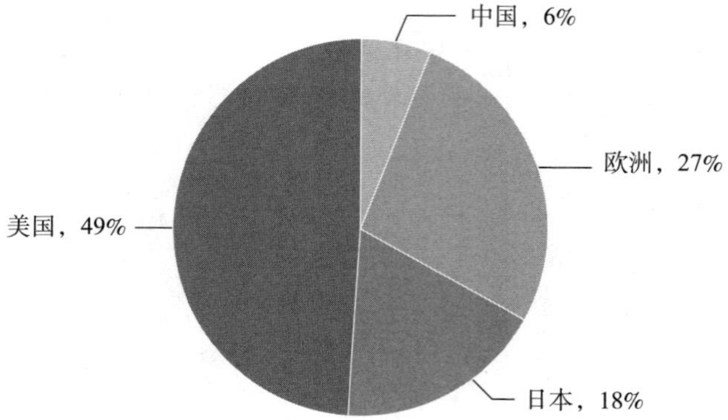

图 2-38　全球 CGT 上市产品区域分布

资料来源：根据公开资料整理。

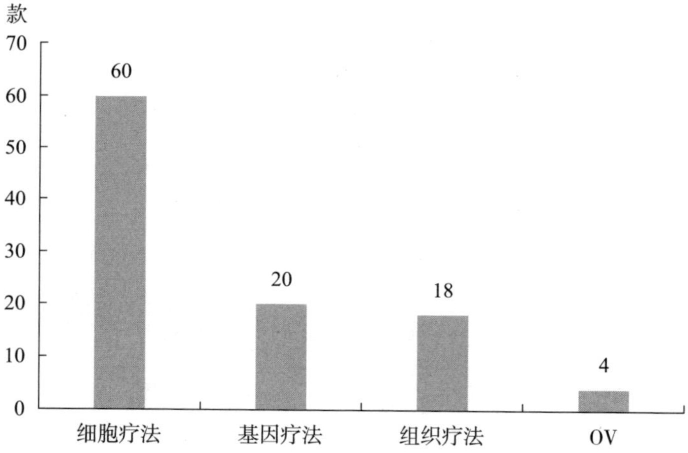

图 2-39　全球已获批上市的 CGT 产品数量（截至 2024 年 7 月）

资料来源：根据公开资料整理。

最引人注目的是，CRISPR Therapeutics 与 Vertex 公司联合开发的 Casgevy，用于治疗镰状细胞病（SCD），标志着全球首款 CRISPR/Cas9 基因编辑疗法正式进入临床应用，为精准医疗开辟了新纪元。2024 年 2 月，获批的首款 TIL 疗法问世且 T 细胞疗法实现治疗实体瘤的突破。2024 年 6 月 6 日，FDA 批准 Geron 公司的端粒酶抑制剂 Rytelo（imetelstat，伊美司他）用于治疗患有低风险至中危-1 风险的骨髓增生异常综合征（MDS），并伴有输血依赖性贫血（需要在 8 周内使用 4 个或更多红细胞单位）的成年患者。这是自 1984 年端粒酶被发现以来，历经 40 年，产业界迎来的首个端粒酶靶向疗法，被列为 2024 年十大潜在重磅疗法之一。2024 年上半年全球获批上市的 CGT 产品见表 2-26。

表 2-26　2024 年上半年全球获批上市的 CGT 产品

公司	产品名	适应证	获批时间	批准机构	价格	描述
lovaece	Amtagy	晚期黑色素瘤	2 月 16 日	FDA	51.5 万美元/针	TIL 疗法
科济药业	Zevor-Cel 泽沃基奥仑赛注射液	复发/难治性多发性骨髓瘤成人患者	3 月 1 日	NMPA	115 万美元/针	BCMA CAR-T
BMS	Breyann	复发/难治性慢性淋巴细胞白血病或小淋巴细胞淋巴瘤成人患者	3 月 14 日	FDA	—	CD19 CAR-T
Orchand Theraprubcr	Lenmeldy	异染性脑白质营养不良	3 月 18 日	FDA	425 万美元/针	基因疗法
辉瑞	Beqveez	中度至重度血友病 B	4 月 26 日	FDA	350 万美元/针	基因疗法
Madema	mRESVIA	保护 60 岁及以上的成人免受 RSV 感染引起的呼吸疾病	5 月 31 日	FDA	—	miRNA 疫苗
Geron	Rytelo	低危骨髓增生异常综合征（LR-MDS）患者的输血依赖性贫血	6 月 6 日	FDA	2471 美元/47 毫克 9884 美元/188 毫克	寡核苷酸端粒酶抑制剂
Saregta Therapeuhcs	Elevidy	允许用于治疗 4 岁及以上的杜氏肌营养不良患者	6 月 20 日	FDA	320 万美元/剂	基因疗法

资料来源：根据公开资料整理。

近 5 年来，全球获批的 CGT 领域产品以细胞疗法居多，尤其是 2023 年批准上市的细胞疗法达到 7 款，2024 年已获批 4 款。基因疗法在 2022 年和 2023 年分别获批 4 款和 3 款，OV 近 5 年来仅 2020 年有 1 款产品获批上市，具体见图 2-40。

从适应证来看，CGT 产品已覆盖血液肿瘤、实体瘤及罕见病等多种疾病领域。尤其是在血液肿瘤领域，CAR-T 疗法表现尤为亮眼。已获批用于治疗血液肿瘤的 12 款 CGT 产品均用于 CAR-T 疗法。

尽管 CAR-T 疗法在血液瘤领域“高歌猛进”，但对实体瘤治疗的突破相对有限，然而创新从未停歇。TECELRA 等新疗法的获批上市，展示了 CGT 在治疗实体瘤方面的巨大潜力。全球针对实体瘤已获批上市的 CGT 产品达到 16 款。其中，细胞疗法 9 款、树突细胞癌症疫苗 5 款，另外 2 款分别为 TCR-T 疗法和 TIL 疗法，涵盖黑色素瘤、胶质母细胞瘤和肾细胞癌等实体瘤类型。

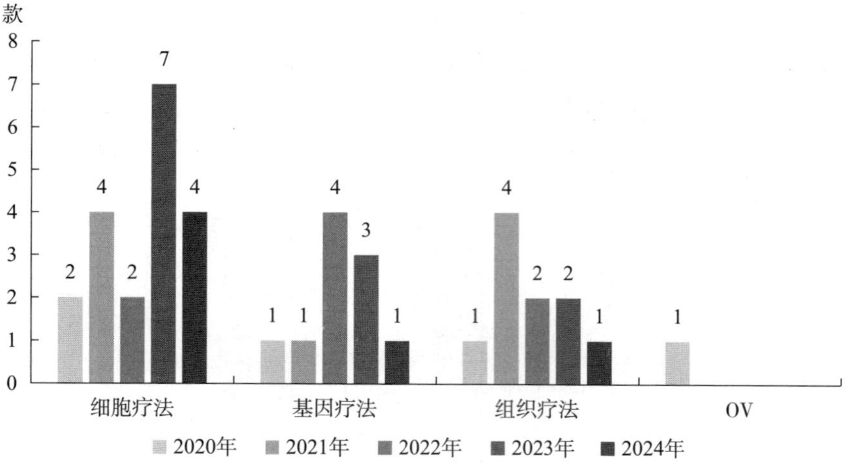

图 2-40　2020—2024 年批准上市的 CGT 产品

注：数据截至 2024 年 7 月，均为首次申请和首次批准，不含已上市产品新增适应证。

资料来源：根据公开资料整理。

在非肿瘤适应证方面，CGT 同样展现了广阔的应用前景。细胞疗法获批了 39 款产品，应用于烧伤、软骨损伤等多种适应证；而基因疗法获批 17 款产品，主要适应证包括 B 型血友病、β-地中海贫血等；组织疗法获批 18 款产品，用于烧伤、角膜缘干细胞缺陷等。

不同肿瘤适应证批准上市的 CGT 产品数量见图 2-41。

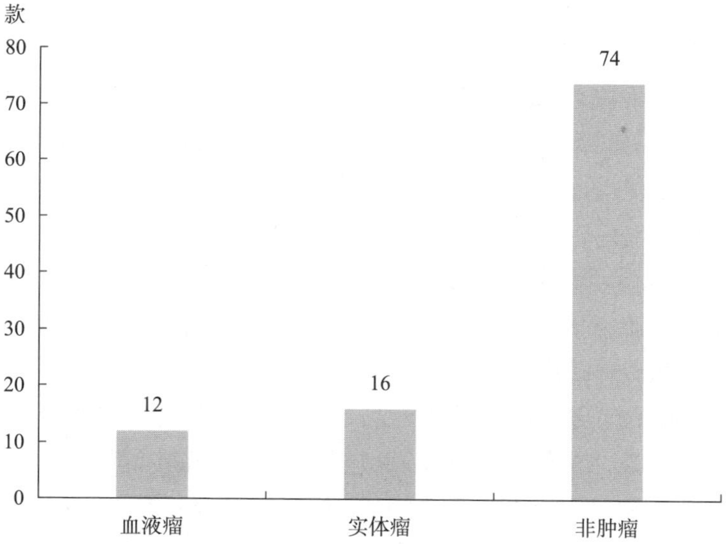

图 2-41　不同肿瘤适应证批准上市的 CGT 产品数量（截至 2024 年 7 月）

资料来源：根据公开资料整理。

从全球 CGT 在研管线来看，基因治疗占半壁江山。ASCGT 数据显示，截至 2023 年，在全球 3951 项 CGT 临床试验中，有 2111 项为基因治疗管线，占比为 53.42%；有 878 项为不涉及基因编辑的细胞治疗管线，占比为 22.22%，具体见图 2-42。基因疗法管线阶段主要为临床前管线，有 1528 项，占比为 72.38%。Ⅰ、Ⅱ期管线数量相当，均为 13%。

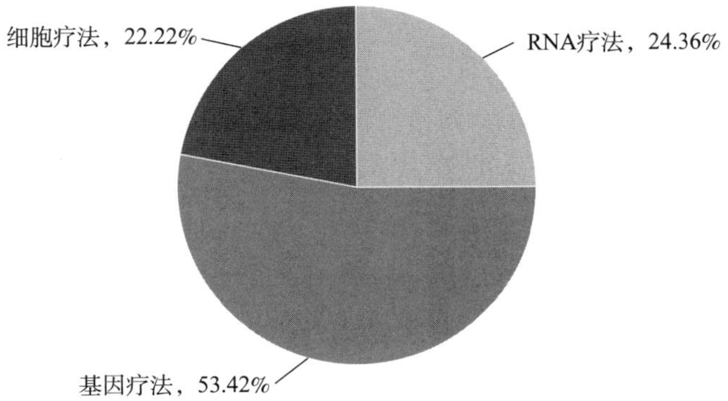

图 2-42 全球 CGT 在研管线分类

资料来源：根据公开资料整理。

全球大型药企构建了丰富的细胞和基因疗法管线，其布局折射出对于新型细胞疗法的探索，基因疗法从罕见病拓展至更广泛疾病治疗。国际上一些企业在细胞与基因治疗领域已经取得了显著成就。例如，诺华（Novartis）的 Zolgensma 是首个也是唯一获得 FDA 批准的用于治疗脊髓性肌萎缩症（SMA）的基因治疗产品；吉利德科学（Gilead Sciences）的 Yescarta 和 Kymriah 分别是针对大 B 细胞淋巴瘤和急性淋巴细胞白血病的 CAR-T 治疗产品。此外，Bristol Myers Squibb、Bluebird Bio 和 Vericel 等公司也在该领域占据重要地位。2023 年，全球 16 款主要 CGT 产品的总销售额超过 54 亿美元，其中吉利德的 Yescarta 和诺华的 Zolgensma 已突破 10 亿美元，分别为 14.98 亿美元和 12.14 亿美元，诺华的 Kymriah 销售额也达到 5.08 亿美元。具体见表 2-27。

表 2-27 全球 CGT 领域龙头企业（部分）

名称	介绍
诺华	全球性的制药公司，其产品 Zolgensma 是首个也是唯一获得 FDA 批准的用于治疗 SMA 的基因治疗产品。此外，诺华还有其他多个细胞与基因治疗产品在开发中
吉利德科学	其子公司 KitePharma 推出了 Yescarta，这是一种用于治疗某些类型淋巴瘤的 CAR-T 治疗产品

续表

名称	介绍
Bristol Myers Squibb	全球性的生物制药公司，其产品包括用于治疗多发性骨髓瘤的 Abecma 和 Breyanzi，这些产品都是基于 CAR-T 疗法
Bluebird Bio	专注于开发用于治疗遗传性疾病的基因疗法，包括用于治疗 β-地中海贫血的 Zynteglo 和用于治疗早期活动性脑白质营养不良症（CALD）的 Skysona
Vericel	其产品 Epicel 和 Maci 分别用于治疗严重烧伤和膝关节软骨损伤

资料来源：根据公开资料整理。

二、中国精准医疗行业发展概况

（一）市场规模稳步提升

在政府政策支持以及技术不断取得突破的推动下，中国精准医疗产业步入发展的快轨，产业规模稳步提升。公开数据显示，2022 年中国精准医疗产业规模已超过 1000 亿元，未来精准医疗产业规模有望继续保持快速增长，预计到 2024 年产业规模有望突破 1500 亿元。具体见图 2-43。

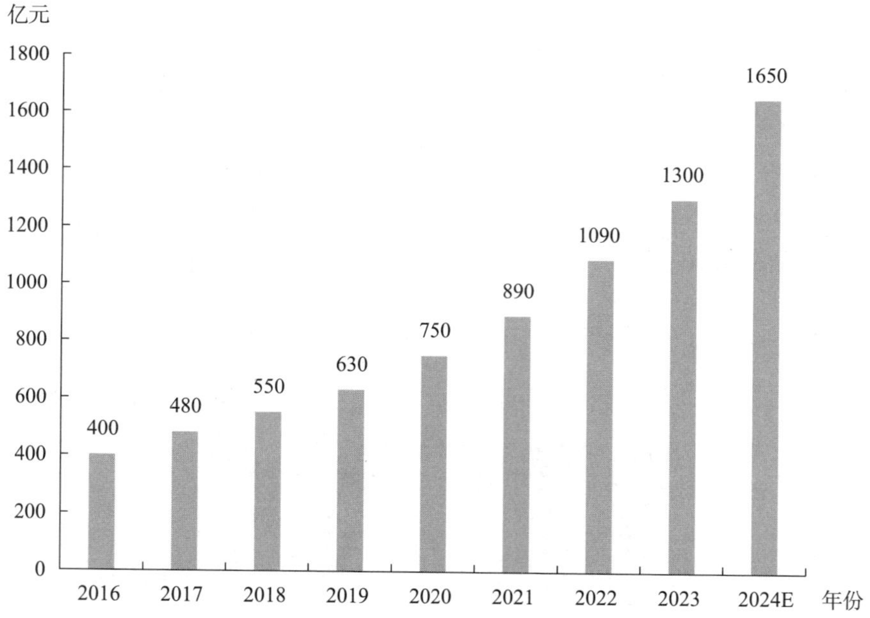

图 2-43　2016—2024 年中国精准医疗产业规模

资料来源：根据公开资料整理。

自 2015 年精准医疗在中国首次提出后，2015—2016 年相关注册企业数量大幅增加。2015 年以前注册的相关领域企业也纷纷申请认证、扩大经营范围，成为精准医疗行业内企业。数据显示，截至 2023 年中国精准医疗行业注册企业超过 4000 家，主要集中在北京、上海、广州等一线城市，其次是湖南、浙江、江苏等省份，安徽、河南、四川等省份也有企业分布。此外，我国规模以上的精准医疗产业园区共有 3 个，分别位于山东省、湖北省、江苏省，具体见表 2-28。

表 2-28　2023 年中国规模以上精准医疗产业园区情况

东方海洋精准医疗科技园	既是山东省建设的首个精准医疗领域的科技园区，也是目前中国设计规模最大、技术前沿功能齐全的精准医疗科技园区。园区布局建设的功能包括精准医疗器械的研发与生产、第三方检测实验室、技术交流与服务、技术孵化“四位一体”
武汉精准医疗产业基地	分三期建设，截至 2023 年 6 月底，一期项目已交付并入驻完毕，正在建设的二期，预计 2023 年底完工，致力于打造最具特色的国际生物精准医疗产业聚集地
中国医药城精准医疗孵化基地	作为中国首个医药类国家高新区，中国医药城围绕打造生物医药特色产业集群，精准施策、强链补链，拥有抗体药、疫苗、诊断试剂及高端医疗器械，化学药新型制剂、特医配方食品等主导产业

资料来源：根据公开资料整理。

（二）行业环境持续优化

近年来，我国精准医疗产业稳步推进、成果显著。

在国家层面，国家“十三五”规划将精准医疗的发展列入重点，明确加速推动基因组学等生物技术大规模应用，建设网络化应用示范体系，推进个性化治疗、新型药物、生物育种等新一代生物技术产品和服务的规模化发展，推进基因库、细胞库等基础平台建设。“十四五”规划明确指出，必须攻克科技前沿的关键领域，包括基因与生物技术、基因组学研究及其应用、遗传细胞和遗传育种、合成生物学以及生物药物等技术创新。2024 年 2 月，国家发展改革委发布新政策，将细胞治疗药物和细胞培养明确列入鼓励类产业目录。

在地方层面，近年来推动 CGT 产业的发展已成为地方政府的重点工作之一。2023 年 1 月，深圳市出台全国首部细胞和基因产业专项立法《深圳经济特区细胞和基因产业促进条例》，并于 2023 年 3 月 1 日正式施行，细胞和基因药物拓展性临床试验制度在深落地，正在开展临床试验用于治疗严重危及生命且尚无有效治疗手段疾病的细胞和基因药物，可在医疗机构内用于其他病情相同且无法参加药物临床试验的患者。2024 年 7 月，上海市最新出台了《关于进一步优化外商投资环境加大吸引外商投资力度的实施方案》，从企业研发、成果转化等多个方面提供支持，加快生物医药领域外商投资项目落地投产，鼓励在沪开展境外已经上市细胞和基因治疗产品的临床实验。2024年10月，《北京市高质量建设细胞与基因治疗产业集群实施方案（2024—2026年）（征求意见稿）》发布，旨在充分发挥北京细胞与基因治疗领域原始创新和临床资源优势，加快培育细胞与基因治疗领域新质生产力，建设国际领先的细胞与基因治疗产业集群。

在行业规范层面，为鼓励和支持行业发展，国家药品监督管理局出台了相关CGT领域技术指导原则，使得CGT疗法研发注册路径更加清晰。在药品注册上市阶段，国家药品监督管理局药品审评中心发布了《免疫细胞治疗产品药学研究与评价技术指导原则（试行）》，明确规定了人源细胞系来源的免疫细胞治疗产品所使用的细胞系，必须具备清晰的来源信息、明确的传代历史记录以及全面的合格检定结果；近两年，又先后发布了《嵌合抗原受体T细胞（CAR-T）治疗产品申报上市临床风险管理计划技术指导原则》《免疫细胞治疗产品药学研究与评价技术指导原则（试行）》《体外基因修饰系统药学研究与评价技术指导原则（试行）》《人源干细胞产品药学研究与评价技术指导原则（试行）》《体细胞临床研究工作指引（征求意见稿）》《人源性干细胞及其衍生细胞治疗产品临床试验技术指导原则（试行）》《细胞和基因治疗产品临床相关沟通交流技术指导原则（征求意见稿）》等规范行业发展。2024年1月19日，国家药品监督管理局药品审评中心发布了《重组腺相关病毒载体类体内基因治疗产品临床试验申请药学研究与评价技术指导原则》，补充了对重组腺相关病毒载体类体内基因治疗的要求。

（三）关键技术创新发展

1. 伴随诊断领域

中国自2014年开始先后推出一系列相关技术审查指导原则，促进行业发展。国家药品监督管理局医疗器械技术审评中心于2014年发布《肿瘤个体化治疗相关基因突变检测试剂技术审查指导原则》，2017年发布《人表皮生长因子受体2基因扩增检测试剂盒（荧光原位杂交法）注册技术审查指导原则》，2018年发布《人表皮生长因子受体（EGFR）突变基因检测试剂（PCR法）注册技术审查指导原则》《体外诊断试剂临床试验指导原则（征求意见稿）》，2019年发布《肿瘤相关突变基因检测试剂（高通量测序法）性能评价通用注册技术审查指导原则》《晚期非小细胞肺癌临床试验终点技术指导原则》。

2020 年，国家药品监督管理局医疗器械技术审评中心发布征集伴随诊断试剂生产企业信息并启动编制伴随诊断试剂与抗肿瘤药物同步研发的临床试验技术指导原则，后又发布《基于同类治疗药品的肿瘤伴随诊断试剂说明书更新与技术审查指导原则（征求意见稿）》《已上市抗肿瘤药物的伴随诊断试剂临床试验指导原则（征求意见稿）》等。其中，《基于同类治疗药品的肿瘤伴随诊断试剂说明书更新与技术审查指导原则（征求意见稿）》的相关意见与 FDA 的指导原则、基本思想相似。

值得关注的是，《已上市抗肿瘤药物的伴随诊断试剂临床试验指导原则（征求意见稿）》中指出，伴随诊断试剂的临床试验包括临床检测准确性研究和伴随诊断用途的临床验证两部分。其中，伴随诊断用途的临床验证可以通过共同开发（Co-development）、桥接（Bridging）和跟随（Follow-on）三种途径实现。2021—2022 年，《抗肿瘤药物的非原研伴随诊断试剂临床试验注册审查指导原则》《与肿瘤药物同步研发的原研伴随诊断试剂临床试验注册审查指导原则》先后发布。2024 年，国家市场监督管理总局陆续发布《基于高通量测序技术的非小细胞肺癌相关基因变异检测试剂临床试验注册审查指导原则》《肿瘤筛查用体外诊断试剂临床评价注册审查指导原则（征求意见稿）》《结直肠癌筛查用体外诊断试剂临床评价注册审查指导原则（征求意见稿）》等重要指引，为相关领域的产品注册指明方向。

随着国内伴随诊断相关法规不断建立与完善，市场也获得快速发展。公开数据显示，中国伴随诊断规模在 2019 年已达 27.2 亿元，2022 年伴随诊断的市场规模为 64.4 亿元，按 33.3% 的增速估算，2025 年市场规模将达到 152.6 亿元。从伴随诊断技术方面来看，PCR 和 NGS 是国内两大主要技术路线，特别是因新冠疫情导致大规模筛查，国家要求二级以上医院配备 PCR 实验室，很多县级医院和乡镇医院都建设了标准的 PCR 实验室。与美国获批的典型伴随诊断产品不同的是：美国批准上市的 NGS 大 panel 最多，无论组织检测或液体活检，都不乏适用于多种适应证的集成产品；中国已经上市的伴随诊断产品模式具有明显的“地域特征”——单基因或小 panel、单一适应证（唯一例外是艾德生物的一款 NGS panel，适用于“肺癌+肠癌”）。

国内目前常见的肿瘤伴随诊断相关的基因有：ALK、EGFR、KRAS、BRAF、PIK3CA、ROS1、HER2、MET、NRAS、RET、BRCA1/2，具体见图 2-44。主要涉及的肿瘤有肠癌、肺癌、甲状腺癌、乳腺癌、黑色素瘤、胃癌和卵巢癌等，具体见图 2-45。

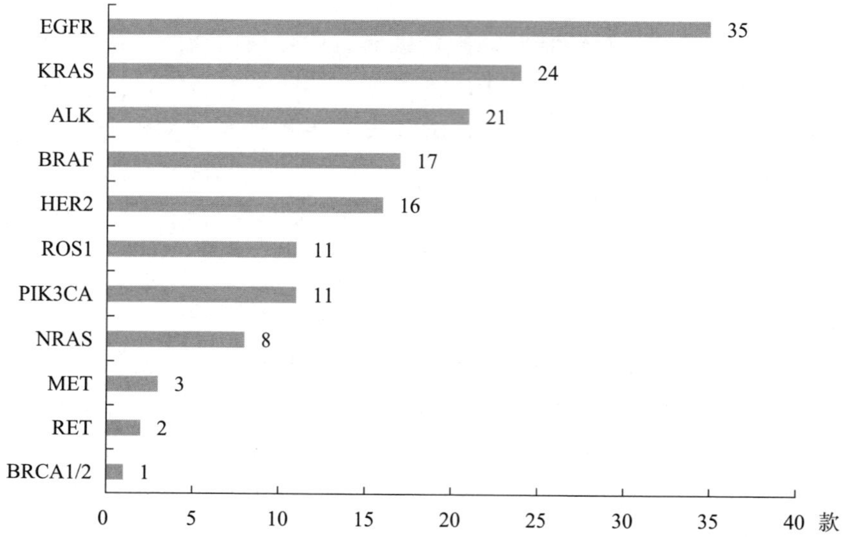

图 2–44　不同基因涉及的产品分布

资料来源：根据公开资料整理。

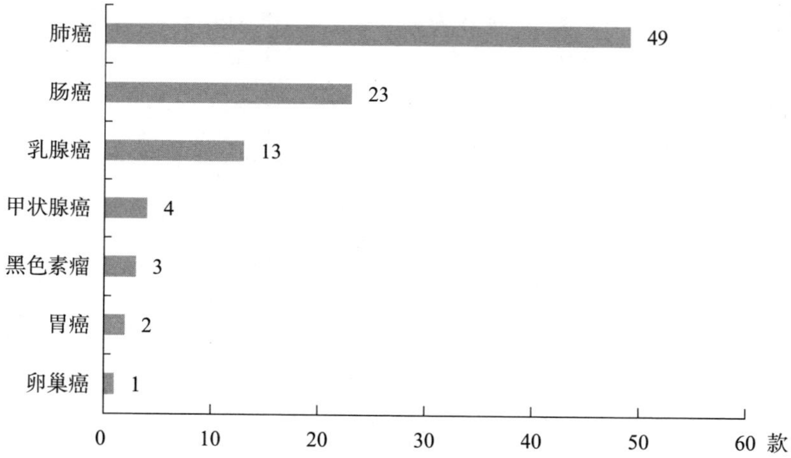

图 2–45　不同肿瘤涉及的产品分布

资料来源：根据公开资料整理。

随着精准医疗的发展，国内伴随诊断行业诞生了艾德生物、燃石医学、泛生子等一批明星公司以及一些随 NGS 发展起来的企业。例如，艾德生物拥有国内首批获得国家市场监督管理总局和欧盟 CE 认证的最齐全的肿瘤精准诊断产品线，除了在国内三甲医院大规模应用，部分产品还在日本、韩国获批上市并进入当地医保，开创了中国肿瘤伴随诊断海外获批的先例。2023 年 9

月，泛生子成功研发“人 PDGFRA 基因 D842V 突变检测试剂盒”，并获得国家药品监督管理局的上市批准，是中国原研伴随诊断试剂指导原则出台后批准的首个以桥接路径开发的伴随诊断试剂盒，成为行业内的里程碑事件。燃石医学是获国家药品监督管理局颁发的中国肿瘤 NGS 检测试剂盒第一证的企业，在体外诊断领域具有里程碑式意义。

2. CGT

在技术创新和政策支持的推动下，中国 CGT 产业获得创新性发展。数据显示，2023 年中国 CGT 产业市场规模达到约 33.81 亿元，较上年增长 113.58%。预计 2024 年市场规模将增至 88.48 亿元，2025 年将达到 186.31 亿元。具体见图 2-46。

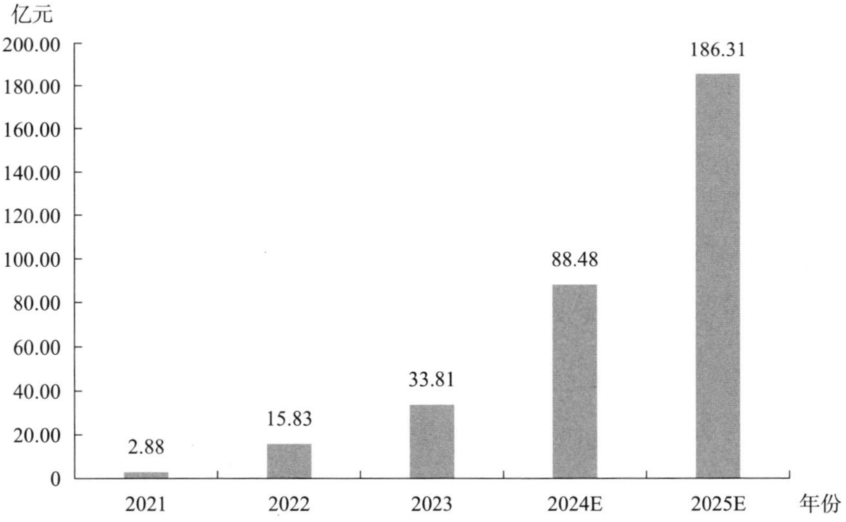

图 2-46　2021—2025 年中国 CGT 产业市场规模

资料来源：根据公开资料整理。

在地域分布方面，中国 CGT 主要集中在上海市和北京市。在国内上市企业中，有 6 家企业来自上海市，占比 40%，有 4 家企业来自北京市。药渡数据显示，上海、北京、南京和苏州等市的 CGT 企业数量领先，处于全国第一梯队。上海市在药物产品、企业集聚程度上均明显领先的原因是其拥有跨国药企优势，无论是基因治疗还是 CAR-T 治疗技术，最初都是由海外药企率先实现突破，海外药企往往拥有领先性技术，而上海市拥有国际化企业，能快速引进这些领先技术。中国主要城市 CGT 企业数量见图 2-47。

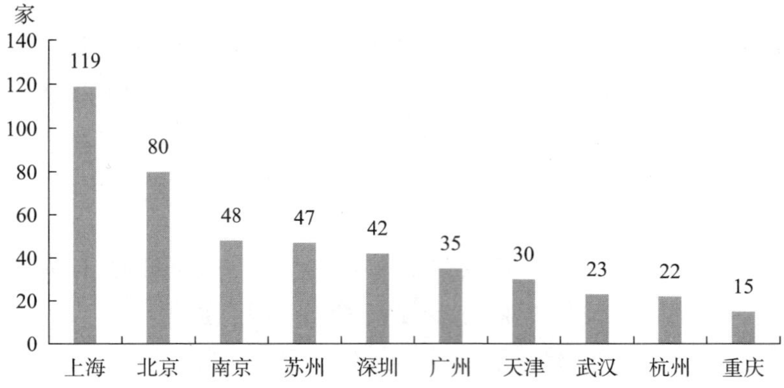

图 2-47　中国主要城市 CGT 企业数量

资料来源：根据公开资料整理。

CGT 产业已经吸引了众多国内企业的关注。一批具有创新能力和市场竞争力的企业开始积极布局 CGT 产业，通过自主研发、合作开发等方式，推动 CGT 技术的不断进步和产业化进程。这些企业涵盖了从上游的实验试剂，到中游的细胞治疗产品研发和生产，再到下游的临床应用和市场推广等多个环节，形成了完整的产业链条。近两年，国内 CGT 领域融资持续火热，2023 年国内 CGT 领域有超过 50 家企业获得累计近 90 亿元的投融资，其中约有 20 家企业获得超亿元融资。

从细胞治疗类别来看，2023 年较为热门的融资方向是 CAR-T、TIL、TCR-T、CAR-NK 四个细分赛道，多家融资超亿元的企业以 CAR-T、TCR-T、TIL 产品为研发核心，具体见表 2-29。从基因疗法的融资金额与管线平台进展来看，国内企业的自主创新能力在持续增强，不少企业极具研发首创新药的潜力，适应证主要包括肿瘤、眼科疾病、耳科疾病、神经疾病和代谢疾病等。

表 2-29　2023 年中国 CGT 领域融资事件

融资企业	融资轮次	融资金额	融资时间	布局重点
诺洁贝生物	B 轮	近 4000 万美元	7 月 11 日	基因药物治疗病毒性感染的关键技术研究、抗 HIV 基因药物开发、抗乙肝病毒感染的基因药物研发
恩瑞恺诺	Pre-A 轮	数千万元	7 月 14 日	新一代细胞新药研发，在细胞治疗领域建立三大平台：CAR-NK 平台、单碱基基因编辑平台、小分子诱导分化的 iPSCs 平台

续表

融资企业	融资轮次	融资金额	融资时间	布局重点
亘喜生物	私募	1亿美元	8月7日	发现和开发用于治疗癌症及自身免疫性疾病的突破性细胞疗法
纽福斯	C+轮	近7亿元	8月9日	眼科疾病的体内基因治疗
益杰立科	A轮	3200万美元	8月29日	基因编辑技术开发
舒桐医疗	B轮	未透露	9月5日	以基因编辑为核心技术，具有从研发、申报到商业化的完整新药产业化能力
沙砾生物	A轮	4亿元	9月8日	肿瘤免疫细胞治疗，以TIL药物为代表
劲帆生物	天使轮	数亿元	9月12日	基因治疗领域技术创新与脑科学药物研究，开发大规模病毒载体制备及递送技术
孟眸生物	未透露	数千万元	9月18日	采用创新的干细胞及基因疗法治疗眼科疾病
赛元生物	未透露	数千万元	9月21日	iPSCs分化先天性免疫细胞用于实体肿瘤免疫治疗
中因科技	Pre-A轮	未透露	9月29日	遗传眼病基因诊断和基因治疗药物开发
武汉医科所	种子轮	数千万元	10月10日	研发全球通用型免疫细胞活性粒细胞抗癌疗法，布局国内领先的细胞外泌体药械组合新产品研发
臻愈生物	种子轮	数千万元	10月17日	研发新型通用型治疗性细胞疫苗与体内CAR-T产品
诺未生物	Pre-B轮	5000万元	10月23日	细胞基因治疗、核酸新药、肿瘤疫苗等领域
镔铁生物	A轮	超亿元	10月31日	突破性免疫细胞治疗药物TCR-T研发与生产
科丞智能	种子轮	数千万元	11月3日	打造聚焦衰老及细胞代谢的基因药物、细胞药物及小分子新型药物管线
科镁信	Pre-A轮	数千万元	11月13日	围绕用于免疫调节的工程红细胞及基于脂质纳米颗粒的非病毒载体基因递送
臻知医学	Pre-A轮	数千万元	11月14日	开发肿瘤抗原特异性细胞疗法与肿瘤抗原miRNA治疗性疫苗
恒赛生物	A轮	数亿元	11月28日	新一代个体树突细胞肿瘤治疗疫苗（DC疫苗）的研发与产业化
隆耀生物	首轮	近亿元	12月8日	肿瘤免疫细胞技术及产品的研发

续表

融资企业	融资轮次	融资金额	融资时间	布局重点
华赛伯曼	A 轮	数千万元	12 月 28 日	开发具有全球创新性和领先性的细胞药物，重点开发针对实体肿瘤的 TIL 细胞药物
神拓生物	天使轮	数千万元	12 月 30 日	打造全球领先的基因治疗和创新的递送技术平台

资料来源：根据公开资料整理。

在干细胞领域，干细胞融资热度来自企业技术的革新，更好地挖掘了干细胞多向分化的潜能。2023 年，完成 B 轮融资的是两家元老级玩家：泽辉生物与启函生物，融资均过亿元；其余大多为近 3 年成立的新锐公司。具体见表 2-30。

表 2-30　2023 年中国干细胞领域融资事件

融资企业	融资轮次	融资金额	融资时间	布局重点
华源再生	Pre-A 轮	数千万元	2 月 8 日	以干细胞及组织工程器械技术为核心，致力于制备可植入生物人工器官
	Pre-A++轮	数千万元	11 月 20 日	
泽辉生物	B 轮	超 2 亿元	4 月 17 日	干细胞技术开发
士泽生物	A 轮追加投资	千万元级	4 月 18 日	为以帕金森病为代表的重大疾病提供规模化、低成本的干细胞治疗方案
艾凯利元生物	A++轮	亿元级	8 月 28 日	超能 iPSCs 来源的细胞治疗药物
启函生物	Pre-B 轮	超亿元	9 月 22 日	将高通量基因编辑技术应用于细胞治疗和器官移植领域
意胜生物	天使轮	数千万元	10 月 24 日	胰岛方向的多能干细胞药物研发和产业化
血霁生物	A1 轮	未透露	12 月 19 日	打造不同市场定位的造血干细胞来源的血小板和 iPSCs 来源的血小板

资料来源：根据公开资料整理。

2023 年，miRNA 技术的融资火热，作为新兴领域，其以研发速度快、安全、高效、应用范围广等优势吸引了众多投资者的目光。虽然国内 miRNA 行业起步时间较晚，但随着技术的不断进步和产业链的逐步完善，一些具有深厚技术积累和洞察趋势、高效研发效率的药企开始崭露头角，获得了投资者的青睐。具体见表 2-31。

表 2-31 2023 年中国 RNA 领域投融资事件

融资企业	融资轮次	融资金额	融资时间	布局重点
微芯新域	未透露	3000 万元	6 月 10 日	从事大分子及核酸药物的研发
威斯津生物	A 轮	3 亿元	6 月 20 日	miRNA 药物研发
传信生物	未透露	1.5 亿元	6 月 27 日	RNA 药物研发
安天圣施	Pre-A+轮	数千万元	7 月 11 日	研发以 RNA 为靶点的反义寡核苷酸药物
环码生物	A 轮	数千万美元	8 月 15 日	环形 RNA 核酸药物开发
衡昱生物	天使轮	未透露	8 月 16 日	基因及核酸药物
因诺纬克生物	Pre-A 轮融资	1800 万美元	9 月 1 日	创新 miRNA 药物研发
纽安津生物	未透露	5000 万元	9 月 15 日	个体化肿瘤疫苗研发
立康生命科技	未透露	未透露	9 月 25 日	开发以肿瘤新生抗原为配标的个性化肿瘤疫苗
麦进嘉	A 轮	数千万元	9 月 28 日	治疗性核酸药物研发
靖因药业	B 轮融资	6000 万美元	10 月 16 日	聚集新一代核酸创新疗法在心血管疾病领域的开发
凌泰氪生物	Pre-A 轮融资	数亿元	10 月 26 日	IncRNA 药物研发
舶望制药	A+轮	3 亿元	11 月 1 日	开发新一代 siRNA 药物
浩博医药	Pre-A+轮	1 亿元	11 月 1 日	开发 First-in-class 和 Best-in-class 自主创新的药物
尧唐生物	A+轮	超亿元	11 月 30 日	结合 miRNA 体内递送技术和基因编辑技术，开发新一代 miRNA 药物和基因编辑药物
圣因生物	A+轮	8000 万美元	12 月 1 日	小核酸药物研发
荣灿生物	A 轮融资	超亿元	12 月 6 日	基因（核酸）药物的开发及产业化的全产业链型研发公司

资料来源：根据公开资料整理。

2024 年前三季度，CGT 领域在生物医药产业中收获颇丰，投资者对这一领域的兴趣持续提高。据不完全统计，2024 年前三季度，国内 CGT 融资企业达 60 余家，具体见表 2-32。从研究领域的细分视角来看，获得融资的企业在研发方向上聚焦于 CAR-T/NK 疗法及 TCR-T 疗法等自体细胞疗法领域，这些疗法以其独特的靶向性和高效性成为投资界的热点。进入下半年，随着国家层面针对干细胞行业推出一系列重磅利好政策，为行业注入了强劲的发展动力，开发干细胞疗法及其他通用型细胞疗法的企业开始崭露头角，可能因此更受资本市场的青睐与追捧，预示着细胞治疗领域正逐步向多元化、通用化方向迈进。

表 2-32　2024 年前三季度中国 CGT 融资事件

融资企业	融资轮次	融资金额	融资时间	布局重点
恒瑞源正	C3 轮	近亿元	1 月 9 日	用于推动实体瘤细胞疗法管线开发
虹信生物	Pre-A 轮	数千万元	1 月	用于核心产品 HN2201 的临床开发以及基于工程化细胞靶向递送平台的临床前药物开发
诺恩基因	战略轮	数千万元	1 月	聚焦核酸递送技术平台
恒赛生物	A+轮	数千万元	1 月 17 日	致力于树突细胞疫苗（DC 疫苗）研发与产业化
安龙生物	A+轮	数千万元	1 月	应用基因调控、基因治疗、基因编辑等技术的新药研发
纽伦捷生物	Pre-A 轮	数千万元	1 月 5 日	重点面向致盲性眼病以及难以治疗的神经系统肿瘤的基因治疗药物
慧心医谷	Pre-A 轮	数千万元	2 月 26 日	聚焦于神经系统疾病细胞治疗领域专注于巨噬细胞药物治疗实体瘤
鲲石生物	Pre-A 轮	数千万元	2 月 26 日	专注于巨噬细胞药物治疗实体瘤
华道生物	D+1 轮	—	2 月 23 日	专业从事细胞免疫治疗尤其专注细胞药物全产业链技术开发和创新
中合基因	Pre-A 轮	数千万元	2 月	长链基因生物合成仪供应商
深研生物	B+轮	超 3 亿元	2 月 21 日	细胞治疗和基因治疗领域中的关键技术和工艺的研究与开发
中博瑞康	B 轮	数亿元	3 月 6 日	专注于覆盖细胞制备的全流程，全封闭细胞制备工具解决方案
博致生物	A 轮	1800 万美元	3 月 7 日	开发新一代细胞因子抗肿瘤免疫疗法
先博生物	A+轮	2 亿元	3 月 11 日	专注于开发创新型免疫细胞疗法
映辉医药	A1 轮	数千万元	3 月 11 日	聚焦创新溶瘤病毒技术研发
科泽永欣	—	数千万元	3 月 13 日	专注于小核酸递送系统研发
艾迪贝克	天使轮	未透露	3 月 20 日	专注于下一代通用型细胞疗法
佰炼医药	天使+轮	数千万元	3 月 20 日	以新型 CGT 药物为代表的生物创新药 CDO/CMO 服务
星眸生物	Pre-A+轮	数千万元	3 月 19 日	聚焦眼科基因治疗药物开发
华诺泰	B 轮	6 亿元	3 月 22 日	人用疫苗和新型佐剂研发及产业化

续表

融资企业	融资轮次	融资金额	融资时间	布局重点
赫吉亚	A1 轮	近亿元	3 月 28 日	siRNA 领域递送技术平台的构建及药物研发
篆码生物	种子轮	数千万元	4 月 16 日	用于基因编辑管线开发和推动，超小型编辑器平台建设
羿尊生物	A+轮	近亿元	4 月 15 日	用于推进临床研究、注册申报以及团队建设
君跻生物	Pre-A 轮	数千万元	4 月 7 日	专注于自动化与智能化一站式基因服务
源博生物	种子轮	千万港币	4 月	用于研发人工智能驱动的细胞制备设备，推动再生医学和生物技术产业发展
引正基因	Pre-A+轮	千万美元	4 月 3 日	用于支持公司新一代基因编辑工具的开发与产品管线的快速推进，继续提升产品的研发和产业化能力，研发与建立体内基因编辑药物制剂的规模生产技术和体系
昂拓生物	A 轮	5000 万美元	4 月 8 日	用于加速该公司药物管线的深度布局，临床试验快速推进，以及中国公司的落地运营
跃赛生物	A 轮	超亿元	4 月 7 日	推进新一代细胞治疗药物研发
赛福基因	C 轮	亿元	5 月 27 日	专注于基因大数据人工智能解析，为遗传病患者提供精准医疗服务
灵识质源	天使轮	未披露	5 月 27 日	专注于实体瘤领域单克隆 TCR 药物发现及开发，未来还将突破至自身免疫疾病等领域
善本生物	天使轮	数千万元	5 月 22 日	以“用基因工程方法解决抗体非特异性难题”为使命的科技型企业
乐康嘉润	天使轮	数千万元	5 月 22 日	专注于抗肿瘤药物研发的创新药研发商，拥有抗病毒 miRNA 疫苗递送等多个研发管线
萃纯科技	Pre-A 轮	未披露	5 月 16 日	专注于细胞基因疗法领域纯化工艺和材料的生物技术公司
微远基因	D+轮	数亿元	5 月 16 日	专注于基因诊断领域与感染精准医疗
济因生物	天使+轮	数千万元	5 月 15 日	致力于肿瘤基因与细胞治疗新疗法的研究
康元医疗	—	数千万元	6 月 4 日	专注于血液净化吸附材料领域新技术、新产品的研发

续表

融资企业	融资轮次	融资金额	融资时间	布局重点
微进化医疗	天使轮	数千万元	6月7日	miRNA 修复疗法开发商
朗信生物	B+轮	—	6月11日	致力于基因治疗创新药物研发制造
楷拓生物	B轮	近亿元	6月12日	聚焦创新型核酸药物 CRDMO 服务
赛桥生物	B轮	近2亿元	6月14日	专注于 CGT 行业上游关键制造技术及成套核心装备的源头技术创新和国产化工作
迦进生物	—	—	6月15日	专注于药物偶联和递送技术
莱芒生物	天使+轮和天使++轮	5000万元	6月18日	基于“免疫代谢重编程+前沿人工智能”的创新技术，专注研发、生产和商业化新型肿瘤免疫治疗药物
时夕生物	天使+轮	数千万元	6月28日	专注于开发创新核酸药物的生物医药公司
迈科康生物	A+轮	超3亿元	6月28日	利用新型佐剂和核酸疫苗平台布局治疗性疫苗管线
夏同生物	未公开	未透露	7月19日	神经系统干细胞药物研发商
浩博医药	A轮	3700万美元	7月15日	生物疫苗、核酸药研发商
椎元医学	天使轮	数千万元	7月12日	创新细胞疗法研究商
跃赛生物	A+轮	数千万元	7月12日	细胞治疗药物开发商
美尚洁生物	A轮	数千万元	7月9日	重组基因编辑技术研究商
安天圣施	A轮	近亿元	7月2日	致力于以 RNA 加工为靶标研发反义寡核苷酸药物
以慈生物	天使轮	数千万元	8月10日	细胞药物研发商
正序生物	A+轮	超亿元	8月8日	新型基因编辑技术研发商
宸张生物	Pre-A轮	2000万元	8月6日	干细胞技术研发商
仁远生物	种子轮	数百万元	8月6日	血管修复干细胞技术研发商
艾迪基因	天使轮	超千万元	8月5日	基因编辑技术研发商
神济昌华	Pre-A轮	近亿元	8月1日	神经系统基因疗法研发商
血霁生物	A1+轮	—	8月22日	iPSCs 细胞疗法
贝斯生物	A2轮	数千万元	9月13日	EPE 引导编辑、AccuBase 基因编辑系统、Cas9 基因编辑技术以及体内靶向递送技术
唯可生物	Pre-A轮	数千万元	9月13日	助力唯可生物加速推进细胞和基因治疗安评技术平台、生物育种检测技术平台开发和升级，海外业务拓展等工作

续表

融资企业	融资轮次	融资金额	融资时间	布局重点
星赛瑞真	天使轮	数千万元	9月14日	iPSCs细胞疗法
智新浩正	Pre-A+轮	数千万元	9月3日	iPSCs细胞疗法

资料来源：根据公开资料整理。

三、中国精准医疗行业科技创新情况

（一）一线城市专利成果位居前列

近年来，中国在精准医学的技术水平、产业化、研究成果上与发达国家相比虽然存在差距，但也取得了一定进步。在专利成果方面，上海市拥有大批生物医药研发、诊断试剂、医疗器械、高端医疗服务相关企业和产业基地，生物医药产业体系完善、研发能力强、临床资源丰富，为精准医疗领域的发展提供了有力保障，以3300件的专利数量居于榜首，具体见图2-48。北京市相关专利数量紧随其后，其布局了一批精准医疗创新企业，例如赛纳生物、立康生命、神州细胞、加科思、伯汇生物等，着力打造了医药健康产业创新高地。精准医疗是深圳市大健康产业重点发展的领域之一，相关专利数虽然稍显劣势，但是深圳市拥有华大智造、普瑞金等龙头企业，并且新一代测序能力与超大规模生物信息计算和分析能力位居全球前列，为未来发展提供有力支撑。

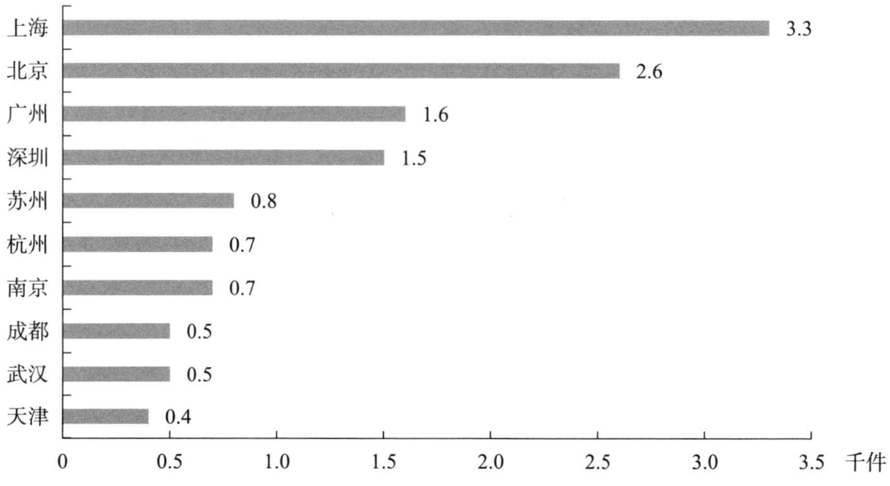

图2-48　中国精准医疗专利数城市排行榜

资料来源：H-TechData。

（二）PCR 技术成果获批占大多数

从伴随诊断获批产品使用的技术来看，我国 PCR 技术相关试剂获批最多。据不完全统计，截至 2024 年上半年，用于伴随诊断获批的 PCR 试剂为 180 个、NGS 为 20 个、IHC 为 6 个、FISH 为 27 个。伴随诊断领域应用最广泛的是 PCR 和 NGS。PPCR 的升级包括二代荧光定量 PCR（qPCR）和三代数字 PCR（dPCR），虽然 dPCR 在定量分析上有优化，但技术尚未成熟，目前应用最广泛的是 qPCR。基因测序的升级包括 NGS 和三代单分子测序，三代单分子测序在读长上虽然更长但还处于应用早期，目前应用最广泛的是 NGS。中国 PCR 试剂、NGS 试剂获批情况（部分）见表 2-33、表 2-34。

表 2-33　中国 PCR 试剂获批情况（部分）

企业	获批 PCR 试剂
艾德生物	人类 EGFR 基因突变检测试剂盒（荧光 PCR 法）
	人类 BRAF 基因 V600E 突变检测试剂盒（荧光 PCR 法）
	人类 NRAS 基因突变检测试剂盒（荧光 PCR 法）
	人类 KRAS 基因突变检测试剂盒（荧光 PCR 法）
	人类 KRAS/NRAS 基因突变联合检测试剂盒（荧光 PCR 法）
	人类 KRAS/NRAS/PIK3CA/BRAF 基因突变联合检测试剂盒（荧光 PCR 法）
	人类 KRAS/NRAS/BRAF 基因突变联合检测试剂盒（荧光 PCR 法）
	人类 EGFR/ALK/ROS1 基因突变联合检测试剂盒（荧光 PCR 法）
	人类 EML4-ALK 融合基因检测试剂盒（荧光 PCR 法）
	人类 PIK3CA 基因突变检测试剂盒（荧光 PCR 法）
	人类 EGFR 基因突变检测试剂盒（多重荧光 PCR 法）
	人类 ROS1 基因 7 种突变检测试剂盒（荧光 PCR 法）
	人类 KRAS 基因 7 种突变检测试剂盒（荧光 PCR 法）
	人类肺癌 11 种基因突变检测试剂盒（多重荧光 PCR 法）
芝友医疗	人类 BRAF 基因 V600E 突变检测试剂盒（PCR-荧光探针法）
	人类 NRAS 基因突变检测试剂盒（荧光 PCR 法）
	人类 ROS1 基因突变检测试剂盒（PCR-荧光探针法）
	人类 EML4-ALK 融合基因检测试剂盒（PCR-荧光探针法）
	人类 PIK3CA 基因突变检测试剂盒（荧光 PCR 法）
	人类 KRAS 基因 7 种突变检测试剂盒（PCR-荧光探针法）
	人类 EGFR 基因突变检测试剂盒（PCR-荧光探针法）
	人类 HER2 基因检测试剂盒（荧光原位杂交法）

续表

企业	获批 PCR 试剂
雅康博	人类 EML4-ALK 融合基因检测试剂盒（荧光 PCR 法）
	人类 EGFR 基因 18-21 外显子突变检测试剂盒（荧光 PCR 法）
	人类 NRAS 基因突变检测试剂盒（荧光 PCR 法）
	人类 BRAF 基因突变检测试剂盒（荧光 PCR 法）
	人类 PIK3CA 基因突变检测试剂盒（荧光 PCR 法）
	人类 KRAS 基因突变检测试剂盒（荧光 PCR 法）
鑫诺基因	KRAS 基因突变检测试剂盒（PCR-荧光探针法）
	EGFR 基因突变检测试剂盒（PCR-荧光探针法）
	EGFR 基因突变检测试剂盒（荧光 PCR-毛细管电泳法）
	KRAS 基因突变检测试剂盒（荧光 PCR-毛细管电泳法）
	BRAF 基因 V600E 突变检测试剂盒（PCR-荧光探针法）
	多重荧光 PCR-毛细管电泳法
申瑞生物	人类 KRAS 基因突变检测试剂盒（荧光 PCR 法）
	人类 EGFR 基因突变检测试剂盒（荧光 PCR 法）
	人类 BRAF 基因 V600E 突变检测试剂盒（荧光 PCR 法）
透景生命	人类 EGFR 基因突变检测试剂盒（荧光 PCR 法）
	人类 KRAS 基因 7 种突变检测试剂盒（荧光 PCR 法）
	人类 BRAF 基因 V600E 突变检测试剂盒（荧光 PCR 法）
默乐生物	KRAS 基因突变分型检测试剂盒（荧光 PCR 法）
	BRAF 基因 V600E 突变检测试剂盒（荧光 PCR 法）
和实生物	EGFR 基因突变检测试剂盒（PCR-荧光探针法）
	KRAS 基因突变检测试剂盒（PCR-荧光探针法）
华大吉比爱	人类 KRAS 基因 8 种突变检测试剂盒（PCR-荧光探针法）
	人类 EGFR 基因 20 种突变检测试剂盒（PCR-荧光探针法）
源奇生物	人类 KRAS 和 BRAF 基因突变检测试剂盒（PCR-荧光探针法）
	人类 EGFR 基因突变检测试剂盒（PCR-荧光探针法）
锐奇基因	人类 KRAS 基因突变检测试剂盒（PCR-溶解曲线法）
	人类 BRAF 基因 V600E 突变检测试剂盒（荧光 PCR 法）
海吉力生物	人类 EGFR 基因突变检测试剂盒（荧光 PCR 法）
	人类 KRAS 基因 7 种突变检测试剂盒（荧光 PCR 法）
飞朔生物	人类 EGFR 基因突变检测试剂盒（多重荧光 PCR 法）
	人类 KRAS 基因突变检测试剂盒（多重荧光 PCR 法）

续表

企业	获批 PCR 试剂
金菩嘉	EGFR 基因突变检测试剂盒（荧光 PCR 法）
为真生物	EGFR 基因突变检测试剂盒（荧光 PCR 法）
好芝生物科技	人类 BRAF 基因突变检测试剂盒（荧光 PCR 法）
宝创生物	人类 BRAF 基因突变检测试剂盒（荧光 PCR 法）

资料来源：根据公开资料整理。

表 2-34　中国 NGS 试剂获批情况（部分）

企业	获批 NGS 试剂
燃石医学	人类 EGPR/ALK/BRAF/KRAS 基因突变联合检测试剂盒（可逆末端终止测序法）
诺禾致源	EGFR/KRAS/BRAF/PIK3CAALK/ROS1 基因突变检测试剂盒（半导体测序法）
世和基因	EGFR/ALK/ROS1/BRAF/KRAS/HER2 基因突变检测试剂盒（可逆末端终止测序法）
艾德生物	人类 10 基因突变联合检测试剂盒（可逆末端终止测序法）
	人类 BRCA1 基因和 BRCA2 基因突变检测试剂盒（可逆末端终止测序法）
华大生物	EGFR/KRAS/ALK 基因突变联合检测试剂盒（联合探针锚定聚合测序法）
吉因加	人类 EGPR/KRAS/ALK 基因突变检测试剂盒（联合探针锚定聚合测序法）
飞朔生物	EGPR/KRAS/BRAP/HER2/ALK/ROS1 基因突变检测试剂盒（半导体测序法）
泛生子	人类基因突变联合检测试剂盒（半导体测序法）
臻悦生物	人类 KRAS/NRAS/BRAF/PIK3CA 基因突变联合检测试剂盒（可逆末端终止测序法）
元码基因	人类 EGFR/KRAS/BRAF/PIK3CA/ALK/ROS1 基因突变检测试剂盒（可逆末端终止测序法）
海普洛斯	人 EGFR/ALK 基因突变联合检测试剂盒（可逆末端终止测序法）
金圻睿	人类 EGFR/KRAS/BRAF/ALK/ROS1 基因突变检测试剂盒（可逆末端终止测序法）
思路迪	人类 KRAS/NRAS/BRAF/PIK3CA 基因突变联合检测试剂盒（可逆末端终止测序法）
联川基因	人类 EGFR/BRAF/KRAS/ALK/ROS1 基因突变联合检测试剂盒（可逆末端终止测序法）
真固生物	人类 KRAS/BRAF/PIK3CA 基因突变检测试剂盒（可逆末端终止测序法）
世和医疗	非小细胞肺癌组织 TMB 检测试剂盒（可逆末端终止测序法）
求臻医疗	EGFR/KRAS/BRAF/HER2/ALK/ROS1 基因突变检测试剂盒（可逆末端终止测序法）
迈景基因	人类 KRAS/BRAF 基因突变检测试剂盒（可逆末端终止测序法）

资料来源：根据公开资料整理。

（三）CGT 以临床/上市前在研为主

从 CGT 在研管线来看，截至 2024 年 3 月，据药融云数据库统计，中国 CGT 在研管线 647 项，其中批准上市产品 8 项，申请上市产品 3 项，Ⅰ期临床产品 295 项，Ⅱ期临床产品 217 项，Ⅲ期临床产品 20 项，另有 54 项产品正在申报临床阶段，具体见图 2-49。中国 CGT 在研管线主要集中在 CAR-T 技术上，且靶点以 CD19 为主。在临床试验申办者中，深圳市免疫基因治疗研究院、浙江大学、AbelZeta Inc、华夏英泰（北京）生物、上海优卡迪生物等机构位于前列。截至 2024 年 3 月，中国 CGT 在研管线技术分布见图 2-50，中国 CGT 在研管线临床试验单位试验情况见图 2-51。

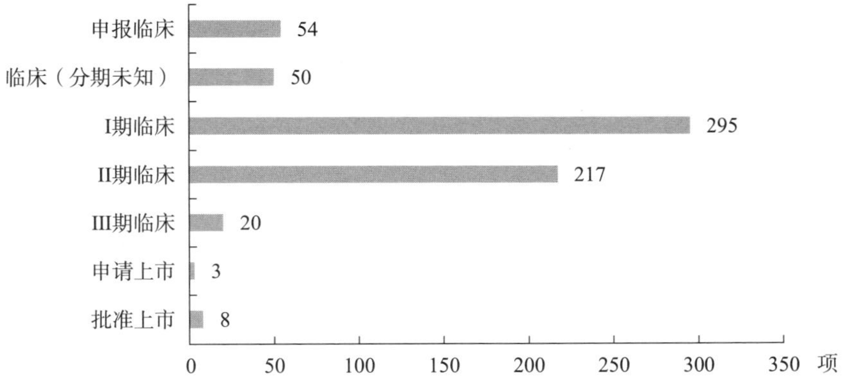

图 2-49　截至 2024 年 3 月中国 CGT 在研管线数量

资料来源：根据公开资料整理。

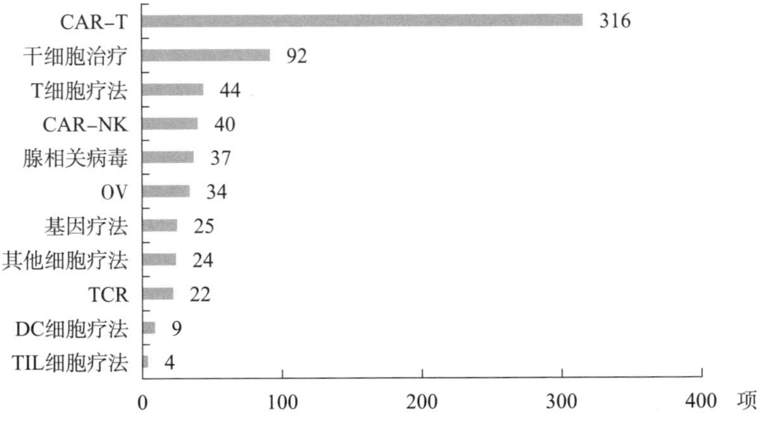

图 2-50　截至 2024 年 3 月中国 CGT 在研管线技术分布

资料来源：根据公开资料整理。

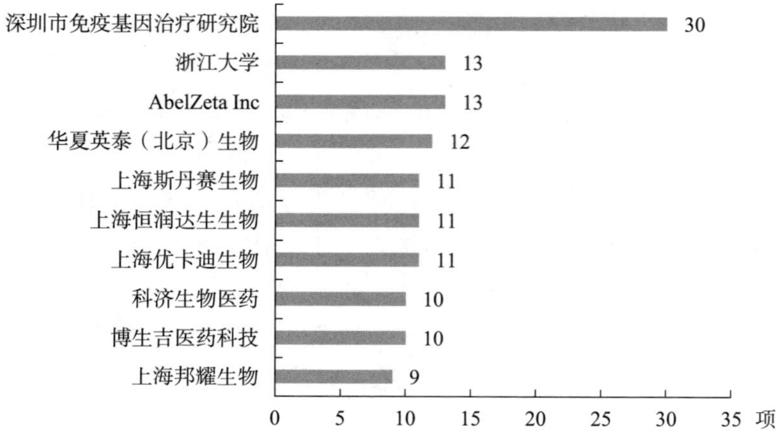

图 2-51　截至 2024 年 3 月中国 CGT 在研管线临床试验单位试验情况

资料来源：根据公开资料整理。

从 CGT 上市的产品来看，中国的 CGT 药物处于早期阶段。截至 2024 年 8 月，已有 9 款 CGT 产品上市，其中近五年上市的 6 款产品用于 CAR-T 疗法。已有 6 款 CAR-T 疗法产品获批上市，传奇生物的 Carvykti（西达基奥仑赛）备受瞩目。据《自然》杂志预测，CAR-T 在 2027 年将成为全球最畅销的细胞疗法。强生预计，二线适应证在美国获批后，Carvykti 在 2024 年的销售收入将突破 10 亿美元，未来的销售峰值会超过 50 亿美元，而在中国的获批上市无疑将加速这一进程。截至 2024 年 8 月中国上市 CGT 产品见表 2-35，中国已上市的 CAR-T 细胞疗法见表 2-36。

表 2-35　截至 2024 年 8 月中国上市 CGT 产品

序号	类别	产品名称	企业名称	上市时间
1	CAR-T	赛恺泽（泽沃基奥仑赛）	科济药业	2024 年 2 月 23 日
2	CAR-T	源瑞达（纳基奥仑赛）	合源生物	2023 年 11 月 7 日
3	CAR-T	福可苏（伊基奥仑赛）	信达生物 驯鹿生物	2023 年 6 月 30 日
4	CAR-T	Carvykti （西达基奥仑赛）	金斯瑞生物 传奇生物 强生制药	2024 年 8 月 20 日
5	CAR-T	倍诺达（瑞基奥仑赛）	药明巨诺	2021 年 9 月 1 日
6	CAR-T	Yescarta（阿基仑赛）	吉利德制药 复星凯瑞	2021 年 6 月 22 日

续表

序号	类别	产品名称	企业名称	上市时间
7	基因治疗	今又生 （重组人 p53 腺病毒）	深圳市赛百诺	2004 年 1 月 1 日
8	溶瘤病毒	安柯瑞 （重组人 5 型腺病毒）	上海医药集团 上海三维生物 广东天普生化	2006 年 1 月 1 日
9	RNA 疗法	miRNA 疫苗	沃尔森生物 艾博生物	2022 年 10 月

资料来源：根据公开资料整理。

表 2-36 中国已上市的 CAR-T 细胞疗法 （单位：万元/针）

产品名称	研发企业	定价	获批时间
阿基仑赛注射液	复星凯瑞	120.0	2021 年 6 月 22 日
瑞基奥仑赛注射液	药明巨诺	129.0	2021 年 9 月 6 日
伊基奥仑赛注射液	驯鹿生物/信达生物	116.6	2023 年 6 月 30 日
纳基奥仑赛注射液	合源生物	99.9	2023 年 11 月 8 日
泽沃基奥仑赛注射液	科济药业	115.0	2024 年 3 月 1 日

资料来源：根据公开资料整理。

四、深圳市精准医疗行业发展概况

（一）政策利好助力高质量发展

《深圳经济特区细胞和基因产业促进条例》（以下简称《条例》）于 2023 年 1 月 6 日在深圳市人大常委会网站公布，于 3 月 1 日正式实施。这是全国首部细胞和基因产业专项立法，针对创新药“上市难”的问题，《条例》要求有关部门建立便捷畅通的咨询通道，全力支持、协助企业申请上市注册。

《条例》对细胞采集和储存行为进行了规范，明确规定通过损伤性或者侵入性手段获取细胞进行血液样本和组织样本的采集，应当由具有相应资质和条件的医疗卫生机构进行。企业、科研机构需要通过上述手段采集细胞的，应当委托医疗卫生机构开展。同时，考虑到采取收集毛发、排泄物等非损伤性、非侵入性手段获取细胞对于采集人员、设备的技术要求较低，则无须限定由专业医疗卫生机构完成。

《条例》的一大亮点是在不变通国家审批权限、不降低审批标准的前提下进一步细化细胞和基因药物拓展性临床试验用药制度，规定对正在开展临床试验用于治疗严重危及生命且尚无有效治疗手段疾病的细胞和基因药物，经医学分析认为获益可能大于风险，符合伦理要求，按照国家规定审查，并取得知情同意后，可以在开展临床试验的医疗机构内通过拓展性临床试验用于其他病情相同且无法参加药物临床试验的患者。

《条例》同时规定，开展细胞和基因药物拓展性临床试验的，应当已经完成支持新药品上市注册的临床试验阶段，药物注册申请人已经向国家药品监督管理部门提交上市许可申请，并按照国家规定申请开展拓展性临床试验且获得批准，以提升药品的可及性和安全性。

细胞和基因领域科研成果如何加快落地是业界关注的焦点之一。《条例》设专章就助力创新药物和医疗器械上市注册做出一系列规定。一方面，市场监管部门要为企业申请细胞和基因创新药物与医疗器械上市注册提供政策咨询、全流程业务指导等前期服务；另一方面，针对符合突破性治疗药物标准、附条件批准上市标准、优先审评审批标准和特别审批程序标准等审评条件的产品，要建立便捷通畅的咨询通道，支持、协助企业与国家药品监督管理部门、广东省药品监督管理部门就注册、审评、许可等问题进行沟通交流，及时跟踪注册进度，指导企业向国家药品监督管理部门申请上市注册。

《条例》还要求市场监管部门根据生物医药产业创新服务的规定，向广东省药品监督管理部门推荐重点项目、重点企业、重点地区名单。支持细胞和基因药品、医疗器械注册申请人向广东省药品监督管理部门申报生物医药产业重点项目、重点企业，并给予便利服务。

（二）分子诊断技术发展迅速

深圳市凭借强劲的经济增长、高度集中的创新产业链以及全球化的商业模式，走在了国产体外诊断领域前列。公开资料显示，深圳市已有体外诊断企业 40 多家，品种 100 多个（其中二类体外诊断试剂有 90 多种，三类产品近 10 种），注册产品近 1400 个。

在分子诊断领域，作为代表的华大基因在基因组学研究方面走在了前列。在 PCR 技术、基因芯片方面，也有博瑞生物、麦科田生物、生科原、优圣康、亚能生物等企业。华大基因在基因组学领域取得了多项重要成就，包括在《细胞》杂志上发表中国人基因组学大数据研究成果，获得基因测序技术的突破，以及在精准医学和生命科学领域的多项创新；在基因测序技术领域也取得了多项突破性进展，如开发了一种基于测序数据的碱基突变检测方法，通过复杂而精密的计算过程，实现了对多个待检测样本中碱基突变的精准检测。

此外，华大基因还取得了一项高特异性碱基突变 PCR 检测方法的专利，解决了低频突变检测中的非特异性条带干扰和引物二聚体问题，显著提高了检测的特异性和灵敏度。2023 年 10 月，华大全自动医用 PCR 分析仪获批国家药品监督管理局三类医疗器械注册证，这是其继获得欧盟 CE IVDR 等认证之后，再次获得权威认证，意味着该产品将被准许在国内市场应用于临床，充分发挥其快速、灵活的优势，满足临床快速诊断的需求。在精准医学和生命科学领域的创新方面，华大基因已研发出生成式生物智能（GBI ALL）创新范式、智能临床基因检测解决方案 iGeneT Pro 和基因组咨询平台ChatGeneT。

其他代表性企业，如深圳市博瑞生物科技有限公司专注液滴数字 PCR 及配套试剂、耗材的研发，生产和销售研发的第三代液滴数字 PCR 系统，推出第三代全集成数字 PCR 系统 DropXpert FD640，成功研发液滴生成油和多款临床检测试剂盒。深圳麦科田企业获得“应用于 PCR 仪的同心液路机构”专利，人类 HER2 基因扩增检测试剂（数字 PCR）相关项目临床已经启动。深圳生科原企业聚焦分子体外诊断试剂和自动检测分析仪器两大技术平台，研制开发禽流感 H7N9 亚型检测试剂盒（双色实时荧光 PCR 法）。深圳市优圣康生物科技有限公司在肿瘤分子诊断领域取得了突破性进展，相继研发出高效血浆游离 DNA 富集提取系统、超灵敏 ARMS 基因扩增 Udx-PCR、双链基因甲基化检测技术（Udx-MSP）、原代肿瘤细胞 3D 药敏检测等多项专利技术。亚能生物专注于妇幼健康领域的 HPV 宫颈癌筛查检测、地中海贫血基因检测，以及其他分子诊断试剂产品，建有基因芯片工程技术中心、肿瘤液态活检技术服务平台，是中国分子诊断领域的先行者，也是 HPV 检测及地中海贫血基因检测领域的龙头企业，连续多年市场份额处于国内领先地位。

（三）CGT 产业基础良好

深圳市 CGT 产业起步早、产业基础较好，是中国南方地区最主要的产业阵营，初步形成龙头企业创新引领、中小企业集聚发展的态势。

从产业链条来看，产业链上游主要提供细胞生产全流程中所需的仪器设备、试剂耗材以及生产外包服务（CRO、CMO 与 CDMO）。由于国内产业起步较晚，部分中高端装备与耗材仍然以进口为主，国内企业的细胞培养及开发工艺、离心提取、分选收集、洗涤浓缩等工艺技术与外资企业存在较大差距，但国产厂商正积极全面布局，逐步打开进口替代空间。深圳市 CGT 产业上游的代表公司主要有达科为生物、赛桥生物、深圳细胞谷、源兴基因等高新科技企业。产业链中游主要包括的方向有基因检测、免疫细胞治疗、干细胞治疗、基因治疗、核酸药物以及生物育种等。深圳市 CGT 产业涌现了华大基因、深信生物、中农海稻、湾岛生物、恒瑞源正、沙砾生物等优秀企业。产业链下游为细胞、基因治疗的实施主体，一般以三甲医院为主。医院提供临床平台，合作企业从事细胞增殖、制剂研发，为医院提供细胞技术服务与支持，或是为患者提供个性化治疗。其中，医院主要有深圳市人民医院、北京大学深圳医院、深圳市第二人民医院以及深圳市蛇口人民医院，企业方面主要包括北科生物、茵冠生物、三启生物等。

中国已上市 CGT 药物地区见图 2-52。

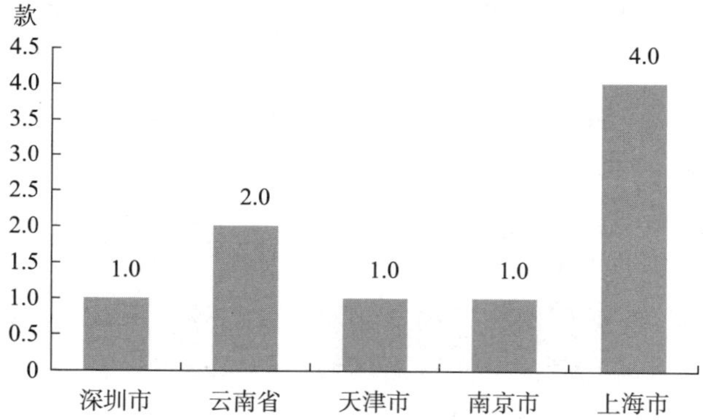

图 2-52　中国已上市 CGT 药物地区

资料来源：根据公开资料整理。

相对于上海、北京等市，从 CGT 已上市产品来看，深圳市的 CGT 产业稍微滞后，具体见图 2-53。从在研药物管线来看，截至 2024 年 8 月，深圳市有 88 个在研药物管线，在全国排名第五。上海市保持遥遥领先，主要是长三角地区以往医药产业发展的积累，其生物医药龙头企业众多，在资金、人才、研发（或获取海外技术合作）等方面优势明显，因此其企业在往 CGT 赛道切入时具有先发优势。

从企业在研管线数量来看（见图 2-54），截至 2024 年 8 月，上海雅科生物科技有限公司管线数量为 35 条，是国内 CAR-T 细胞临床研究病例数较多的单位；深圳市免疫基因治疗研究院的管线数量为 25 条，位居全国前三，在临床研究上积累了大量技术成果。

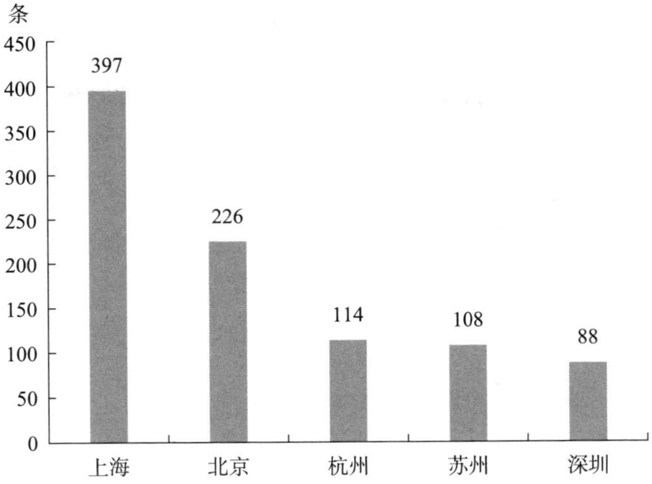

图 2-53 截至 2024 年 8 月全国主要城市 CGT 管线

资料来源：根据公开资料整理。

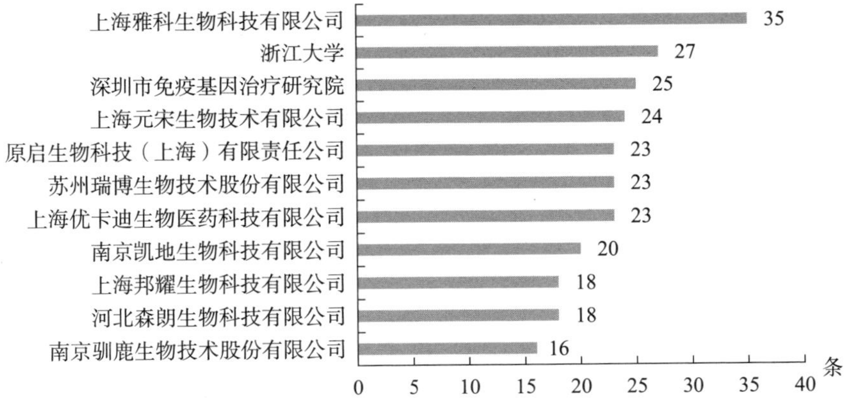

图 2-54 截至 2024 年 8 月中国 CGT 药物管线数量分布

资料来源：根据公开资料整理。

（四）开启“产业+孵化+基金”联动创投孵化模式

孵化器与加速器是承接产业落地的主阵地，以及支撑产业持续发展的关键载体，促进产业形成从萌芽孵化、快速成长到大规模产业化的全生命周期。由华大基因发起的蓝色彩虹生命科学加速器，是服务全球生命科学初创公司的孵化与创投平台，关注生命科学领域在 DNA、RNA、蛋白、细胞、组织等多组学尺度上的前沿研究与技术，同时为初创企业提供人力、品牌、专利、经营管理等“从 0 到 1”的全方位孵化服务。蓝色彩虹下设奇迹之光创业投资基金，专注于生命科学产业链具有极高增长潜力的早期项目投资。每年定期从全球招募创业项目，在6个月营期内，为入营项目提供种子资金、商业和技术指导、实验室及试剂设备耗材等资源与服务。蓝色彩虹凭借“孵化空间载体+专业导师服务+社会资本+全方位企业服务”服务体系，已累计孵化组福斯生物、闪量科技、菁良科技、步锐科技等数十家企业，涉及体外诊断、基因治疗、药物研发、脑科学、合成生物学等领域，累计项目估值超百亿元，培养生命健康领域的高端复合创新创业人才超过200人，在帮助企业创业创新的同时，也加速了区域精准医疗业态的集聚和生物经济的发展。

五、深圳市精准医疗行业科技创新情况

（一）科技创新资源丰富

深圳市在精准医疗领域拥有丰富的科技创新资源和强大的研发能力。深圳市组建了大量的国家、省市级重点实验室和工程研究中心，特别是在高端生物医学工程、基因测序和生物信息分析技术方面处于世界领先地位。2023年11月，深圳医学科学院正式成立，这是一家集医学综合研究、人才培养和成果转化于一体的高级学术机构。该院通过构建科技、人才、教育“三位一体”的创新高地，坚持以需求和问题为导向，鼓励源头创新，聚焦前沿与应用，探索全新科研机制，会聚全球高水平科学家，搭建国际一流医学研究平台，力争建设成立足深圳、带动大湾区、辐射全国，具有国际影响力的医学科技战略机构。由颜宁院士同时兼任主任的深圳湾实验室也将与深圳医学科学院互补，发挥各自学科优势。深圳湾实验室是省级重点实验室，以肿瘤、代谢与心血管、神经退行性疾病等重大疾病的预防、诊断和治疗为焦点，开展疾病机理、生命信息、创新药物、医学成像等领域研究，是建设粤港澳大湾区国际科技创新中心和综合性国家科学中心的重大战略部署。

值得一提的是，深圳医学科学院所在的光明科学城，是综合性国家科学中心的承载地，规划建设了脑解析与脑模拟、合成生物研究、精准医学影像、材料基因组等一批重大科技基础设施，布局了中山大学深圳校区、深圳理工大学等高水平大学，建设了以研究型医院为定位的中山大学附属第七医院，集聚了一批生物医药与健康领域创新型科技企业，专门设立总规模为25亿元的合成生物、脑科学与类脑智能产业引导基金等。这些都为深圳市打造“医教研产”深度融合的精准医疗科技创新体系提供了良好条件，将有力支撑科学研究、人才培养、成果转化和产业孵化。

此外，深圳市的生物医药领域已经形成了以深圳国家生物产业基地、深圳国际生物谷生命科学产业园为核心，其他各区协同发展的产业空间布局，进一步推动了精准医疗的研发和应用。

（二）创新载体多元化布局

深圳市建立了多个重大平台，如细胞产业关键共性技术国家工程研究中心，这是国家在CGT领域唯一的新序列工程中心，旨在打造跨越基础研究、产品开发、推广应用全流程的CGT产业创新生态。此外，国家高性能医疗器械创新中心也落户深圳，瞄准产业需求，统筹开展关键共性技术攻关。

根据深圳市科技创新局官网统计，深圳市目前共拥有精准医疗领域创新载体86个，主要依托企业、研究院和高校搭建。从平台级别来看，包括国家级4个、省级26个、市级56个，其中国家级平台占比为4.65%；从平台类型来看，包括工程中心29个、重点实验室25个、工程实验室15个、公共服务平台14个、企业技术中心3个。

六、深圳市精准医疗行业发展建议

当前，全球CGT产业迈入高速发展期，慢性疾病和罕见病的高发率促进了个性化医疗服务需求的快速增长。随着医学科技的飞速发展，精准医疗将展现巨大的临床应用潜力和广阔的发展前景。

（一）完善顶层设计，增强技术创新和转化能力

立足国情和深圳市先行先试政策，从战略、供给、需求、环境层面完善精准医疗发展的政策保障，从政策、资金到审批注册体系鼓励和支持企业瞄准技术发展前沿与趋势，加大技改投入，适当提供税收减免和资金支持，降低企业投入研发的风险和成本，实现技术迭代和颠覆性革新。此外，应支持从基础研究到临床应用，再到产业化的全流程技术转化过程。同时，发挥如中医精准治疗和精准用药的学科与技术优势，取长补短，最终实现精准医疗产业化快速发展。

（二）持续推进前沿技术攻关

增强技术储备，进一步加强精准预防、诊断、治疗相关研究，建立更高效的研发技术平台，推进靶向药物与宿主导向治疗，推进医疗器械核心技术研究；建立整合疾病控制、新诊断技术与药物研发的立体化现代学科体系和研究平台，推进大数据挖掘和人工智能技术发展，完善基于大数据的监测与

预警系统，推进创新技术的应用并赋能基层；加强配套设施建设，打造具有国际先进水平、开放共享的实验平台、菌毒种库、转化医学平台、基因检测与生物信息平台、疫苗临床试验中心，促进多学科合作；设立临床资源库和生物银行，实现医疗资源集约化管理和利用。

（三）培育和引进第三方检验检测机构

培育打造深圳市本土细胞和基因产品检验检测机构、企业与平台，鼓励企业申报国家生物制品检验检测资质，提升机构检验检测能力水平；同时，引进具备 GLP、CNAS、CMA 等资质的第三方检测检验机构落地深圳，承担细胞和基因产品的质量检验检测以及技术仲裁工作。

推动信息化建设。构建精准医疗大数据平台，完善相应的大数据标准化体系、共享政策、安全规范和技术架构。开发适用于医疗数据挖掘的工具，深挖精准医疗数据价值。

第五节　精准营养

精准营养是指根据个体特点调整营养建议和干预措施，进而预防和控制慢性疾病发展，通过一种整体分析的框架针对个人或类似群体，多维度且动态地调整营养，改善人类健康，并加深人类对于饮食影响健康的理解。从强调“适度”的公共营养到追求“精准”的个性化营养，营养科学的发展经历了从群体到个体，从单一维度到多维度，从静态到动态，从科研探索到企业转化应用的转变，营养科研和健康产业迈入精准营养的新时代。本节主要从保健食品、特殊医学用途配方食品、婴幼儿配方食品三个维度进行分析。

一、保健食品

（一）行业发展概况

近年来，保健食品行业虽受到全球供应链重构及经济复苏乏力等不利因素的影响，但全球消费者保健食品行业的规模持续增长，这在一定程度上提振了行业发展士气。从全球保健食品市场来看，2023 年行业规模已达 1873 亿美元，其中美国占比达到 32.51%，是全球最大的成熟市场，增速稳定，新增长机会主要来自消费者对热点原料、创新剂型及产品独特性的追求。

中国是全球营养健康产业最活跃的地区之一，既是世界上最大的营养健康原料生产供应国，也是发展潜力巨大的消费市场之一。2023 年，中国保健食品市场规模达到3879亿元，同比增长29.78%，2009—2023年复合增长率为7.15%，市场规模位列全球第二，占比为19.75%，市场规模持续增长。同时，中国保健食品人均消费额提升空间大，2023年人均消费额仅为40.5美元。从长远来看，我国人口基数大，随着居民健康意识持续提升，消费意愿逐步增强，行业市场规模会持续扩大。

中国营养保健食品进出口多年保持双向增长。根据海关数据分析2008—2023年膳食营养补充剂的进出口情况发现，进口金额和出口金额均呈现逐年提高的趋势，进出口总额从2008年的7.16亿美元增加到了2023年的107.59亿美元。其中，进口金额从2008年的4.08亿美元增加到了2023年的67.39亿美元，增长了约16.5倍，16年间复合增长率为19.15%；出口金额从2008年的3.08亿美元增长到2023年的40.20亿美元，增长了约13倍，16年间的复合增长率为17.43%。

进口市场涨跌互现，欧洲市场呈现增长态势。从进口市场来看，美国、澳大利亚、德国、印度尼西亚和中国香港仍是前五大进口来源地，市场集中度高，进口金额分别为12.22亿美元、9.93亿美元、7.38亿美元、5.27亿美元和3.47亿美元，其中美国占比18.00%，澳大利亚占比15.00%，德国占比11.00%（见图2-55）。一些市场涨幅明显，如中国香港同比增长了96.06%，新西兰同比增长了62.97%。此外，欧洲一些国家如意大利、法国、挪威、瑞典、俄罗斯均呈现增长态势，但日本、马来西亚的进口金额同比有所降低。

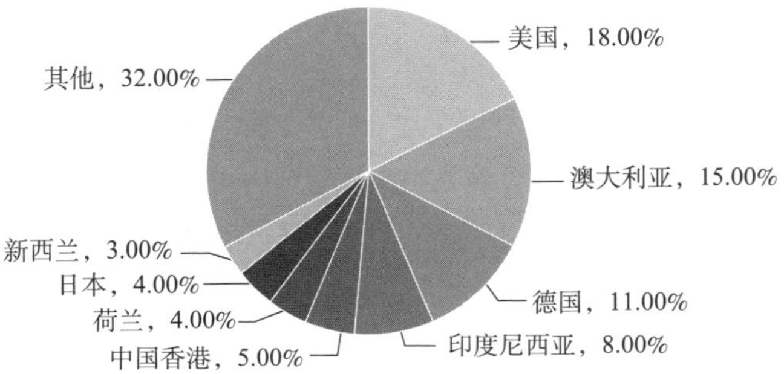

图2-55 2023年中国保健食品进口来源占比

资料来源：中国医药保健品进出口商会。

美国作为中国营养保健食品的第一大进口来源国，多年来一直保持同比增长的状态，但2023年首次出现微降，同比降低了0.5%。其进口份额占比呈现逐渐降低状态，从2014年的26.09%降低到2023年的18.10%，下降明显。澳大利亚作为中国营养保健食品的第二大进口来源国，2021 年出口中国市场下滑，2022 年、2023 年保持了良好的增长态势，其中 2023 年同比增长了 21.32%。东盟作为中国营养保健食品重要的合作伙伴，2023 年中国自东盟 10 国进口金额为 11.50 亿美元，同比增长 7.00%。其中，燕窝的进口金额为 7.24 亿美元，同比增长了 10.70%。从具体进口的品类来看，燕窝类产品、鱼油类产品、海豹油类产品和蜂王浆类制剂进口金额均有增长。

出口市场集中度高，出口单价有所升高。从出口市场来看，2023 年中国香港、美国及马来西亚为出口的前三大市场，其中中国香港超过美国，成为第一大出口市场，出口金额为 7.29 亿美元，延续了 2022 年的增长态势，同比增长 82.30%，占比 18.10%。美国作为重要的出口市场，2023 年的出口金额为 4.57 亿美元，占比降低到 11.40%，同比下降了 13.20%。中国向马来西亚的出口金额为 2.79 亿美元，保持了 2022 年快速增长的态势，同比增长了 103.20%。营养保健食品的出口市场集中度较高，前十大市场占据了 62.10% 的份额。从出口品类来看，鱼油类产品出口金额同比增长 66.49%，但单价同比降低了 20.60%。

从出口数量来看，尼日利亚、菲律宾和印度尼西亚位于前三。从出口单价来看，出口中国香港和马来西亚的单价有所升高，同比分别增长 55.31%和 105.11%。东盟作为全球人口增长最快的地区，正在成为优质食品和健康养生产业的国际增长中心，也是中国营养保健食品产业重点关注的市场之一。中国出口东盟的金额为 10.74 亿美元，同比增长 39.95%，出口东盟排名前三的国家为马来西亚、泰国、越南。

当前，营养保健食品企业国际化发展思维不断建立，特别是行业龙头企业及传统滋补类企业加快国际化进程，通过收购或控股国际品牌、国外市场产品注册认证及建立国外分公司等多种方式开拓国际市场。从进口市场来看，国际品牌通过各种方式进入中国市场，行业呈现欣欣向荣的发展势头；从出口市场来看，中国保健食品企业通过品牌收购、原料出口和原始设备制造商（OEM）代工等形式不断进入国际市场。

（二）行业发展特点

1. 政策红利助推市场良性发展

保健食品“双轨制”重大改革释放的政策红利，使政府和企业共同成为受益者，有利于推动政府和企业的相向而行。2023 年 6 月 14 日，国家市场监督管理总局、国家卫生健康委、国家中医药管理局发布《保健食品原料目录营养素补充剂（2023 年版）》《允许保健食品声称的保健功能目录 营养素补充剂（2023 年版）》《保健食品原料目录 大豆分离蛋白》《保健食品原料目录 乳清蛋白》，自 2023 年 10 月 1 日起施行。原料目录和功能目录的进一步扩充，为企业开展产品备案提供了更多的选择空间。原料目录大豆分离蛋白和乳清蛋白配套解读文件，明确了大豆分离蛋白和乳清蛋白在产品备案时，可以单独作为原料使用，也可以将两者复配使用，还可以与列入营养素补充剂保健食品原料目录的营养物质配伍使用。保健食品备案目录扩充和首次允许复配，意味着备案产品将更加丰富。2023 年 8 月 28 日，国家市场监督管理总局发布《保健食品新功能及产品技术评价实施细则（试行）》，自公布之日起实施。该细则是从制度上改革以往保健食品功能声称评价管理模式的重要举措，以制度创新引领产业创新，为企业新产品开发带来了新机遇，将加快行业整体创新的步伐。2023 年 8 月 31 日，国家市场监督管理总局、国家卫生健康委、国家中医药管理局发布《允许保健食品声称的保健功能目录 非营养素补充剂（2023 年版）》及配套文件的公告。该公告将进一步规范保健功能声称管理，落实企业保健功能声称和研发评价主体责任，实现保健功能目录的科学动态管理。2023 年 12 月 22 日，国家市场监督管理总局发布《保健食品标志规范标注指南》，明确了保健食品标志框架、图形比例、印刷颜色要求等内容，指导保健食品生产经营者进一步规范标注保健食品标志，正确引导消费，营造公平有序的市场秩序。

2. 注册备案产品数量增加

中国保健食品监管逐步趋严，市场回温，形成良性发展态势，保健食品注册备案双轨制改革取得重大突破，注册备案产品数量快速增长。2023 年，批准保健食品注册 875 个，发放保健食品备案凭证 3423 个，比 2022 年增长 2.5%，累计批准保健食品注册 1.21 万个，发放保健食品备案凭证 1.62 万个。2024 年上半年，共发布保健食品批件待领取信息 20 次，共计产品 725 个，其中，新产品批件总计 244 个，占比约为 33.7%；其余 481 个批件涵盖了变更注册、技术转让、延续注册等不同类型的产品。2024 年上半年中国保健食品注册数量见图 2-56。

保健食品各地区（省、自治区、直辖市）的注册情况存在差异，2024 年上半年北京市公布最多，数量达到 138 个，其次是广东省（106 个）、山东省（54 个），具体见图 2-57。

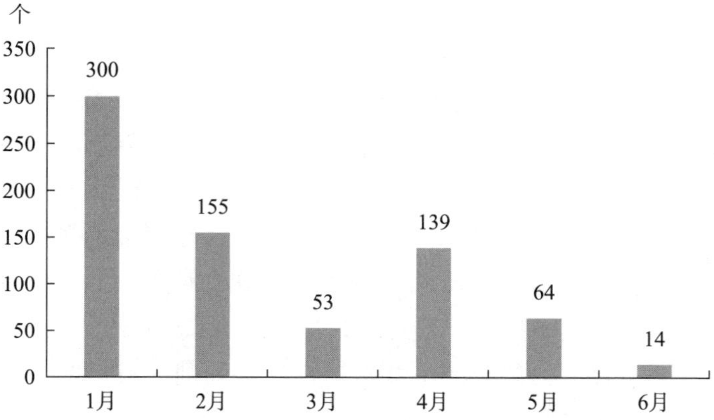

图 2-56　2024 年上半年中国保健食品注册数量

资料来源：国家市场监督管理总局。

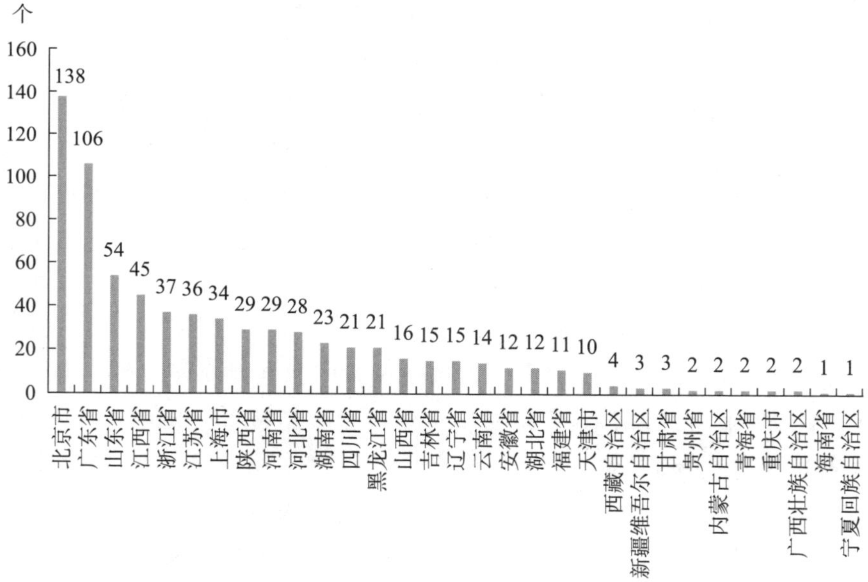

图 2-57　2024 年上半年中国不同地区保健食品注册数量

资料来源：国家市场监督管理总局。

3. 传统剂型向零食化发展

从产品剂型上看，软胶囊居多，数量达 379 个，占总数的 52.06%；其次是片剂（21.43%）、颗粒（6.18%），具体见图 2-58。此外，从 2024 年上半年批准的产品中可以看出，软糖、饼干、糕点等也越来越多出现在保健食品获批名单中，保健食品越发零食化。

在营养素的使用上，植物性占比最多（70%），其次是维矿（20%）。另外，益生菌、胶原蛋白等也有更多产品获批。其中，在植物性营养素类别中，西洋参（11.05%）、黄芪（10.45%）、灵芝（含灵芝孢子，10.26%）、丹参（8.48%）、葛根（7.30%）、红景天（6.51%）、人参（5.52%）等传统中药类原料居多；玉竹、荷叶、三七等也常被添加在保健食品中。

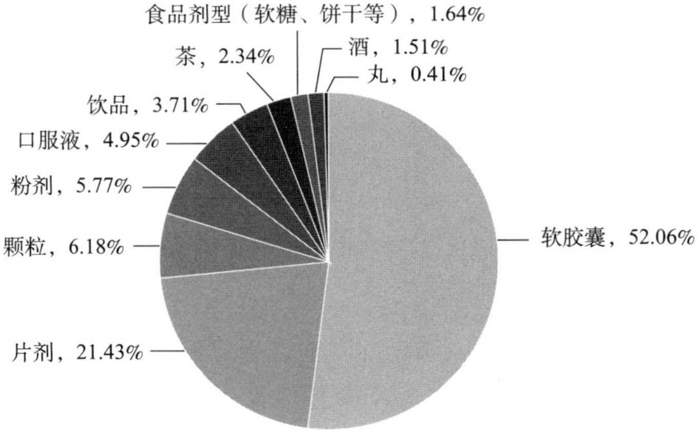

图 2-58 2024 年上半年中国保健食品获批剂型占比

资料来源：国家市场监督管理总局。

4. 市场以维生素和膳食补充剂为主

近年来，随着科技的飞速进步和生活水平的显著提高，人们对健康的追求已经从简单的"治病"转变为"治未病"，维生素和膳食补充剂市场规模稳步提升，占据了半壁江山，食药同源/传统营养品次之。从细分市场来看，2023 年维生素和膳食补充剂、食药同源/传统营养品、体重管理、运动营养行业的市场规模分别达到 2253 亿元、1387 亿元、174 亿元和 65 亿元，占比分别为 58.00%、36.00%、4.00%、2.00%。具体见图 2-59。其中，维生素和膳食补充剂市场占比近六成，成为保健食品行业的支柱。2009—2023 年，中国内地人均维生素和膳食补充剂消费额 CAGR 约为 6.50%，较发达国家和地区增速更快，处于高速发展期。

值得关注的是，目前运动营养市场规模虽然较小，但增速最快，2009—2023 年市场规模 CAGR 为 23.63%，远高于其他细分品类。消费者越来越倾向于选择能够提供快速能量补充、增强肌肉合成和加速脂肪消耗的产品。尽管市场增长迅速，但存在产品同质化、消费者教育不足等问题，企业需要通过创新和差异化策略，抓住市场机遇，满足消费者不断增长的健康和运动需求。

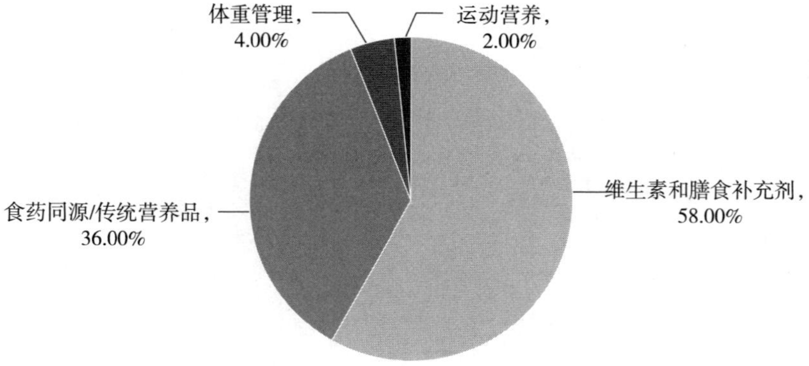

图 2-59　2023 年中国保健食品行业结构

资料来源：兴业证券，Euromonitor。

5. 功能性食品成为新商机

随着人们生活水平的提高以及对健康的重视，越来越多的消费者开始注重饮食中的功效及营养，功能性食品热度高涨，获得市场的极大关注。居民消费支出不断增加，进一步推动了功能性食品的快速发展。2023 年，全球功能性食品市场规模预计达 1928.5 亿美元，其中，中国内地占比约为 21.6%，达到 2939.1 亿元。2007—2023 年，中国内地市场规模 CAGR 约为 10.6%，远超世界增速（3.1%）。

在渗透率上，相比美国、日本等国家，中国功能性食品渗透率仍处于较低水平。中国内地功能性食品人均消费额为 29.44 美元，低于中国台湾的 36.15 美元、中国香港的 94.03 美元，仅为美国、日本等发达国家人均消费额的 1/3 左右，具体见图 2-60。同时，美国功能性食品渗透率超过 50%，其中 60%的消费者属于黏性用户。相较之下，中国功能性食品的渗透率仅为 20%左右，其中黏性用户仅占 10%，尚有提升空间。

消费者更加理性谨慎消费。从 2023 年消费者购买保健食品的重视因素来看，有 41.0%的消费者格外注重产品功能，31.0%的消费者将重点放在安全性上，具体见图 2-61。随着公众健康意识的逐步增强，居民购买保健食品的动机通常是追求对身体机能的调节和改善。正因如此，产品功能在消费时成了首要被考虑的因素。

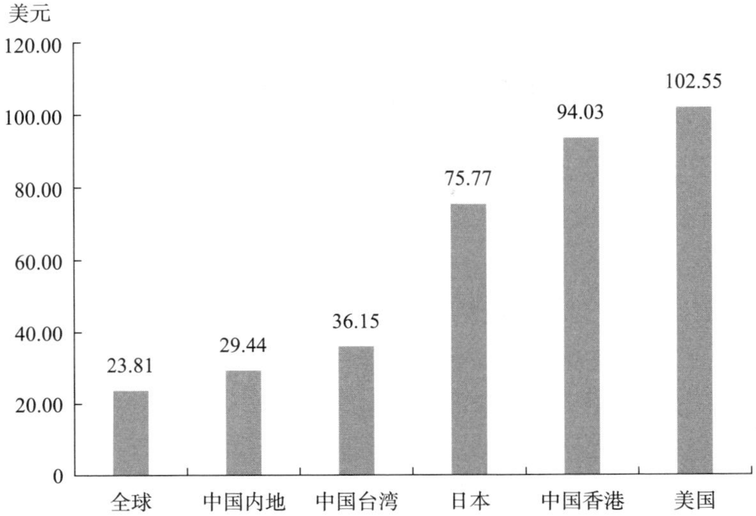

图 2-60　2023 年主要地区功能性食品人均消费额

资料来源：兴业证券，Euromonitor。

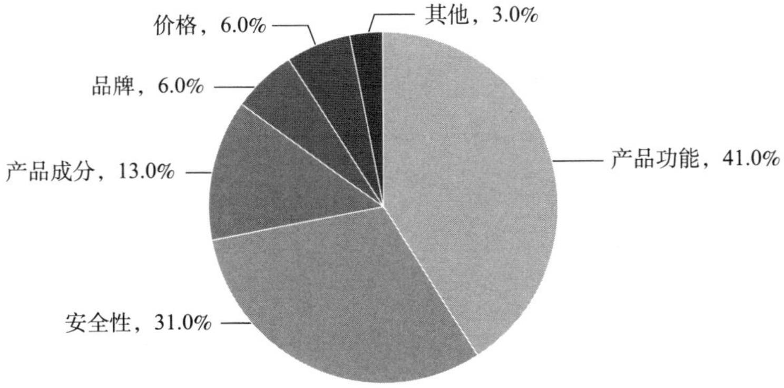

图 2-61　2023 年消费者购买保健食品的重视因素

资料来源：兴业证券，Euromonitor。

（三）行业发展趋势

当前，中国保健食品行业正以前所未有的决心和力度，实施着一场深刻的变革与创新，其中“四条腿”走路的布局尤为引人注目。这一布局涵盖了注册与备案双轨制的实施、新评价方法与 24 项功能的公布、新功能申报的开放和新功能声称的征集，四大举措相辅相成，共同推动保健食品行业稳步向前。

1. 注册与备案双轨制的实施：简化流程，激发市场活力

2016年2月26日，国家食品药品监督管理总局令第22号《保健食品注册与备案管理办法》公布，明确提出保健食品注册与备案双轨制的管理，是保健食品行业发展的又一重大里程碑。在此之前，保健食品的注册审批流程烦琐、耗时长，给企业带来了诸多不便，也限制了市场的快速发展。注册与备案双轨制的开启，则打破了这一瓶颈，为那些已经具备严谨科学证据的原料提供了更便捷、更高效的认证途径。这一变化不仅简化了审批流程，缩短了产品上市的时间，更极大地提高了企业的资金使用效率和市场响应速度。能够迅速适应市场变化、灵活调整策略的企业，无疑将占据更多的市场份额和竞争优势。注册与备案双轨制的实施，无疑为保健食品行业注入了新的活力。企业无须再为漫长的审批过程而焦虑，可以更快地将科研成果转化为市场产品，满足消费者的健康需求。同时，这一举措激发了行业的积极性和创新动力，促使更多企业加大研发投入，探索新的保健领域，推动整个行业的快速发展。在这个过程中，那些能够迅速适应市场变化、灵活调整策略的企业，无疑将占据更多的市场份额。

2. 新评价方法与24项功能的公布：科学严谨，重塑信任基石

在保健食品领域，功能声称一直是消费者选择产品的重要依据。2023年8月31日，国家市场监督管理总局、国家卫生健康委、国家中医药管理局发布了《允许保健食品声称的保健功能目录　非营养素补充剂（2023年版）》及配套文件的公告（2023年第38号），公布了新的《保健食品功能检验与评价方法（2023年版）》《允许保健食品声称的保健功能目录》，对保健食品允许声称的功能进行了重新明确，正式公布了涵盖有助于增强免疫力、有助于抗氧化、辅助改善记忆力等在内的24项保健功能。这一举措不仅精简了功能分类，更新了评价标准，更以科学严谨的态度，重塑了保健食品行业的信任基石。

3. 新功能申报的开放：创新驱动，引领未来潮流

2023年8月28日，国家市场监督管理总局发布了《保健食品新功能及产品技术评价实施细则（试行）》（国家市场监督管理总局公告2023年第37号），公布了保健食品新功能申报的要求及方法，保健食品的新功能突破一直是行业高度关注的议题，该实施细则的出台应需而生，对行业而言，将为企业研发创新带来发展新机遇，加速行业整体创新的步伐；对消费者而言，新功能产品的诞生，将满足其日益增长的个性化、功能性健康产品需求，丰富新的健康产品体验，从制度上改革了保健食品功能声称评价管理模式，以制

度创新引领产业创新，保健食品行业或就此开启科研竞赛新时代。

随着新功能申报渠道的畅通，企业和科研机构可以更加自由地探索与研究新的保健功能，为市场提供更多元化的选择。这一举措不仅激发了企业的创新动力，也促进了研究方法的不断完善和提升。新功能申报的成功，不仅意味着市场将迎来新的增长点，更意味着消费者将能享受到更多具有独特保健功能的产品。这些产品往往针对特定的健康需求或问题，具有更加明确和显著的保健效果。因此，那些能够率先推出具有独特保健功能产品的企业，无疑将在市场上占据领先地位，赢得消费者的青睐和信任。

4. 新功能声称的征集：开放包容，共筑健康未来

2024 年 8 月 6 日，《市场监管总局关于征集拟纳入允许保健食品声称的保健功能目录建议的公告》发布，明确国家市场监督管理总局鼓励任何单位或者个人在开展保健功能相关研究的基础上提出拟纳入保健功能目录的建议。国家市场监督管理总局将开设保健食品新功能建议及产品注册申请咨询、材料提交渠道，为保健食品新功能建议人提供政策技术咨询服务，支持保健食品新功能研究，培育保健食品领域新质生产力，服务大健康产业发展。

新功能声称的征集，是保健食品行业监管与创新并重的重要体现。通过向社会公开征集新功能声称的建议和意见，监管部门不仅能及时了解市场需求和消费者关切问题，还能为行业提供更多的创新方向和发展机遇。这一举措的推出，不仅增强了监管的透明度和公开性，也激发了社会各界的参与热情。新功能声称的征集，为保健食品行业提供了一个开放包容的平台，消费者、行业专家、企业、科研机构、社会团体等都可以根据自己的经验和知识，提出新的功能声称建议，为行业发展贡献智慧和力量。这些建议来自市场的实际需求、科学研究的最新成果或消费者的亲身体验，共同构成了行业创新的重要源泉。

新功能声称的征集也为监管部门提供了更多监管思路。通过对征集到的建议进行筛选和评估，监管部门可以及时发现潜在的风险和问题，并采取相应的监管措施加以防范和化解，这既保障了消费者的健康安全，也促进了行业的规范发展。

二、特殊医学用途配方食品

（一）行业发展概况

特殊医学用途配方食品（以下简称“特医食品”），是指为满足进食受

限、消化吸收障碍、代谢紊乱或者特定疾病状态人群对营养素或者膳食的特殊需要，专门加工配制而成的配方食品，包括适用于 0 月龄至 12 月龄的特殊医学用途婴儿配方食品和适用于 1 岁以上人群的特医食品。《食品安全国家标准　特殊医学用途配方食品通则》中规定，特医食品分为全营养配方食品、特定全营养配方食品和非全营养配方食品三类。

从全球情况来看，特医食品行业呈现蓬勃发展之势。QYResearch 最新调研数据显示，2023 年全球特医食品市场规模为 141 亿美元，2019—2023 年的 CAGR 为 5. 33%；预计到 2030 年全球特医食品市场规模将达到 218 亿美元，2024—2030 年的 CAGR 为 6. 41%。北美地区是全球最大的特医食品市场，占有 45. 10%的市场份额；之后是亚太地区，占有 29. 84%的市场份额（见图 2-62）。此外，特医食品在国外发展已有 30 余年，国外特医食品的临床使用率高达 70. 00%，但特医食品在中国的临床使用率仅在 2. 00%左右浮动，仍存在较大的差距。中国特医食品行业市场规模已达 112 亿元，约占全球市场的 13. 00%，预计到 2027 年，市场规模将达到 240 亿元。

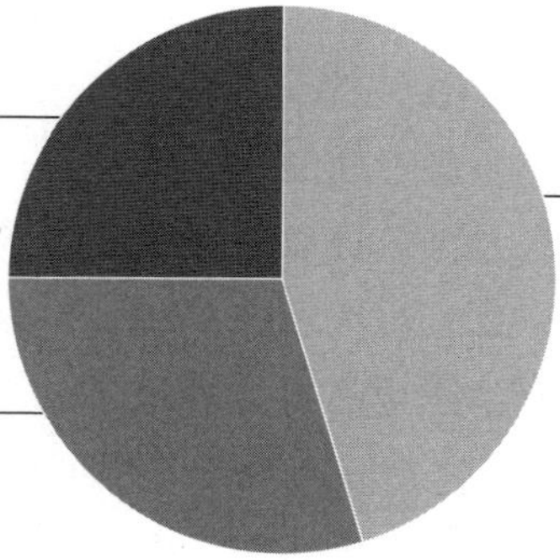

图 2-62　2024 年全球特医食品市场

资料来源：DIResearch。

（二）行业发展特点

1. 获批数量创新高

自 2016 年起，特医食品的注册审批工作开始启动，审批速度逐渐加快，每年获批注册特医食品数量都有波动，整体呈现增长趋势。国家自 2016 年 7 月 1 日实施特医食品注册管理以来，累计批准了 164 款产品，2023 年共有 70 款特医食品获得批准，包括进口产品 2 款、国产产品 68 款，获批数量创历史峰值，具体见图 2-63。

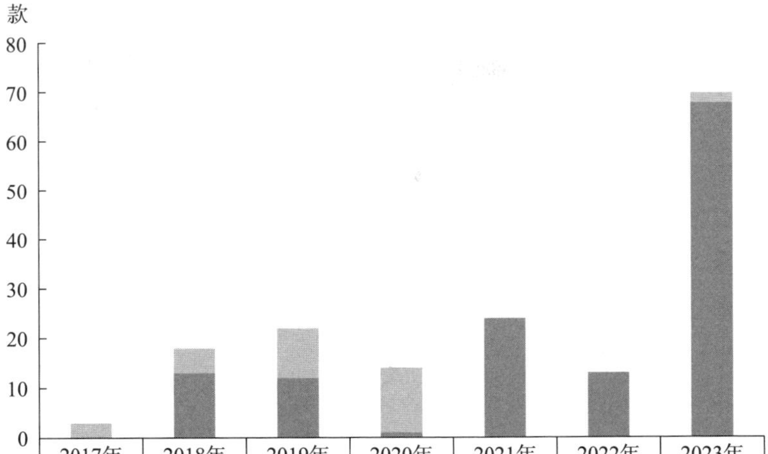

	2017年	2018年	2019年	2020年	2021年	2022年	2023年
进口产品	3	5	10	13			2
国产产品		13	12	1	24	13	68

图 2-63　2017—2023 年中国特医食品获批情况

资料来源：国家市场监督管理总局。

2. 产品类别全覆盖

在已获批的 164 款特医食品中，有特殊医学用途婴儿配方食品 48 款、非全营养配方食品 62 款、全营养配方食品 53 款、特定全营养配方食品 1 款（肿瘤全营养配方）。具体来看，特殊医学用途婴儿配方食品所有细分品类均有获批，获批产品较多的类别有早产/低出生体重婴儿配方、无乳糖配方、乳蛋白部分水解配方等。其中，2023 年，无乳糖/低乳糖配方（3 款）、早产/低出生体重婴儿配方（2 款）、乳蛋白部分水解配方（3 款）、乳蛋白深度水解配方（1 款）获批。非全营养配方食品全部细分类别均有产品获批，获批较多的类别有电解质配方、碳水化合物组件、蛋白质（氨基酸）组件等。其中，2023 年，蛋白质（氨基酸）组件 14 款、电解质配方 8 款、碳水化合物组件 7 款、流质配方和增稠组件各 1 款获批。

2024 年前三季度，国家市场监督管理总局批准特医食品注册数量达到 200 个，其中全营养配方食品、特殊医学用途婴儿配方食品、非全营养配方食品、特定全营养配方食品注册数量分别为 64 款（占比 32.0%）、53 款（占比 26.5%）、82 款（占比 41.0%）、1 款（占比 0.5%）（见图 2-64）。按照产品类型统计，其中有无乳糖/低乳糖配方 14 款、乳蛋白部分水解/深度水解氨基酸配方 14 款、早产/低出生体重婴儿配方 19 款、母乳营养补充剂 5 款、氨基酸代谢障碍配方 1 款，蛋白质（氨基酸）组件、电解质配方、碳水化合物组件共有 70 款，占非全营养配方食品的 85%，肿瘤特定全营养配方有 1 款。

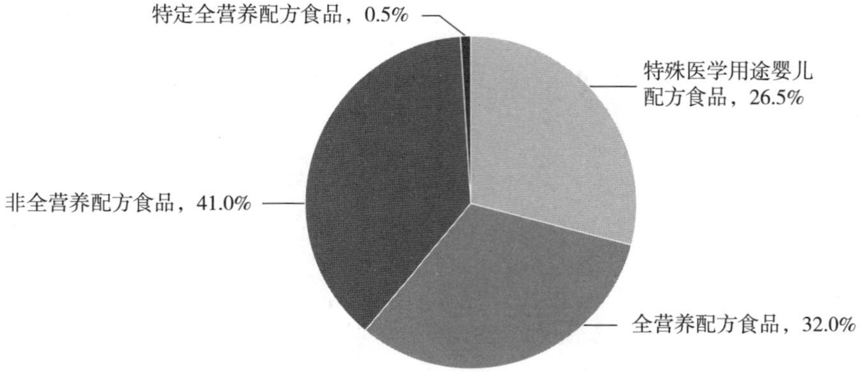

图 2-64　2024 年前三季度中国特医食品获批产品类别

资料来源：国家市场监督管理总局。

从适用人群来看，适用婴幼儿的特医食品数量为 48 款，非特殊医学用途婴儿配方食品数量为 116 款。在特殊医学用途婴儿配方食品中，各个年龄段分布并不均衡。适用于 1 岁以下人群的有 6 款，适用于 1~10 岁的有 10 款，适用于 10 岁以上的有 100 款，其中适用于 10~14 岁的产品有 2 款，适用于 18 岁以上的产品 7 款和适用于 50 岁以上的产品 1 款。由此可以看出，在 1~10 岁非开放年龄区间，相应的产品数量较为稀缺，适用于中老年的产品数量也比较少。

从已获批的特医食品配方类别可以看出，国家对特医食品行业的政策扶持和企业的不断努力，正逐步实现特医食品的多样化突破。例如，近两年涌现的肿瘤全营养配方食品、增稠组件和低乳糖配方等创新产品。然而，目前的产品类别仍存在一定的集中现象，这既反映了市场的需求导向，也暴露了特医领域某些技术面临的瓶颈。

3. 粉剂仍为主要剂型

从产品剂型来看，粉剂产品占主导地位。在全部获批产品中，粉剂产品有 122 款；液态产品仅有 42 款，主要分布于非特殊医学用途婴儿配方食品的产品中，仅有 2 款为特殊医学用途婴儿配方食品液态产品，这一现状与普通婴幼儿配方奶粉现状相同。2023 年，获批特医食品中有粉状产品 50 款和液态产品 20 款（见图 2-65）。因 2023 年整体获批数量猛增，这 2 种剂型产品数量较往年都有明显增加。随着相关配套文件的完善，如《婴幼儿配方液态奶生产许可审查细则（征求意见稿）》的发布以及企业的坚持投入，普通婴幼儿配方食品和特医婴幼儿产品液体类别将会有新的发展。

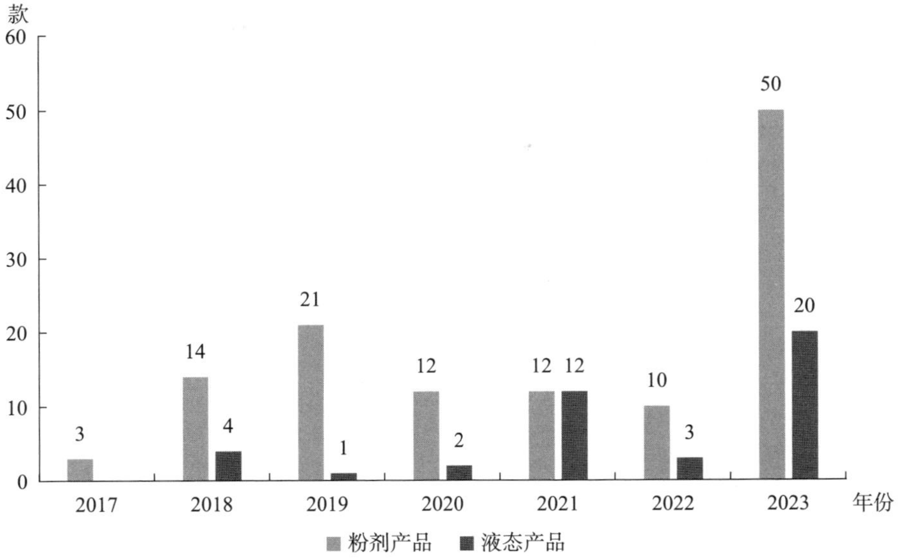

图 2-65 2017—2023 年中国特医食品获批剂型

资料来源：国家市场监督管理总局。

4. 国产产品占主导

在已获批的特医食品中，国产产品共 133 款，进口产品共 31 款。进口产品所属国家情况如下：荷兰 9 款，英国、德国各 4 款，西班牙、瑞士、美国各 3 款，新加坡、韩国各 2 款，爱尔兰 1 款。境外获批的产品主要由雅培、雀巢、纽迪希亚和美赞臣等知名企业生产，这些企业在不同国家的工厂都有生产特医食品。这种分布格局显示了较高的行业集中度。

2023 年，国产产品、进口产品分别获批 68 款和 2 款。国产获批产品数量较多的企业有江苏冬泽（5 款）、吉林麦孚（4 款）、鲲鱼健康（4 款）、辽宁海思科（4 款）、山东若尧（4 款），2 款获批的进口产品分别来自纽迪希亚荷兰工厂和雀巢德国公司。

按获批产品企业分布来看，中国目前已成功注册的 164 款特医食品来自 48 家企业。当前，获批企业的格局已经从早期的食品企业主导逐渐演变为食品企业和医药公司齐头并进的模式。比如，新入赛道的费森尤斯卡比华瑞制药以及获批数量较多的吉林麦孚都是医药行业进军特医食品领域的典型代表，未来可能会吸引更多药企。面对如此巨大的市场需求，特医食品有较大的发展空间，对企业来说既是机遇也是挑战。中国特医食品企业获批产品数量

（部分）见图2-66。

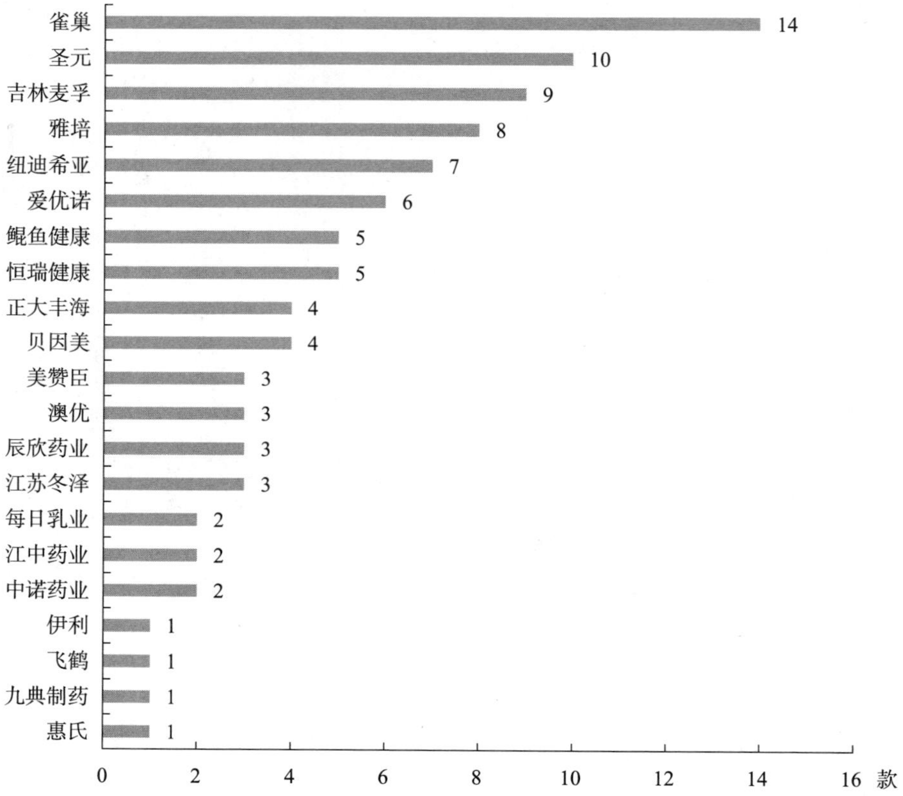

图2-66　中国特医食品企业获批产品数量（部分）

资料来源：根据公开数据整理。

（三）行业发展趋势

1. 政策利好满足行业发展需求

得益于国家法规体系的逐步健全和完善，中国特医食品行业正在经历一个迅猛的发展阶段。无论是从产品数量，还是从种类、技术细节等方面，都展现了一种不断追赶、不断进步的态势。这一行业的发展，不仅体现了特医食品领域的创新能力，也反映了特医食品市场的深度挖掘潜力和广阔前景。

一方面，政府有关部门根据实际情况不断调整和优化现行标准及管理措施的举措，为行业带来了新的发展契机。2023年12月，国家市场监督管理总局修订发布《特殊医学用途配方食品注册管理办法》，自2024年1月1日起施行。该办法除了继续强调特医食品安全监管，设立优先审评审批程序外，还对罕见病类别、临床急需且尚未批准新类别等产品实施优先审评，审评时限由最多 90 个工作日缩减至 30 个工作日，优先安排现场核查和抽样检验；优化注册现场核查流程，给予企业 30 个工作日反馈是否接受现场核查，并明确具体核查时间，兼顾核查准备和工作时效；将临床试验现场核查时限压缩为 10 个工作日，提高产品注册效率；明确电子证书的法律效力，服务企业便利化；鼓励企业研发新产品，满足临床需要，进一步提高企业研发效率，促进罕见病类、临床急需类等新产品上市。2023 年 12 月，《国务院关税税则委员会关于 2024 年关税调整方案的公告》发布，其中特医食品进口关税调整为零，这一举措将有利于进一步丰富市场供给，确保特殊人群的需求得到满足，为他们的生活提供更有力的保障。2024 年 10 月，国家市场监督管理总局发布《特殊医学用途配方食品注册优先审评审批工作程序》，进一步规范特医食品注册优先审评审批工作，引导企业加大对罕见病类特医食品和临床急需的新类型特医食品的创新研发力度。

另一方面，多地出台政策鼓励和补贴特医食品发展。比如，山东省东营市印发《东营市人民政府办公室关于印发东营市支持生物医药产业发展八条措施的通知》，提出对取得特医食品注册证书且在本市落地生产的企业，每项注册给予一次性奖励 100 万元；同一企业每年奖励最高 300 万元。河北省印发《河北省人民政府办公厅印发关于支持生物医药产业高质量发展若干措施的通知》，提到新获批国家注册的特医食品，首次在本省生产结算后，按该品种年营业收入的 5%予以奖励，单个企业最高不超过 1000 万元，连续奖励 3 年。2023 年，山东省和贵州省先后出台医疗机构经营使用特医食品管理办法。据统计，自 2016 年 5 月天津市出台《医疗机构使用特殊医学用途配方食品处方应用指南》以来，全国已有 13 个省级、6 个市级管理部门相继出台了特医食品经营使用管理办法，包括天津、河北、吉林、黑龙江、上海、江苏、安徽、山东、河南、湖北、海南、四川、贵州等省市，以及南京、济南、徐州、泰州、南通和潍坊等城市。

2. 市场需求带动从业规模扩大

特医食品消费市场巨大，具有良好的市场前景。国家人口普查数据显示，2022 年中国 65 岁及以上老年人口占总人口比重已经达到 14.2%，中国正式进入“深度老龄化社会”，预计 2030 年这一数字将超过 20%。老龄化的不断加剧无疑带来了慢病人数的急剧增长，特医食品市场持续扩容。从市场需求来看，至少还有 70%的特医食品需求没有得到满足，尤其是肠胃病人、老年人对特医食品市场需求较高。数据显示，60 岁以上老年人的营养不良率为 6.1%，住院老年患者的营养不良患病率高达 40%～60%，这就对行业提出了细分和细化的要求。从企业的角度来看，特医食品行业需要不断提升各个环节，包括研发与生产、产品营销、医院临床应用与反馈以及终端消费者的使用体验。为了更好地满足市场需求，企业需要着重提升技术水平和产品质量，完善销售渠道布局，并确保与消费者的顺畅沟通。

3. 行业标准法规不断走向完善

出台规范性文件，强化助企政策供给。国家市场监督管理总局发布的《特殊医学用途配方食品标识指南》，让特医食品的专用标识“小蓝花”走进了大众视野，为特医食品的定位、使用、认识提供了“身份标识”，明确要求企业在产品最小销售包装上标注。2024 年 4 月，国家市场监督管理总局修订发布《特殊医学用途配方食品临床试验质量管理规范》，涉及特医食品临床试验质量管理全过程，聚焦特医食品临床应用实际，引导企业规范开展临床研究，提升临床研究质量。同年 7 月，《特殊医学用途电解质配方食品注册指南》等一系列文件发布，守住食品安全底线的同时推进分类注册管理，对于符合指南相应情形的产品，减少申请材料、免现场核查、免抽样检验，有效降低企业研发成本、缩短注册时间，进一步优化市场准入环境、激发市场活力、满足临床使用需求。2024 年 10 月发布的《特殊医学用途配方食品注册优先审评审批工作程序》，明确苯丙酮尿症等罕见病类特医食品和糖尿病、肾病等临床急需且尚未批准过的特定全营养配方食品适用优先审评审批，引导企业高质量研发以满足临床急需。目前，已有 6 个产品经公示纳入优先审评审批程序，实现注册上市提速。

近年来，中国发布了一系列关于特医食品的标准，正逐渐与国际和发达国家接轨，但中国特医食品的国家标准规范仍处于摸索阶段。从长远来看，为促进特医食品行业健康发展，制定具体的细分疾病与用途的行业开发研究标准或者指南，以完善市场运行机制，对特医食品行业的发展将是一个利好因素。

三、婴幼儿配方食品

（一）行业发展概况

婴幼儿配方食品，是指以乳类及乳蛋白制品或大豆及大豆制品为主要原料，加入适量的维生素、矿物质和其他成分，通过物理方法生产加工制成的液态或粉状食品。这种食品适合 0~36 月龄的婴幼儿食用，其营养成分能够满足正常婴儿（0~12 月龄）、较大婴儿（6~12 月龄）和幼儿（12~36 月龄）的不同营养需求。全球婴幼儿配方食品行业发展已有百年历史，目前，以美国、欧洲为代表的发达国家和地区婴幼儿配方食品行业发展相对成熟，基本确定了科学的婴幼儿喂养方式，产品矩阵也越来越丰富，产品口感、营养成分、食物配方等不断改良。

2017—2020 年，全球婴幼儿配方食品市场规模逐年上升。根据中国营养保健食品协会的数据，全球婴幼儿食品行业处于稳步成长期，2019 年全球婴幼儿市场需求规模为 253 亿美元，同比增长 12%。2020 年，受新冠疫情的影响，行业规模增速出现下滑，2020 年全球婴幼儿辅食市场规模约为 264 亿美元。结合全球经济和人口出生情况，2023 年全球婴幼儿配方食品市场规模达 319 亿美元，市场增长率约 3. 1%。

从全球区域市场的竞争情况来看，亚洲是最大的婴幼儿配方食品市场，其次是美洲和欧洲。随着非洲新生儿人口数量持续上升，非洲在产品方面的需求仍有较大潜力。Statista 数据显示，2020 年，亚洲市场在全球婴幼儿辅食市场的占比约为 43%，美洲市场约为 31%，两者占据了全球大部分市场。在亚洲市场中，中国市场的占比最高，约占市场份额的 26%。

婴幼儿配方乳粉是关系亿万家庭幸福和国家民族未来的特殊食品。截至 2023 年底，婴幼儿配方乳粉新国标注册攻坚任务高质量完成，共批准 134 家企业按新国标注册婴幼儿配方乳粉产品配方 1028 个，其中牛源产品占 70%以上，羊源产品占 20%左右。市场供应平稳，完成全国 111 家婴幼儿配方乳粉生产企业的全覆盖体系检查，监督抽检全年总体合格率为 99. 85%，同比上升 0. 03%。

2023 年 7 月，国家市场监督管理总局修订发布《婴幼儿配方乳粉产品配方注册管理办法》，自 2023 年 10 月 1 日起施行。新版注册管理办法贯彻落实“四个最严”要求，结合行业发展和注册管理实践，进一步严格产品配方注册要求，保证产品质量安全，并鼓励企业研发创新，不断提升婴幼儿配方乳粉品质。该办法对在中国境内生产销售和进口婴幼儿配方乳粉的企业，从申请与注册程序、标签与说明书、监督管理、法律责任等方面做出了规定。该办法的出台，有助于企业加大研发创新力度，提高婴幼儿配方乳粉质量，也将进一步完善婴幼儿配方乳粉产品配方注册管理，保障婴幼儿“口粮”安全，助力行业高质量发展。

（二）行业发展趋势

1. 行业监管趋严，市场临近爆发

行业监管日趋严格，进一步促进食品诚信体系建立。婴幼儿配方食品是食品安全重点关注领域，且以婴幼儿为服务对象更具敏感性，因此政府、社会各界对行业监管重视程度高。未来，婴幼儿配方食品行业将进一步加强合规监管，确保进口及国产婴幼儿配方食品符合国家标准，减少以普通食品标准生产儿童食品的乱象。行业监管趋严将提高生产准入门槛，加速婴幼儿辅食行业洗牌，有助于净化发展环境，品牌优势将进一步凸显。

随着人民物质生活水平提升，新一代婴幼儿父母的受教育程度较高，营养健康知识普及度广，国家对于婴幼儿食品安全监管措施渐趋完善，海淘电商等平台带来更多优质海外婴幼儿辅食商品，低劣国产品牌企业渐遭淘汰，优秀品牌存活于市场上，中国婴幼儿配方食品市场发展的基础条件已基本具备，临近爆发式发展的阶段。

2. 科研创新带来丰硕成果

越来越多的企业开始探索打造多渠道专业母婴营养知识平台，定期开展学术研讨、专家讲座等学术活动和成立科研基金，推进中国婴幼儿配方食品与母乳营养研究发展。2023 年 9 月，在 *Precision Nutrition* 上发表的一篇计量分析文章，通过研究分析上年度全球新发表的 24582 篇与营养相关的论文，表明中国的论文数量和被引频次均排名第二，在最有影响力的 10 位学者中，首都医科大学附属北京世纪坛医院的石汉平教授位列第二。从母乳营养素的成分、类别和相对含量，到功能性营养素活性和结构的研究，业内企业对母乳研究已经进入一个新时代、新阶段，已不仅仅局限于细胞实验、动物实验和体外实验，也会关注临床验证以及大队列跟踪调查研究。伊利集团首次精准测定了中国母乳的氨基酸组成，该成果发表在 *The Journal of Nutrition* 上，此成果将有助于中国婴幼儿配方乳粉的进一步研发创新。美赞臣中国发布了研究成果——儿童 12 月龄前使用富含乳脂球膜和乳铁蛋白的婴儿配方奶粉在 5.5 岁时改善了神经发育，该研究采用双盲随机对照临床方法，该成果发表在 *The Journal of Pediatrics* 上。达能在中国全面推出人工智能黄金便便解码器，该研究历时 3 年，通过解码器小程序，只需要拍照和人工智能神经网络识别，即可给出专业肠道自护力评估建议。蒙牛乳业、帝斯曼—芬美意和国际香精香料公司开发的母乳低聚糖通过了国家卫生健康委的食品营养强化剂审批，三家公司均获得了 2'-岩藻糖基乳糖的批准，帝斯曼—芬美意还获得了乳糖-

N-新四糖的批准。因此，基于婴幼儿配方食品与母乳营养研究的相关数据，指导婴幼儿配方食品的研究与开发，对开发出能够满足婴幼儿成长过程中营养需求的产品具有极为重要的意义。

3. 产品多元化、高端化、有机化

随着婴幼儿配方食品市场竞争格局逐渐稳定，细分市场带来差异化创新。在政策、生产、品控、检测等方面的层层加持下，产品质量显著提升，消费者对产品的信心也处在历史高位，高端有机食品所占的比例逐年攀升，市场占有率从2015年的4.4%上升到2023年的24.3%。在消费能力提升，育婴知识渗透，辅食多元化、个性化等多重利好因素的推动下，国内婴幼儿食品呈现高速增长，显示了市场存在巨大的增量空间。同时，自制婴幼儿辅食风潮的发展，增加了辅食原材料市场需求。目前，中国母婴家庭越来越重视自制婴幼儿辅食产品，一方面自制辅食新鲜安全；另一方面随着各种高效制作工具产品进入市场，自制辅食难度降低且性价比高。这就为产品细分市场的发展提供了机会，未来更加细化的市场发展将成为行业大势所趋。

四、深圳市精准营养行业发展概况

目前，深圳市精准营养行业规模以上企业共有20家，其中南山区9家，龙岗区5家，罗湖区3家，福田区、龙华区、坪山区各1家，以保健食品和特医食品为主，2023年实现总产值超10亿元。目前，行业仅有省级工程技术研究中心和市级重点实验室等创新载体平台。深圳市精准营养行业创新载体见表2-37。

表2-37 深圳市精准营养行业创新载体

名称	类型	依托单位
深圳市食品营养与健康重点实验室（筹建启动）	重点实验室	深圳大学
深圳市食品大分子科学与加工重点实验室（筹建启动）	重点实验室	深圳大学
深圳市代谢健康重点实验室（筹建启动）	重点实验室	中国科学院深圳先进技术研究院
深圳市新型天然保健品研究重点实验室	重点实验室	深圳大学
广东省食品与营养（时代生物）工程技术研究中心	工程技术研究中心	时代生物科技（深圳）有限公司
广东省植物营养调理品工程技术研究中心	工程技术研究中心	深圳市芭田生态工程股份有限公司

资料来源：根据公开数据整理。

深圳市精准营养领域处于发展初期，上游原料加工环节仅有以保时健为代表的数量不多的生产型企业；中游仅有时代生物等少数公司布局特医食品研发，目前仅取得产品注册批件 1 件，但也涌现了芙莱特、万益蓝、华大精准营养等一批企业在精准营养个性化产品上布局，市场营收过亿元。芙莱特（深圳）精准营养食品集团有限公司是中国精准营养的倡导者和实践者，聚焦精准营养产品开发与产业化，通过基础和循证医学研究，不断发现营养平衡问题及营养相关标志物，发现慢病早期发生发展科学评估的落脚点，并结合大数据和人工智能，研制出对应的精准营养产品，在精准检测的带动下，指导识别潜在的慢病高危人群，从精准营养入手实现零级预防干预。深圳市级精准营养与创新转化公共服务平台、国家市场监管重点实验室（肿瘤特医食品）检验检测中心，建立了多组学营养与健康大型研究队列，开发“维叶清”“芙纳衡”等一系列具有“蓝帽子”“小蓝花”标示的保健食品、特医食品 200 余款，融合疾病零级预防与健康管理，推出“营养需求 8 层次 5 维度”的理论体系，推动业内第一本精准营养学术期刊 *Precision Nutrition* 创刊。

万益蓝（WonderLab）隶属于深圳美丽营养科技有限公司，是一家专注于益生菌和营养补充剂领域，聚焦年轻人的运动营养、肠道健康、肌肤健康、睡眠健康等新场景新需求，提供专研可循证的健康解决方案，让更多消费者生活更美好的创新企业。旗下包含益生菌、肌肤营养、膳食纤维、运动营养等多个产品系列。2023 年“双十一”期间，其在天猫、京东及抖音电商平台“保健食品/膳食营养补充食品”类零售额排名第四。

深圳未知君生物科技有限公司是目前国内领先的专注于肠道微生态治疗的人工智能制药公司，拥有自主搭建的、技术水平全球领先的人工智能微生物组研究与产业转化平台。基于业内领先的自主研发平台，进行了多种功能的益生菌研发和生产，开展功能菌株发现、功能评价、工艺开发、临床试验，赋能益生菌和大健康企业的上游研发工作，在有助于改善骨密度、痤疮、黄褐斑、皮肤水分状况、增强免疫力、控制体内脂肪等功能上，都有相应的产品积累。目前，未知君已与美赞臣（中国）以及国际多家头部大健康公司完成商业合作与转化，并在持续推进自主产权菌株开发，通过菌株和解决方案授权的方式，输出平台、技术、菌株资源，助力益生菌产业伙伴，造福大众健康。

在科技飞速发展的时代，合成生物与精准营养的结合正为行业带来前所未有的机遇和变革。合成生物技术在食品和饮料领域的应用，将极大地改良口感和营养成分。如今，人们对食物和饮料的需求日益多样化，既追求美味，又注重健康。合成生物技术可以满足这些需求，为人们提供更多更健康、更营养丰富的选择。与此同时，合成生物技术为个体化定制营养干预方案提供了强大的工具。每个人的基因、生活方式和健康状况都有所不同，传统营养方案往往难以满足个体的特殊需求。通过合成生物技术，可以根据个体的基因信息、代谢特点等，精准地制定营养干预措施，无论是帮助人们保持健康，还是治疗某些慢性疾病，都将发挥巨大作用。在精准营养领域，合成生物技术就像催化剂一样，加速了从基础科学到商业实践的转化。它提供了实验室不可行的快速迭代方法，有效降低了市场推广的难度和成本。通过合成生物，科学家可以更快地研发出新型的营养产品和干预方案；企业也可以更迅速地将这些创新成果推向市场，满足消费者不断变化的需求。这将极大地推动精准营养产业的发展，创造更多的经济价值和就业机会。

深圳市在合成生物学领域拥有全国顶尖的资源及配套政策，科研机构实力雄厚，科研基础设施完善，中国科学院深圳先进技术研究院合成生物学研究所是全国首个合成生物学研究所，在人造生命元件、基因线路、生物器件、多细胞体系等合成再造研究方面成果显著。深圳理工大学合成生物学院等高校和科研院所为产业提供了大量的科研成果与人才支持。此外，深圳市合成生物产业私募股权投资基金合伙企业初始规模达 15 亿元，专注于合成生物学领域的投资，为产业发展提供了强大的资金支持。

深圳市虽具备生物医药领域全国第一方阵的先发优势，有一定的资源基础，但市场尚处于培育期，还面临诸多问题。

一是与行业巨头差距明显，产品与服务竞争力偏弱。深圳市保健食品代表企业健康元旗下知名产品太太口服液 2023 年的营收仅 10 亿元左右，与行业巨头汤臣倍健 94 亿元的营收差距巨大；而且，汤臣倍健、斯维诗、仙乐等已布局抗衰老、仿生平台等前瞻性研究，建立“检测—个性化干预—再检测”的产品与服务融合新模式，深圳市企业仍停留在单一产品服务形态，业务以产品销售为主。

二是错失特医食品发展“早班车”。由于特医食品上市流程与药品类似，存在研发投入大、周期长、风险高等门槛，企业不敢轻易布局，而深圳市可转化为特医食品企业的大型食品药品企业较少，加上缺乏规划引导，扶持政策滞后，企业外部助力不足，难以形成集聚发展态势。

三是市场流通准入渠道不畅。特医食品在进入医院流通方面存在“名分”缺失的问题，无法纳入医院收费系统，暂时更难以进入国家医保目录。目前，广东省相关政策体系也有待完善，就深圳市本地而言尚无可参照执行的依据。

四是产业基础较弱且创新不足。企业在配方研发、核心原料制备、关键生产工艺等方面与国际巨头存在较大差距，缺乏相关产业布局。各类创新载体、验证评价技术机构数量偏少，与北京市、上海市、广州市相比，深圳市检验业务功能单一，无法提供安全与功能验证、临床试验等服务，配套不足以与行业形成深度联动。

随着大规模数据的普及和机器学习的发展，合成生物技术将变得更加智能和精准，它可以分析大量的个体健康数据和营养需求信息，做出更加准确的预测和更加精细的干预，助力企业迈向精准健康的新时代，也是深圳市精准营养实现“弯道超车”的最佳机会。

五、深圳市精准营养行业发展建议

对于保健食品，一是坚持科技引领，充分利用现代先进技术，不断提升产品品质，利用深圳市生物医药与信息技术优势产业形态，推动产业融合发展；二是积极掌握市场动向，研发出更符合消费者需求的产品，增强消费者的信任感；三是切实履行食品安全主体责任，在生产的各个过程严格把控，保证产品的质量和安全；四是支持企业深耕国内市场，拓展海外市场，建设国际化品牌，做大做强做优做精。

对于特医食品，加强临床营养学科科研实力与业务能力建设，补增量、强存量，改善产品服务落地应用环境，引导加强前沿理论研究与应用，鼓励与企业强化联系、开展合作，激发本地市场需求；加大培育创新型中小微企业力度，支持引导具备条件的食品药品企业发挥研发与资金优势、体系管理规范优势、产品注册经验优势、市场渠道优势，瞄准市场空白领域，加快产品研发注册上市。

对于婴幼儿配方食品，首先，需要注重营养全面性、均衡性，加大婴幼儿营养基础研究力度，推进功能原料的挖掘与产业化工作，开发营养全面、食用安全的产品，尤其是要补充婴幼儿易缺乏的维生素、矿物质等营养元素，以满足婴幼儿全面的营养需求；其次，关注产品的安全性和质量，应用先进生产工艺和技术的同时，严格把控生产的各个环节，助推婴幼儿食品品质升级。最后，重视产品创新性和智能化，积极利用智能感应和识别技术，生产出更高品质、更高附加值、具有创新性的婴幼儿食品，不断提升行业整体水平和竞争力。

充分发挥深圳市健康产业在精准营养领域的资源优势，积极发挥企业主观能动性和重要作用，利用在精准营养保健食品领域积累的技术成果优势，率先落实全生命周期的精准营养计划。深圳市拥有华大基因、奥萨医药、深圳大学、南方科技大学等知名国家高新技术企业、上市企业和科研院校，在精准营养领域和健康关联性领域取得全球领先的研究成果，可以围绕以心脑血管疾病为主的慢性病营养代谢机制、营养危险因素及遗传危险因素、慢性疾病的早期预测以及营养干预等方面开展重大基础课题研究，启动《深圳精准营养百万队列研究》，在人口数量较多的南山区、福田区或是在全市范围内开展居民精准营养筛查行动，进行问卷调研、走访等，摸清深圳市居民营养与慢性病现状、居民健康意识水平等情况。

在完成上述工作的基础上，启动“深圳精准营养计划”，推动精准营养在慢性病干预与治疗过程中的科学合理应用，在已有的三级预防的基础上开展零级预防，制定面向全体民众的零级预防措施，防止引发重大突发公共卫生事件的因子出现，形成全生命周期健康管理服务模式，从而通过全人群干预，提高人群健康水平，让精准营养的科研成果惠及民众，节约医疗费用和社会保障成本，实现“健康深圳”。

围绕“合成生物学+营养”领域，推动合成生物学相关产品在精准营养领域的法规与政策制定，让民众更快更好更安全地受惠于相关产品。发挥深圳特区优势，打造合成生物相关产品先行先试示范区，联合当地平台与高校，开展相关产品在营养学领域的临床实验，改善市场产品质量与功能宣传参差不齐的现状。积极参与国家和国际合成生物学标准的制定工作，争取将深圳市的技术和经验融入标准，提高深圳市在合成生物学领域的影响力。结合合成生物学产业的发展实际，制定地方标准，规范产业发展，为企业提供明确的技术规范和质量标准。

同时，加大创新平台建设支持力度，支持现有平台功能拓展，吸引市外机构落户深圳；推动特殊食品验证评价技术机构增设安全与功能验证服务，以及药物临床试验机构开展特殊食品相关业务，释放临床资源；发挥深港协同优势，以药械通管理模式引入已在港澳地区上市、临床急需的特殊食品，借助政策优势推动行业高质量发展。

第六节　化妆品

2007 年 8 月 27 日，国家质检总局公布《化妆品标识管理规定》，明确规定化妆品是指以涂抹、喷、洒或者其他类似方法，散布于人体表面的任何部位，如皮肤、毛发、指/趾甲、口唇齿等，以达到清洁、保养、美化、修饰和改变外观，或者修正人体气味，保持良好状态为目的的化学工业品或精细化工产品。

一、国际化妆品行业发展概况

（一）全球化妆品市场规模增长趋缓

随着健康意识的增强以及对美丽的需求，尤其是抗老化、保湿和个性化美容产品的需求日益增加，全球化妆品市场得以稳定增长。Statista 的数据显示，全球化妆品市场规模在经历 2020 年的大幅下滑后，2021 年迅速回升，到 2023 年更是创历史新高达到 6256.8 亿美元，体现了全球化妆品市场的强劲增长韧性。Statista 预测，2024 年全球化妆品市场规模将达 6461.6 亿美元，2028 年将增长至 7367.5 亿美元。另据 Euromonitor 数据，2023—2028 年，全球化妆品市场规模将以 2.8%的 CAGR 增长。虽然在具体市场规模和增速方面存在数值差异，但综合测算结果显示，在接下来的 5~10 年，全球化妆品市场仍呈现增长态势，市场潜力巨大。具体见图 2-67。

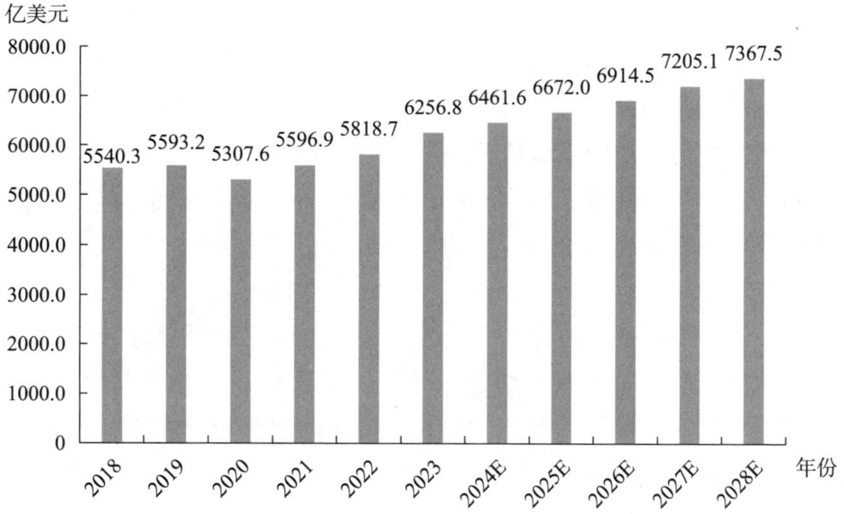

图 2-67　2018—2028 年全球化妆品市场规模

资料来源：Statista。

从细分市场来看，护肤品市场规模最大（见图 2-68），彩妆市场增速最快，与此同时，洗护产品市场正迎来新的发展机遇。在各类化妆品中，护肤品市场无疑是最具规模的细分领域。护肤品作为日常护理的基础产品，消费群体基数较大，持续占据化妆品市场的头部地位。

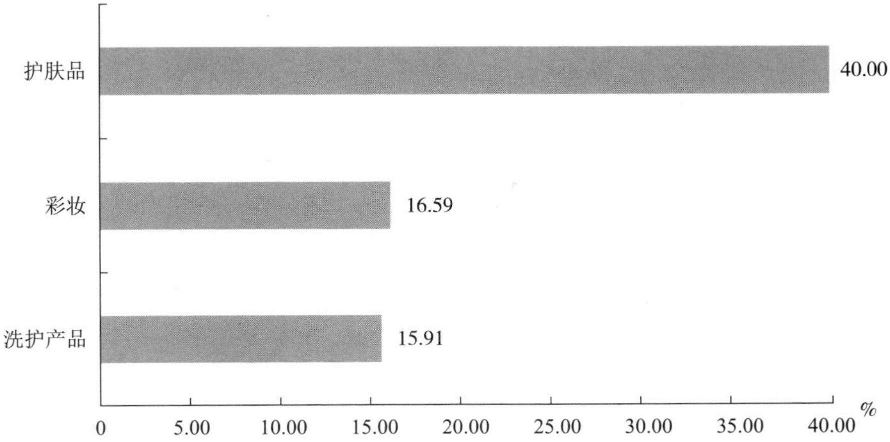

图 2-68 2023 年全球化妆品行业主要领域市场规模

资料来源：Statista。

据 Statista 统计，2011—2023 年，护肤品占全球化妆品市场的份额始终高于 30.00%，并且在 2023 年这一比例提升至 40.00%，达 1812.4 亿美元。彩妆市场是增长最快的细分市场。Statista 数据显示，全球彩妆市场已连续 3 年保持快速增长态势，2021—2023 年，全球彩妆市场的增速分别为 11.57%、15.26%和 11.57%，2023 年的增速更是高出化妆品市场增速（7.53%）4 个百分点，市场规模达 1038.2 亿美元。Statista 预测，2024 年全球彩妆市场规模将达 1084.1 亿美元，到 2028 年可达 1288.9 亿美元，在未来几年仍将保持快速增长势头。洗护产品市场正迎来新的发展机遇。当前，消费者对护理的需求逐渐从脸部护理转向全身护理，同时对洗护产品的需求朝着专业化、精细化、多元化等方向进阶升级，催生出洗护产品市场发展的新机遇。据 Fortune Business Insights 数据，2023 年全球洗发护发市场规模达 995.2 亿美元，预计 2024 年可达 1069.1 亿美元，2032 年可达 2134.7 亿美元，预测期内 CAGR 为 10.4%。

从国家和地区来看，美国是全球最大的化妆品市场。Statista 数据显示，2023 年美国化妆品市场规模为 978.1 亿美元，并将持续增长，预计在 2028 年达到 1103 亿美元。另据 Euromonitor 统计，2023 年全球化妆品零售总额为 5642.2 亿美元，其中，美国零售额远超其他国家，位居全球第一，达 1168.3 亿美元，占全球化妆品零售总额的比重达 21%。在美国市场，护肤品和护发产品是消费者购买最多的品类，彩妆品类中用于面部的彩妆产品，睫毛膏、眼线笔、眼影等眼部彩妆产品和口红等彩妆产品也备受消费者青睐。根据

Statista 统计，2023 年中国化妆品市场规模达 671.8 亿美元。Euromonitor 的数据显示，2023 年中国化妆品零售总额为 772.4 亿美元，占比 14%，是全球第二大化妆品市场。此外，日本、印度、巴西三国在 2023 年市场规模分别达到 459.6 亿美元、305.4 亿美元、245.6 亿美元，成为全球化妆品市场的引领者。

（二）全球化妆品品牌企业竞争激烈

据《化妆品报》统计，2023 年全球营收前十的化妆品公司依次为欧莱雅、联合利华、宝洁、雅诗兰黛、LVMH、拜尔斯道夫、资生堂、科蒂、Natura&Co、Puig。10 家公司营收总体量达 10882 亿元（见表 2-38）。在全球十大化妆品公司中，法国有 3 家，美国有 2 家，西班牙、日本、英国、德国、巴西各 1 家。值得注意的是，日韩化妆品公司呈衰退态势，而欧洲行业巨头发展整体强于北美同行。

表 2-38　2023 年全球营收前十化妆品企业销售业绩

企业	销售额（亿元）	同比增幅（%）
欧莱雅	3231	11.00
联合利华	2064	8.00
宝洁	1539	3.00
雅诗兰黛	1142	-10.00
LVMH	649	7.00
拜尔斯道夫	610	12.50
资生堂	469	-8.80
科蒂	455	5.00
Natura&Co	385	-8.50
Puig	338	19.00

资料来源：根据公开资料整理。

香水成为各大企业拉动业绩增长的关键因素。科蒂以全球十强中最快的销售增速脱颖而出，其 Burberry Goddess 香水的销售成绩不仅超越了所有预期，还刷新了历史纪录。欧莱雅、LVMH 两家获得高速增长的企业，同样在财报中数次提及香水品类的突出贡献，如 2023 年 LVMH 的香水与化妆品部门销售额首次突破 80 亿欧元，实现了 11%的增长，创下近 5 年新高。

大众化妆品销量增长显著。欧莱雅大众化妆品部迎来30年来最佳增长业绩，并超越高档化妆品部，成为集团规模最大的部门；联合利华也在财报中提及，旗下包含多芬、夏士莲、清扬、凡士林等品牌在内的美容健康部门，核心护肤品牌凡士林2023年的营收超10亿欧元，实现了两位数增长。

高端品牌竞争白热化。2023年4月，欧莱雅战胜资生堂、LVMH和欧舒丹等竞争对手，以25.25亿美元的“史上最高价格”从Natura&Co手中收购了澳大利亚高端美妆品牌伊索Aēsop，将其纳入欧莱雅集团高档化妆品事业部。2023年6月，Gucci母公司开云集团从贝莱德长期私募基金和Javier Ferrn控股基金手中，收购小众香水品牌Creed，交易价格高达20亿欧元。

（三）全球化妆品行业发展趋势

1. 可持续性美妆概念兴起

在全球倡导绿色消费的大环境下，消费者越发青睐具有绿色环保、可持续性属性的产品，“纯净美妆”（符合成分无害且零添加、不做动物实验与不含动物成分、不危害环境和可持续环保等标准的美妆产品）等消费概念兴起，引发化妆品行业的绿色变革。据Brand Essence Market Research预测，纯净美妆在2020—2027年的CAGR将达到12%。另据Statista预测，全球天然化妆品市场规模预计从2023年的129.3亿美元增长至2028年的199.1亿美元，增幅高达54%。对于化妆品企业来说，除了在生产环节实施节能减排的绿色改造，更重要的是在产品成分和产品包装方面实现绿色环保。在产品成分方面，采用天然和有机成分是重要趋势。除了常规的芦荟、薄荷叶、马齿苋、鼠尾草、北美金缕梅等植物提取物成分，益生菌和海藻提取物等新兴天然成分也逐渐被应用于护肤品中。全球第一大美妆集团欧莱雅集团，近几年持续关注天然成分化妆品市场，先后收购了Youth to the People、津尔氏Thayers Natural Remedies和伊索Aēsop三大以天然原料为主要成分的品牌，加大对天然成分化妆品市场的布局力度。

在产品包装方面，大力推进使用可持续包装材料和提高包装的循环利用率。许多化妆品企业从消费端入手，建立“空瓶回收计划”，提高包装的回收利用率。据美妆头条不完全统计，欧莱雅、雅诗兰黛、上海家化、林清轩、资生堂、宝洁、科蒂、润百颜、欧舒丹等知名化妆品企业均启动过“空瓶回收计划”；也有企业选择从包装材料入手，利用生物基塑料、海洋再生塑料、PCR可降解材料、植物纤维等材料制作环保包装。2023年，雅诗兰黛和爱茉莉太平洋两家国际知名品牌相继官宣“将开发可回收包材”，实现可持续发展目标。

2. 科技赋能产品升级

随着科技的飞速发展，化妆品行业正在经历一场前所未有的变革，生物技术、信息技术、人工智能等前沿科技，驱动化妆品行业发展与升级。在原料研发方面，合成生物技术在化妆品原料的研究和应用成为推动该领域创新的重要力量。例如，通过合成生物学技术的应用使胶原蛋白的生产不再依赖动物提取，而是通过基因工程技术在微生物中生产重组胶原蛋白，提高原料安全性；通过微生物发酵技术大规模生产透明质酸，提高生产效率和降低成本；通过合成小分子肽开发新型的抗衰老、修复和保护皮肤等功效的化妆品。

在智能美妆产品方面，数字化和智能化技术在美妆产品与服务中的应用越来越广泛。VR 和 AR 等沉浸式技术被用于为客户提供虚拟商店和购物体验等方案；人工智能技术可实现面部分析、在线虚拟试妆、智能皮肤分析、皮肤健康监测等，帮助消费者选择最合适的化妆品和定制个性化护肤方案。例如，欧莱雅集团已经推出生成式人工智能驱动的个人美妆助理 Beauty Genius、生成式人工智能美妆内容实验室 CREAITECH，以及用人工智能洞察消费者意图等产品。雅诗兰黛公司加快布局“美妆+人工智能”，于 2024 年 11 月宣布与美国人工智能公司 OpenAI 合作，共同开发 240 个新的生成式预训练变换器（GPT），以用于开发和营销新的美容产品。宝洁、资生堂等国际巨头有意将过往皮肤研究领域的科研成果，与当下热门的人工智能技术相结合，在皮肤组织、头皮、肌肤问题等维度实现精准诊断、分析、归因，并以此打造护肤新场景和新产品。另外，底蕴深厚的国际化妆品企业已向更高难度的科研领域发起冲刺，基础研究的精度从组织层面进入细胞层面，再进入亚细胞层面，甚至向基因层面探索。

3. 品牌营销步入社交媒体时代

当下，化妆品行业将各大社交媒体平台作为品牌营销的重要宣传渠道，利用社交网络引导消费者，激发消费者的购买欲望。事实上，确实有更多的消费者通过社交媒体平台了解化妆品新品牌和购买新产品。Madhouse 数据显示，在美国市场，有 42%的彩妆消费者受社交媒体影响购买产品，有 66%的彩妆消费者通过社交媒体平台上发布的明星代言或网红主播（KOL）种草而了解到新品牌；在日本市场，有超 90%的日本彩妆网购消费者通过社交媒体平台了解产品信息；在东南亚市场，以印度尼西亚为例，有超 90%的 Tiktok 用户在看到 KOL 种草自己喜欢的产品后会选择购买。

二、中国化妆品行业发展概况

（一）市场规模呈快速增长

随着国内居民收入增长带来消费能力的提升，以及化妆品品牌商的持续投入和消费者培育，“颜值经济”带来庞大需求，国内化妆品行业整体呈现持续增长态势。公开数据显示，2017—2021 年中国化妆品行业零售额呈现快速增长；2022 年受新冠疫情影响，首次出现负增长；2023 年再创新高，重回增长，达到 4141.7 亿元，反超 2021 年；2024 年上半年化妆品行业零售额达 2168 亿元，同比微增 1%，增长趋势稳中有进。伴随着中国经济的快速恢复和持续增长，其已成为全球最具潜力的化妆品市场，伴随消费者即时性美容需求，以及对个性展现的追求，中国化妆品消费市场将以更快的速度增长，预计 2029 年中国化妆品市场规模将达到 8035 亿元。2019 年至 2024 年第一季度中国化妆品行业零售额情况见图 2-69。

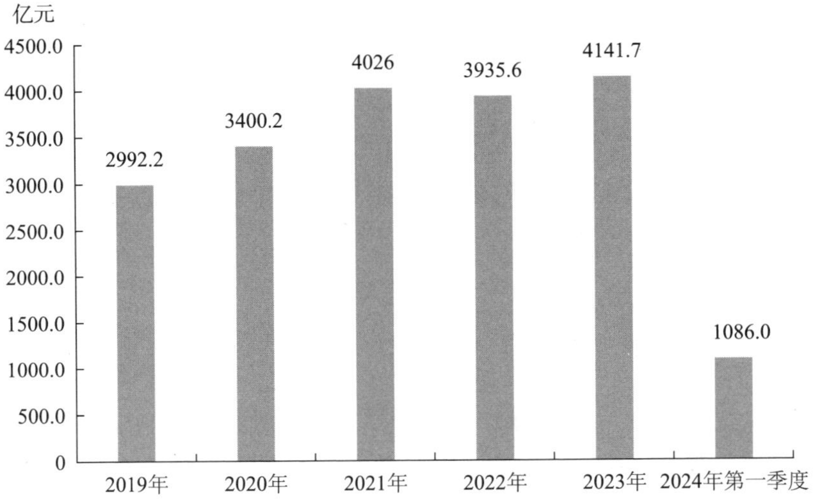

图 2-69　2019 年至 2024 年第一季度中国化妆品行业零售额情况

资料来源：根据公开资料整理。

从市场各类产品结构来看，护肤品、护发用品、彩妆是化妆品市场的三大细分领域，分别占比 51.20%、11.90%、11.60%，具体见图 2-70。

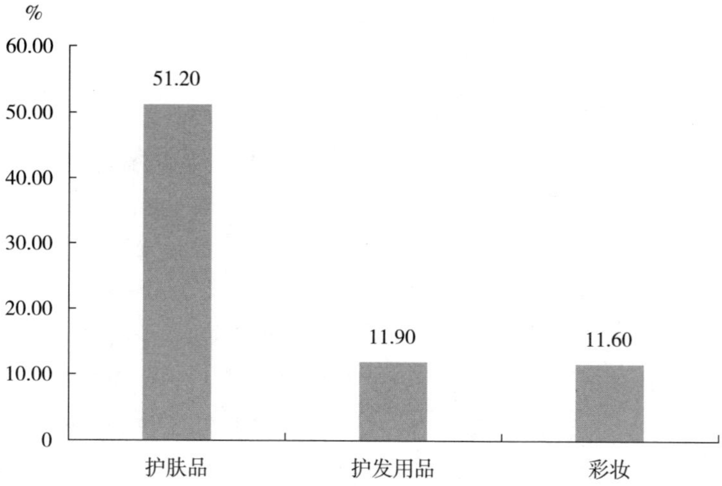

图 2-70　中国化妆品市场主要品类

资料来源：根据公开资料整理。

从区域布局来看，广东省化妆品企业以将近 3 万家的总量、28%的比例高居全国第一（见图 2-71）。截至 2024 年 7 月底，全国化妆品注册人、备案人有 20152 家，化妆品境内责任人有 3145 家，化妆品生产企业有 5846 家；备案普通化妆品有 179.1 万个，其中国产化妆品 173.5 万个、进口化妆品 5.6 万个；备案特殊化妆品有 28326 个，其中国产化妆品 23775 个、进口化妆品 4551 个。

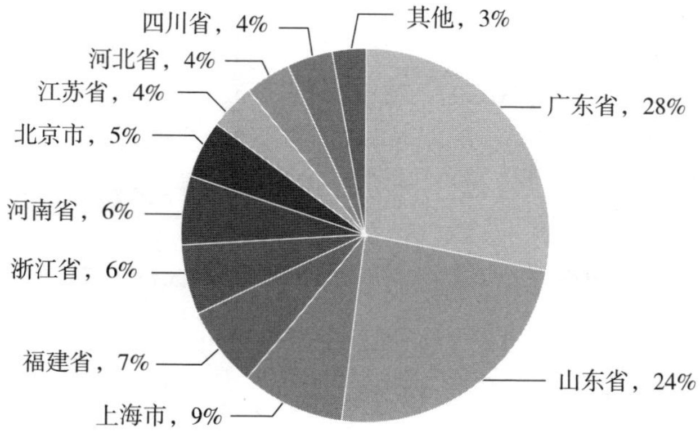

图 2-71　中国化妆品企业区域分布占比

近年来，中国化妆品产业依托产业园建设，已基本形成几大集群，呈现百花齐放之势。上海的“东方美谷”，浙江湖州的“化妆品小镇”，广东广州的“白云美湾”“中国美都”“南方美谷”，四川成都的“她妆美谷”，重庆的“西部美谷”及北京的“未来美城”等化妆品产业园迅速崛起。从地理位置上看，东南西北四大方位均已布局化妆品产业园，标志着化妆品产业进入集群式高速发展期。

作为中国化妆品产业“半壁江山”的广东省，其原料消耗量大约占全国总量的60%。受到改革开放初期美妆产业发展的影响，在广州市从事化妆品产业的台湾商人占比较高，早期在化妆品的产业链上基本都有台湾商人或香港商人的影子，内地化妆品产业的众多环节都受他们的影响，包括化妆品原料的贸易引进等。随着外资企业的加入以及内地原料商的崛起，化妆品原料贸易在广州市得到了蓬勃发展，产业链也日益成熟。据《2023 广州化妆品产业白皮书》数据，广州市化妆品产值超过 1000 亿元，产业规模约占全国的55%，居全国首位。此外，广东省的化妆品容器、包材生产企业种类齐全，包括纸制品包装、塑料制品包装、玻璃陶瓷容器包装、金属包装等，构建了一条完善的美妆产业链。

广东省化妆品产业“科创”实力也是强势的，特别是广州市。在广州市的化妆品研究机构较多，处于全国领先地位，如在广州市化妆品科研方面实力最强的华南理工大学和暨南大学。华南理工大学在新材料方面做了很多新突破，将新成果很好地运用到化妆品领域。暨南大学在生物合成、活性成分合成方面对化妆品领域技术发展做了不少贡献。在化妆品高端原料研发方面，清华珠三角研究院、广州纳米研究院等起到很好的推动作用。其中，广州中医药大学、广州工业大学等院校都成立了化妆品研究院，也取得了不俗的产业成果。在广州市白云区牵头下，由白云美湾引进江南大学，成立了江南大学国际化妆品研究院。中国化妆品研究中心、广东省南方化妆品研究院、广东省粤妆化妆品研究院等专业研究机构在植物提取、生物研究、化学合成等方面开展对人体皮肤有利的科技研发及攻关。广州环亚化妆品科技有限公司、广州栋方生物科技股份有限公司等 23 家企业先后被省科技厅认定为“广东省工程技术研究中心”，广州好迪化妆品有限公司、诺斯贝尔化妆品股份有限公司等 11 家企业被省工业和信息化厅认定为“广东省省级企业技术中心”等，在广州市已经形成了“产学研企”共同投资化妆品的局面。

长三角地区的化妆品产业以上海市为代表，这里集聚了众多跨国公司和本土企业，形成了完整的产业链和供应链。例如，欧莱雅在上海市开办中国总代表处，雅诗兰黛在上海市成立全资子公司，宝洁将销售中心设立在上海市，联合利华、强生、爱茉莉等国际化妆品护肤、日化集团都在上海市设立区域性总部。本土大型化妆品制造商纷纷涌现。上海家化、上海伽蓝等凭借佰草集、自然堂等起步较早的本土品牌，在国际化妆品集团林立的局面中占据一席之地。公开数据显示，2023 年 1 月至 9 月，上海全市规模以上化妆品企业零售额达到 892 亿元，同比增长 15.9%。

上海市化妆品上下游产业与总部经济是相辅相成的。从进口原料来看，上海港承担了大部分化妆品进口原料的运输，如帝斯曼、巴斯夫、德国汉高等国际领先的海外原料商都在上海市设立了贸易部门。从国产原料来看，自 20 世纪以来，上海市便是重要的日化品生产基地，中国科学院上海有机化学所、上海化工研究院等研发机构为技术积累打下扎实基础；同时，上海市拥有一批高技术化工企业，可开展化妆品原料研发，生产所需的精细化工产品、生物合成产品等。在代工环节，上海市也拥有一批领先的厂商，包括韩国科丝美诗、丽鑫生技、大造、上海创元、上海臻臣、上海永力笔业、沪汇日化、嘉亨日化等。总体而言，上海市以中高端化妆品龙头集聚为特色优势，兼有各产业环节的代表性企业进行“多极支撑”，形成较为完整的产业链和强大的产业向心力。

（二）投融资热度持续上升

中国化妆品行业的投融资热度持续上升，尤其是在 2019 年后，投融资活动显著活跃。回顾 2016—2018 年，中国化妆品行业投融资市场表现低迷；但从 2018 年开始，投融资热度迅速上升，投资金额由 2018 年的 4.98 亿元激增至 2020 年的 50.96 亿元。2022 年和 2023 年的投融资热度有所回落，但 2024 年上半年表现出明显活力。

2024 年上半年，化妆品行业投融资逐步回暖。据《化妆品报》不完全统计，截至 7 月 15 日，2024 年上半年化妆品行业国内外投融资事件已达 58 起，其中国内市场 30 起、国际市场 28 起，包含化妆品原料、品牌、服务商、工厂等多领域。从已披露的金额来看，上半年化妆品投融资活动涉及资金已超 221 亿元，成为近年来的高点。从投资的领域来看，国内市场重视原料端，随着消费者对产品质量和安全的关注度不断提高，技术原料企业成为新的投融资热点，如重组胶原蛋白、生物基表面活性剂、合成生物、再生医学领域产品等依然备受投资者青睐。2016 年至 2023 年 9 月中国化妆品行业投融资情况见图2-72。

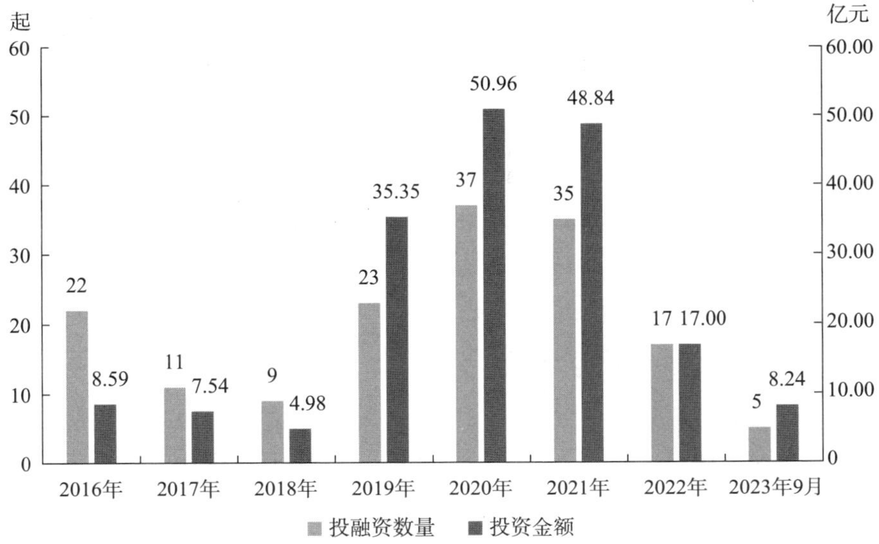

图 2-72 2016 年至 2023 年 9 月中国化妆品行业投融资情况

资料来源：根据公开资料整理。

技术原料成为化妆品行业投融资的新热点。2024 年上半年化妆品投融资案例中，获得投资的上游企业共有 16 家，占比超过 50%，已披露的金额超 3.7 亿元。其中有 3 个亿元级项目，被投资方分别为陕西佰傲再生医学有限公司、湘雅生物医药（湖州）有限公司、君合盟生物制药（杭州）有限公司。陕西佰傲再生以再生医学技术驱动的科技创新生物材料为主；湘雅生物由诺贝尔医学奖获得者领衔组建，专注于创伤修复、医学美容等领域的原料及器械研发，是重组胶原蛋白领域的破局者。除了 16 起上游企业投融资事件，还有包括福莱明在内的 6 个千万元级项目。在未披露金额的 7 个项目中，迪克曼生物获得贝泰妮集团首投也引起业内关注，其推出的第一款中国原创 EOP 神经酰胺、第一款中国植物源神经酰胺——橄榄神经酰胺等，填补了国内厂商在此领域的空白，也吸引了投资者的目光。

此外，香氛、个护投融资赛道持续升温。在 2024 年上半年 58 个投融资案例中，就有 8 个押注香水香氛品牌，如国货香氛品牌闻献和观夏，分别获 USHOPAL、欧莱雅集团投资。

人工智能入局为化妆品市场注入新活力。作为化妆品行业的新质生产力，人工智能技术不仅在产品研发、个性化定制、虚拟试妆等方面发挥作用，还在市场营销、客户服务等领域展现巨大潜力。在投融资案例中，人工智能全链路营销公司奥创光年继 2023 年 8 月完成 A 轮千万级美元融资后，于 2024 年 1 月再度完成 1500 万美元（约合 1.09 亿元人民币）A+轮融资。据了解，奥创光年在人工智能应用普及初期就进入高速增长期，服务的客户包含欧莱雅集团、雅诗兰黛集团、联合利华集团以及阿里巴巴集团等化妆品巨头及电商平台。这意味着人工智能营销产品策略正在逐步吸引资本关注，并已成为化妆品企业谋求发展新的突破口。

总的来看，随着化妆品行业市场不断细分，未来具有创新性和差异化竞争优势的细分领域或成新的投资“蓝海”。

（三）国产品牌认同感增强

中国化妆品市场长期以来主要被欧莱雅、宝洁和雅诗兰黛等国际顶尖化妆品企业占据。然而近年来，许多品牌凭借“国潮风”成功突围，俘获众多消费者芳心。调研报告显示，2023 年是国货美妆品牌在市场份额上超越外资品牌的一年，国货美妆市场份额达 50.4%，这也是国货品牌在线上、线下渠道首次超过外资品牌。其中，在线上销量 TOP20 品牌中，国货品牌占 7 席，外资品牌占 13 席。在国货品牌中，排名 TOP5 的品牌依次是珀莱雅、薇诺娜、韩束、欧诗漫、自然堂；而外资品牌位列 TOP5 的分别是欧莱雅、兰蔻、雅诗兰黛、玉兰油、SK-II。虽然从商品交易总额来看，国货品牌和外资品牌还存在一定的差距，但是从增速来看，国货品牌的交易额增长态势明显。

此外，超 7 成消费者对“国潮化妆品”持肯定态度，其中，超 3 成的消费者愿意支持“国潮化妆品”；近 4 成消费者认为“国潮化妆品”发展路线有吸引力，但仍处于观望状态。这表明产品仍需回归本质，只有外形与品质兼顾才能承载在“国潮”路线中引入的流量。

2023 年中国化妆品市场份额与销售同比见图 2-73。

国产美妆品牌能够赶超外资品牌，一方面，源于消费者对待美妆产品更加理性，不再一味追求“洋品牌”，而是关注产品本身，如产品成分、功效性、安全性等；另一方面，近年国货美妆品牌更加注重科研主线培养，打造更具品牌辨识度的核心科技，更加追求和强调自己在某一科研领域的权威性与话语权。在渠道和营销上，国货美妆品牌逐渐打造出自己的差异化优势，从而赢得了消费者的信赖和口碑，如珀莱雅、润百颜、韩束等专注深耕中国成分，形成核心技术主线（见表 2-39），力求给消费者更多元化的选择，以产品力叠加性价比赢得长期青睐。

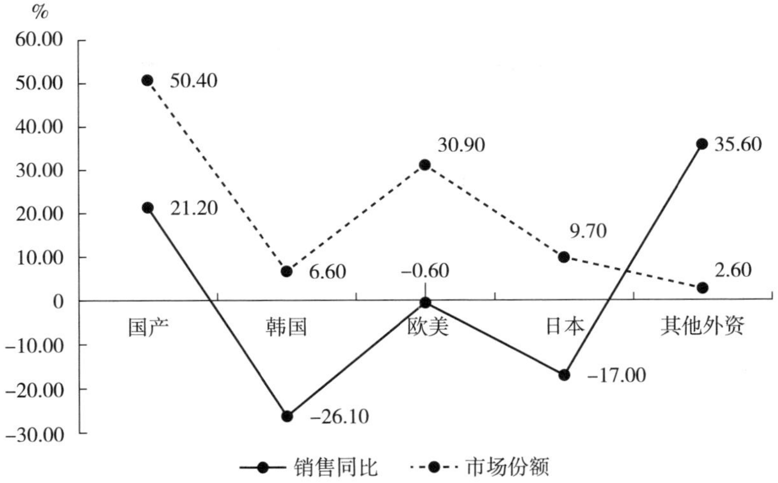

图 2-73 2023 年中国化妆品市场份额与销售同比

资料来源：根据公开资料整理。

表 2-39 部分国货美妆品牌/企业核心技术主线

品牌/企业	技术方向
韩束	环 6 肽-9
	以生物发酵思路推进“肽”原料的研究，通过发酵工艺，最终得到功效更全面的“小分子肽集群”
瑷尔博士	益生菌发酵褐藻 BRA 组方科技（Bio-Regulskins-Alive 超维拟肤抗衰科技）
绽妍	重组贻贝黏蛋白皮肤屏障修复
欧诗漫	以珍白因为核心的精准科学美白体系
润百颜	BloomCell 细胞营养液、CT50 细胞能量液
珀莱雅	通过精研配比 0.13%双 A 组合，搭配专利超分子包裹缓释技术，复配安肤修护舒缓成分，实现了“肽 A”和小分子包裹缓释效果
	17 型胶原+独家“干细胞营养剂”穿心莲内酯+ProECM 弹力肽+羟脯氨酸衍生物
溪木源	专研舒敏成分组合“舒敏安”
绽媄娅	再生医学精准护肤体系之下 PDRN 应用及 DTSS 平台超分子组装技术
维琪生物	以皮肤活性多肽为主要研发方向

资料来源：根据公开资料整理。

从文化价值来看，国货美妆品牌格外注重挖掘中华优秀传统文化元素，将国风美学融入产品设计，吸引更多年轻消费者。《“00 后”的消费理念与消费主张》报告显示，“00 后”在全球化视角下展现了对中国文化的强烈自信，他们不仅接受并喜爱国货品牌，更以引领潮流的角色展现其消费决策的重要影响力。根据抖音电商发布的《2024 抖音电商国货消费趋势数据报告》，“90后”等中青年人群成国货购买主力军，“00 后”和“60 后”成交订单量年同比增幅加大。

（四）化妆品企业迎“出海热”

随着文化自信的回归、民族品牌的崛起、营销方式的多元化发展，2023年，中国化妆品“走出去”的步伐持续强劲，出口竞争力稳步提升。近 10 年来，中国化妆品出口额基本保持增长态势，从 2014 年的 28. 9 亿美元逐步攀升至 2023 年的 65. 1 亿美元；除了 2020 年受新冠疫情影响出口额有所下滑，其余年份均保持正增长，且增幅大部分超过 10 个百分点，充分体现了中国化妆品的国际竞争力正稳步提升。

根据中国医药保健品进出口商会统计，2023 年，中国化妆品出口额达65. 1 亿美元，同比增长 16. 70%；进口额为 179. 4 亿美元，同比下滑 19. 40%。出口“爆发式”增长与进口“疲软式”下降形成鲜明对比（见图 2-74）。受进口业绩下滑影响，2023 年，中国化妆品全年贸易额同比下降 12. 20%，为244. 5 亿美元。从纵向来看，中国化妆品贸易逆差持续收窄，从 2021 年的200. 4 亿美元快速收窄至 2023 年的 114. 3 亿美元。

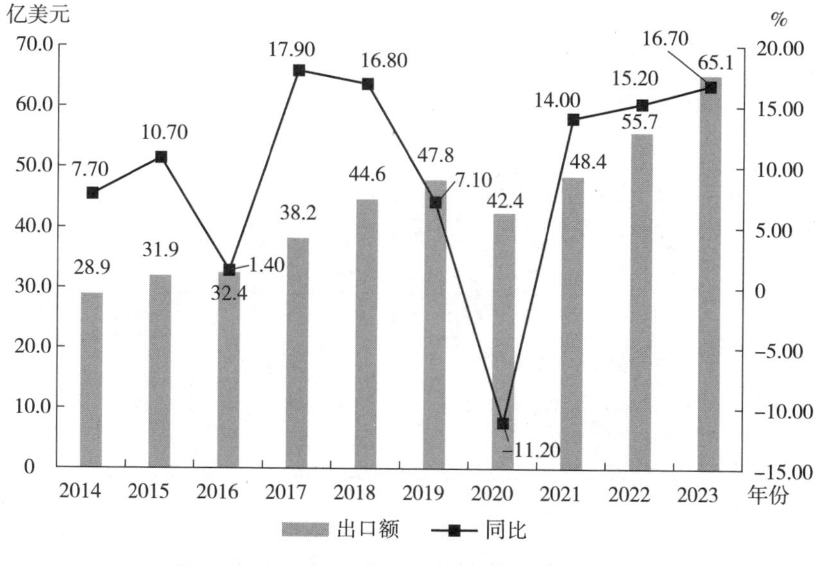

图 2-74　2014—2023 年我国化妆品出口趋势

资料来源：中国医药保健品进出口商会。

中国化妆品出口市场相对分散。2023 年，中国化妆品出口前五大市场分别是美国、中国香港、英国、日本和印度尼西亚，出口额占出口总额的 48.7%。美国是中国化妆品出口第一大市场，对美出口占中国化妆品出口总额的 20.5%，出口额为 13.3 亿美元，同比增长 7.90%；中国香港和英国是中国化妆品出口第二、第三大市场，出口额分别达 7.8 亿美元和 4.5 亿美元，均逆转 2022 年负增长态势，同比分别增长 12.00%和 24.70%；日本仍为中国化妆品出口第四大市场，出口额为 3.3 亿美元，同比下降 4.40%；印度尼西亚取代泰国成为中国化妆品出口第五大市场，出口额达 2.7 亿美元，同比增长 67.70%，保持持续高增长态势。泰国则跌出前十，2023 年，仅进口中国化妆品 1.4 亿美元，同比下降 14.70%。2023 年我国化妆品出口市场见图 2–75。

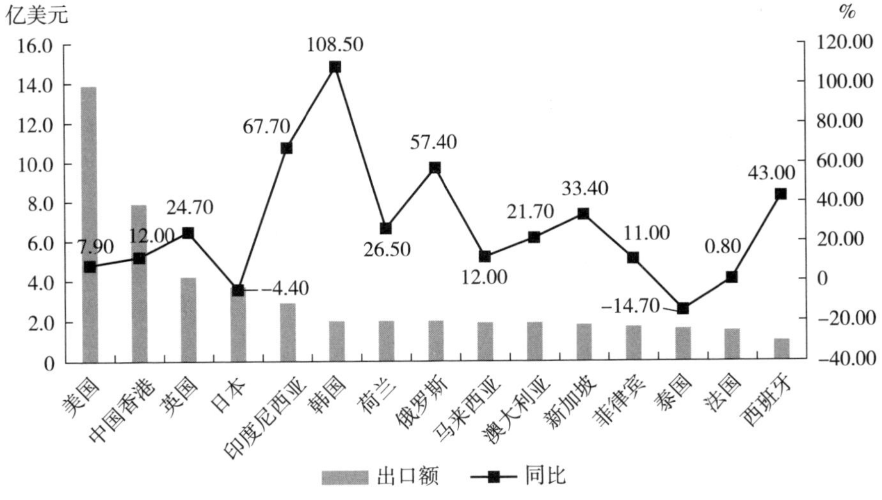

图 2–75 2023 年我国化妆品出口市场

资料来源：中国医药保健品进出口商会。

值得关注的是，2023 年，韩国成为中国化妆品出口市场的一匹"黑马"，从 2022 年的第 15 位迅速跃升至 2023 年的第 6 位。数据显示，2023 年，韩国自中国进口化妆品同比增长 108.50%，全年进口额达 2.1 亿美元。近年来，受经济下行、通胀高企、物价上涨等因素影响，韩国消费者开始倾向选择自带价格优势的中国品牌，这在一定程度上带动了中国化妆品品牌进入韩国。

此外，中国化妆品对俄罗斯出口也有不俗表现，同比增幅高达 57.40%，出口额为 1.9 亿美元，俄罗斯已成为中国化妆品出口第八大市场。由于卢布贬值，俄罗斯化妆品零售商开始在亚洲市场寻找欧美化妆品的替代方案，倾向于性价比更高的新产品，中国化妆品品牌凭借不断改进配方、设计以及跨境电商、社交媒体营销等优势，在俄罗斯的市场份额得到快速提升。

从出口产品情况来看，2023 年，中国化妆品出口金额最大的类别是美容护肤类产品，出口总额为 37.42 亿美元，同比增长 32.6%，其前五大出口市场为美国、中国香港、英国、印度尼西亚和韩国；其次是个人护理类产品，出口额达 24.01 亿美元，同比减少 4.6%，其前五大出口市场为美国、日本、中国香港、英国和马来西亚；香水出口额最少，为 3.67 亿美元，但同比增长最迅猛，达 49.6%，其排名前五的出口市场分别为美国、中国香港、荷兰、英国和阿联酋，其中，美国和英国市场表现尤为抢眼，同比分别增长 73.3%和 53.5%。

从细分领域来看，在美容护肤类产品中，中国出口以护肤和彩妆类产品为主，其中，彩妆类产品（粉、眼用化妆品、唇用化妆品）出口额达 14.3 亿美元，同比增长 24.8%，占美容护肤类产品出口总额的 38.23%；基础护肤类产品出口额达 20.7 亿美元，同比增长 39.8%，占美容护肤类产品出口总额的 55.34%。在个人护理类产品中，身体护理品出口额最大，达 12.0 亿美元，其中，脱毛剃须类产品占 52.6%，达 6.3 亿美元；其次是口腔护理品，出口额为 7.2 亿美元；头发护理品出口额紧随其后，为 4.8 亿美元。

从出口省（市）情况来看，化妆品前五大出口省（市）分别是广东、浙江、上海、江苏和福建，合计占中国化妆品出口总额的 85.9%。2023 年，广东省化妆品出口额达 22.8 亿美元，同比增长 20.9%，占中国化妆品全年出口总额的 35.0%，近三年来持续保持首位。浙江省、上海市和江苏省近三年来分列中国化妆品出口总额的第二、第三、第四位，2023 年出口额分别为 16.5 亿美元、8.3 亿美元和 4.8 亿美元。

目前，已有众多本土化妆品企业将目光投向海外市场，寻求新的增长点和竞争优势，甚至在行业内发出了“不出海，就出局”的呐喊。国货美妆品牌也迎来了“出海潮”，INTO YOU、珂拉琪、花知晓、完美日记、花西子、花皙蔻等品牌纷纷踏上“出海”的道路，不少头部企业成立海外事业部，以期在海外市场开辟第二增长曲线。

三、中国化妆品行业科技创新情况

近年来，随着本土品牌的崛起，各品牌更加重视自主创新，包括从包装、品类、功效到生产工艺、原料的创新，本土化妆品正逐步迈向高质量发展的新阶段。

（一）科研经费投入增加

国货护肤品研发投入不断增加，头部企业之间形成你追我赶的火热局面。

2023年，国内化妆品相关上市企业总研发费用为34.99亿元，同比微增0.10%（见图2-76）。从上市企业公布的财报数据来看，贝泰妮、珀莱雅、上海家化、巨子生物等研发投入大幅度增加。2023年，除了品牌商，代工企业（OEM/ODM）、口腔护理企业、零售商务企业的研发费用（见图2-77）虽均同比减少，但原料商中有超7成企业加大了研发投入，具体见表2-40。

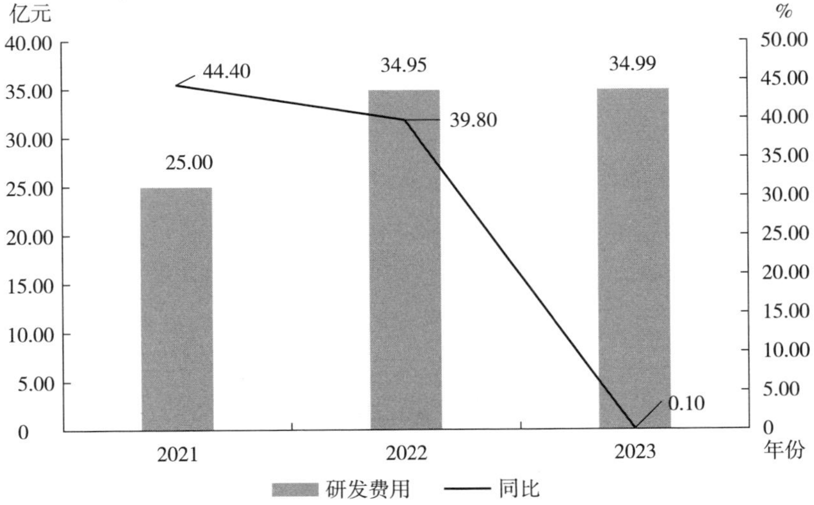

图2-76 2021—2023年中国化妆品企业研发投入

资料来源：根据公开资料整理。

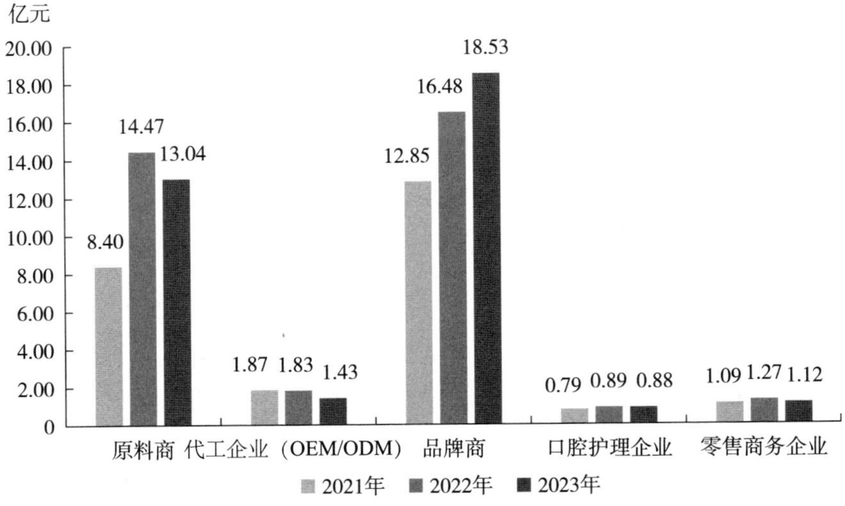

图2-77 2021—2023年中国化妆品不同类型企业研发情况

资料来源：根据公开资料整理。

表 2-40　2021 年至 2024 年上半年国产护肤品牌企业研发投入情况

（单位：亿元）

企业	2021 年	2022 年	2023 年	2024 年上半年
贝泰妮	1.13	2.55	2.99	1.14
珀莱雅	0.92	1.28	1.74	0.94
上海家化	0.78	1.60	1.47	0.69
巨子生物	0.34	0.44	0.74	0.49
上美股份	1.18	1.58	1.98	0.78

资料来源：根据公开资料整理。

（二）企业专利产出增多

企业依然是中国化妆品行业创新的主力军，也是专利申报的主体。但值得关注的是，越来越多的个人和科研院所加入“国货”创新，且占比呈上升趋势。

2023 年中国化妆品行业专利申请人情况见图 2-78。

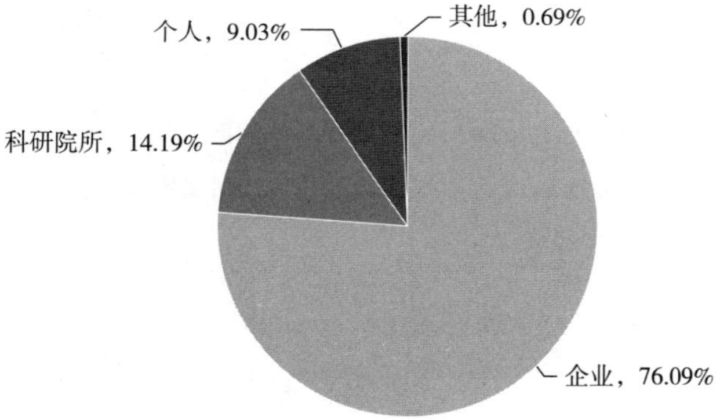

图 2-78　2023 年中国化妆品行业专利申请人情况

采用 IPC 专利分类号 A61K（药用、牙科用或梳妆用的配制品）、A61Q（化妆品或类似梳妆用配制品的特定用途）、A61K8（化妆品或类似的梳妆用配制品）、A61Q19（护理皮肤的制剂）、C07K7（肽），结合关键词“化妆品”“美容”“护肤”“皮肤护理”进行专利检索。从 2018 年起，中国化妆品行业专利申请数量呈下降趋势。2023 年，中国化妆品行业专利数量为 9346 项，同比下降 8.54%，具体见图 2-79。

在科研投入持续走高的情况下，化妆品科研成果层出不穷，相关专利不断增多。2023 年，国内化妆品企业十强共申请了专利 396 项（见表2-41）。其中，发明专利 278 项，占总申请数的 70%；外观专利、实用新型专利分别为

81 项、37 项，占总申请数的比例分别约为 20%、9%。贝泰妮与华熙生物的专利总数分别为 80 项、79 项，遥遥领先于同行企业。

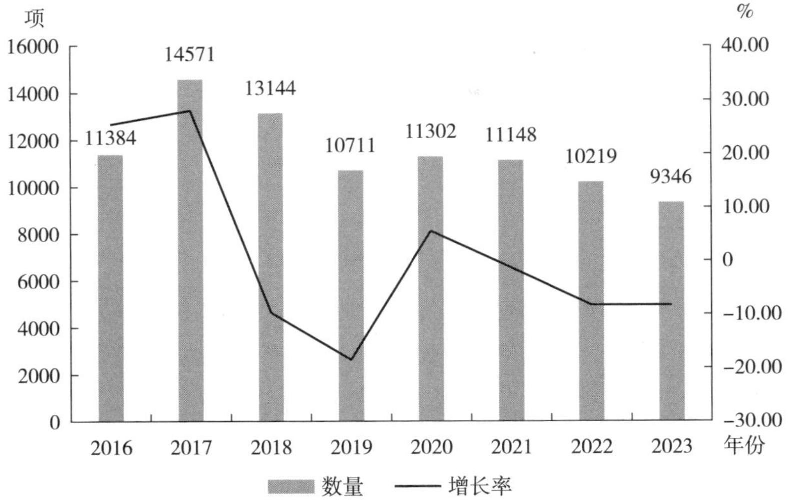

图 2-79　2016—2023 年中国化妆品行业申请专利情况

表 2-41　2023 年中国化妆品企业十强专利情况　（单位：项）

企业	新增申请专利	按专利分类		
		发明专利	实用新型专利	外观专利
上海家化	35	25	—	10
珀莱雅	16	4	2	10
贝泰妮	80	62	17	1
水羊股份	24	13	3	8
逸仙电商	9	—	2	7
巨子生物	8	7	—	1
上美股份	47	32	—	15
福瑞达	45	21	9	15
丸美股份	53	47	4	2
华熙生物	79	67	1	11

资料来源：根据公开资料整理。

（三）新原料备案数量不断刷新

随着国家对化妆品研究和创新的鼓励与支持，消费需求的迭代升级，化妆品行业的科技创新能力显著增强。特别是化妆品原料，作为行业“芯”片，创新实力不断加强，科研成果增加。自 2021 年 5 月 1 日《化妆品新原料注册备案资料管理规定》施行以来，国内化妆品新原料的备案数量逐年递增，由 2021 年的 6 个上升至 2023 年的 69 个，截至 2024 年 11 月，已有 79 个化妆品新原料成功备案，超过 2023 年全年备案总数，成为化妆品行业原料创新方向的缩影，具体见图 2-80。

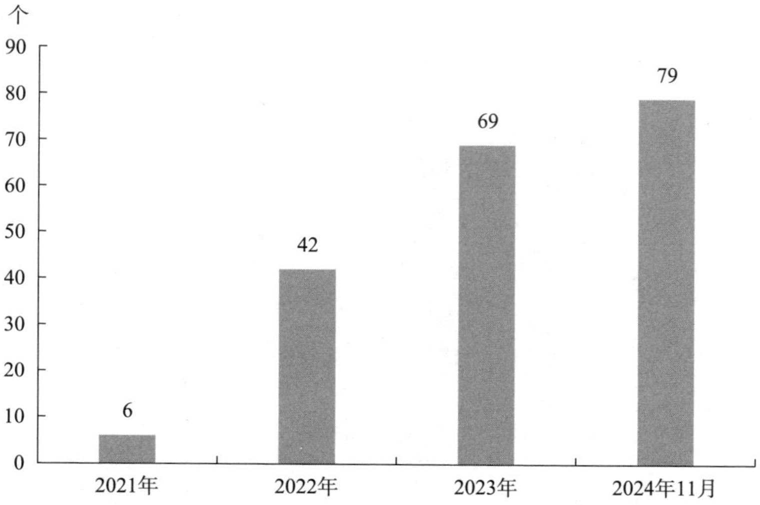

图 2-80　2021 年至 2024 年 11 月中国化妆品新原料注册备案数量

资料来源：根据公开资料整理。

在新原料备案中，新原料 β-烟酰胺单核苷酸成关注重点，为最“火”的备案原料。β-烟酰胺单核苷酸首次在国内被用作化妆品新原料备案是在 2022 年初，截至 2024 年 11 月被备案 12 次，堪称“备案最高频”（见表 2-42）。β-烟酰胺单核苷酸是一种自然存在于人体内的生物活性核苷酸，属于维生素 B 族衍生物。研究表明，随着年龄增长，生物体内的 NAD+水平逐渐下降，而补充 β-烟酰胺单核苷酸可有效提升其含量，从而帮助延缓衰老，被业界戏称为“抗衰神药”，在保健品领域已有数百家相关品牌布局此类产品。

表 2-42　2021 年至 2024 年 11 月化妆品新原料备案次数　（单位：次）

备案原料品种	备案次数
β-烟酰胺单核苷酸	12
补骨脂酚	6
吡咯并喹啉醌二钠盐	4

续表

备案原料品种	备案次数
N-乙酰神经氨酸	3
β-丙氨酰羟脯氨酰二氨基丁酸苄胺	2
月桂酰甲基羟乙基磺酸钠	2
驴乳粉	2
维生素 K2	2
岩藻糖基乳糖	2
金线莲提取物	2
紫檀芪	2

资料来源：根据公开资料整理。

创新型多肽热度不减。肽类原料在护肤品中的备案数占比提升，乙酰基六肽-8 应用遥遥领先，十肽-4、精氨酸/赖氨酸多肽、蓝铜胜肽等发展迅速。乙酰基六肽-8 是化妆品中最常用的肽类成分，2022 年备案超过 27000 次，排名第一，备案数第二、第三名分别为寡肽-1、肌肽。据国家药品监督管理局官方网站发布的《已使用化妆品原料目录（2021 年版）》数据，目前中国仅获批录入 79 款肽类原料，另有 13 款肽类原料处于化妆品新原料监测期；肽类成分在中国化妆品领域仍有较大发展空间。2021—2023 年肽类新原料备案数量见图 2-81、肽类原料备案情况见表 2-43。

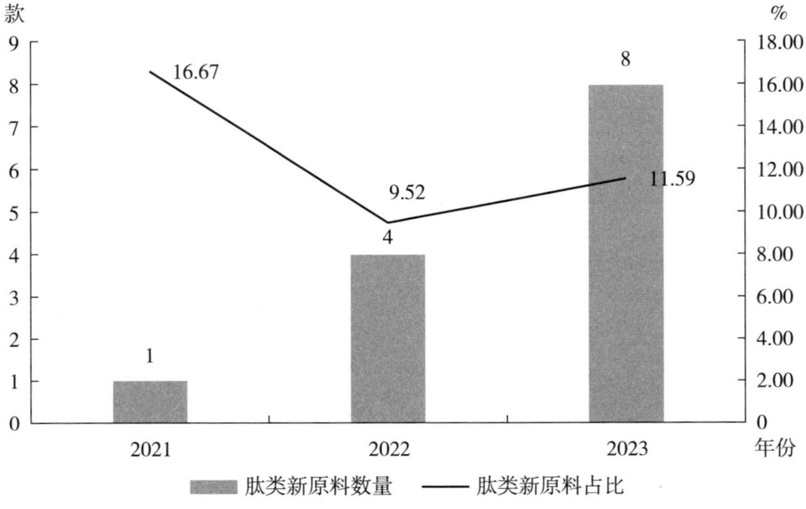

图 2-81 2021—2023 年肽类新原料备案数量

资料来源：根据公开资料整理。

表 2-43　2021—2023 年肽类原料备案情况

备案时间	原料名称	备案人名称	备案号	使用目的
2021 年 8 月 6 日	β-丙氨酰羟脯氨酰二氨基丁酸苄胺	深圳市维琪科技股份有限公司	国妆原备字 20210003	皮肤保护剂
2022 年 6 月 14 日	寡肽-215	深圳市维琪科技股份有限公司	国妆原备字 20220012	皮肤保护剂
2022 年 9 月 15 日	棕榈酰二肽-18	日产化学株式会社	国妆原备字 20220032	增稠剂
2022 年 12 月 8 日	燕窝肽	厦门市燕之屋丝浓食品有限公司	国妆原备字 20220041	皮肤保护剂、抗氧化剂
2022 年 12 月 29 日	烟酰四肽-30	深圳市维琪科技股份有限公司	国妆原备字 20220042	皮肤保护剂
2023 年 3 月 14 日	咖啡酰六肽-9	深圳市维琪科技股份有限公司	国妆原备字 20230008	皮肤保护剂
2023 年 3 月 14 日	乙酰基六肽-95 酰胺	深圳市维琪科技股份有限公司	国妆原备字 20230009	皮肤保护剂
2023 年 4 月 4 日	芋螺肽	深圳市维琪科技股份有限公司	国妆原备字 20230010	皮肤保护剂
2023 年 5 月 16 日	乙酰基肌肽	深圳瑞德林生物技术有限公司	国妆原备字 20230016	皮肤保护剂、保湿剂
2023 年 6 月 20 日	环肽-161	浙江湃肽生物股份有限公司	国妆原备字 20230023	皮肤保护剂、保湿剂
2023 年 6 月 20 日	三肽-105	深圳市维琪科技股份有限公司	国妆原备字 20230024	皮肤保护剂
2023 年 10 月 18 日	乙酰基八肽-1	常州市智态生创科技有限公司	国妆原备字 20230040	皮肤保护剂
2023 年 12 月 18 日	海参肽	西安惠普生物科技有限公司	国妆原备字 20230064	未公示

资料来源：根据公开资料整理。

植物原料备案更加活跃。2021 年施行的《化妆品监督管理条例》中提出了“鼓励和支持运用现代科学技术，结合我国传统优势项目和特色植物资源研究开发化妆品”，2023 年发布的《轻工业稳增长工作方案（2023—2024 年）》中提出了“加强特色植物原料开发创新，推动活性原料生物制造规模化生产，加大在食品、化妆品等行业的应用”。近年来，许多国内化妆品企业争相在特色植物活性物质提取上“下苦功”，如补骨脂、金线莲、紫檀等均是“大热门”。中国特色原料，尤其是植物原料正变得更加活跃。2022 年备案的

42 款新原料中植物原料数量为 3 款，占比 7%；2023 年备案的 69 款新原料中植物原料达到 11 款，占比 16%。截至 2024 年 11 月，已备案的 77 款品种中植物原料达到 24 款，占比 31%，已进入监测期的植物原料品种见表 2-44。

表 2-44 已进入监测期的植物原料品种（截至 2024 年 11 月）

备案号	原料名称	备案人	使用目的
国妆原备字 20220006	红藜提取物	百岳特生物科技（上海）有限公司	皮肤保护剂
国妆原备字 20220010	铁皮石斛原球茎	大连普瑞康生物技术有限公司	抗皱剂、保湿剂
国妆原备字 20220036	山芙蓉根/茎提取物	嘉文丽（福建）化妆品有限公司	皮肤保护剂、抗氧化剂
国妆原备字 20230013	平卧菊三七提取物	温州古木生物科技有限公司	皮肤保护剂、保湿剂
国妆原备字 20230017	冰叶日中花愈伤组织提取物	百岳特生物科技（上海）有限公司	皮肤保护剂、保湿剂
国妆原备字 20230021	大叶冬青叶提取物	广州汉方医学生物科技有限公司	皮肤保湿剂
国妆原备字 20230026	球药隔重楼根茎提取物	云南白药集团上海科技有限公司	皮肤保护剂
国妆原备字 20230028	香露兜叶提取物	广东芭薇生物科技股份有限公司	保湿剂
国妆原备字 20230029	水龙提取物	云南贝泰妮生物科技集团股份有限公司	皮肤保护剂、保湿剂
国妆原备字 20230034	指橙提取物	广东丸美生物技术股份有限公司	皮肤保护剂、保湿剂
国妆原备字 20230037	宽叶夜香树叶提取物	巴斯夫（中国）有限公司	皮肤保护剂
国妆原备字 20230042	黑参提取物	湖南水羊生物科技有限公司	抗皱剂、皮肤保护剂
国妆原备字 20230043	羟基-a-山椒素	四川昇嘉科技有限公司	皮肤保护剂、抗氧化剂

资料来源：根据公开资料整理。

（四）机制创新取得突破

近年来，化妆品监管法规逐步实现了完善、统一的系统构建，取得了显著成效。特别是《化妆品监督管理条例》的正式实施，标志着中国化妆品监管法规体系经历了一个由分散到系统、由杂乱到规范、由模糊到清晰、由低效监管到高效监管的转变，实现了从“有法可依”到“良法善治”的完善与统一。

首先，法规体系建设不断完善，开启了新时代。国家市场监督管理局组织制定并发布了《化妆品注册备案管理办法》以及相关配套文件和技术指南，包括《化妆品注册管理办法》《化妆品注册资料提交规范》《国产非特殊用途化妆品注册和备案资料规范》《儿童化妆品生产许可审查要点》《化妆品生产经营监督管理办法》《委托生产备案管理办法》《化妆品标识备案管理办法》《化妆品功效宣称评价技术指南》等 20 多个部门规章，以及《化妆品委托生产监督管理规定》《化妆品新原料备案管理规定》等 40 多个配套技术指南，构建了涵盖法规、标准、指南的化妆品全链条监管法规体系，具体见表2-45。

随着化妆品行业监管趋严，行业正逐步向规范化和高质量发展迈进。自 2021 年起，国家密集出台政策法规，对儿童化妆品、化妆品功效、化妆品标签、化妆品原料及安全等做出明确规定，并针对不合规行为给出具体整改方案，化妆品行业的监管力度加大，加快了淘汰劣质化妆品企业的进程，倒逼化妆品企业完善自身建设，推动具有实力的化妆品企业进一步发展。

表 2-45　中国化妆品行业现行政策法规（部分）

政策法规名称	发布时间	政策解读
《化妆品新原料安全使用历史研究和判定指南（试行）（征求意见稿）》	2024 年 5 月	根据申请注册或进行备案新原料的功能、使用历史和食用历史等情况将新原料分为六种不同情形，并基于风险管理理念提出相应的毒理学试验项目要求
《化妆品检查管理办法》	2024 年 4 月	根据检查的性质和目的，化妆品检查分为许可检查、常规检查、有因检查和其他检查。根据检查的方式，化妆品检查分为现场检查和非现场检查。现场检查为化妆品检查的主要方式
《化妆品网络经营监督管理办法》	2023 年 3 月	明确化妆品网络经营的监管对象和监管部门，明确化妆品电子商务经营者包括化妆品电子商务平台经营者、平台内化妆品经营者以及通过自建网站、其他网络服务经营化妆品的电子商务经营者，明确国家药品监督管理局及县级以上负责药品监督管理的部门负责化妆品网络经营监管工作
《关于优化普通化妆品备案检验管理措施有关事宜的公告》	2023 年 1 月	明确提出为优化普通化妆品备案，“允许普通化妆品备案人在进行产品备案时，提交由化妆品备案人或受托生产企业按照化妆品技术规范相关要求开展自检并出具的检验报告”。这意味着，企业在普通化妆品备案方面的自主性再次提高

续表

政策法规名称	发布时间	政策解读
《化妆品不良反应监测管理办法》	2022 年 2 月	鼓励其他单位和个人向化妆品不良反应监测机构或者负责药品监督管理的部门报告可能与使用化妆品有关的不良反应，充分发挥社会监督作用，促进化妆品安全社会共治。国家药品监督管理局负责建立国家化妆品不良反应监测信息系统，加强化妆品不良反应监测信息化建设
《化妆品生产经营监督管理办法》	2021 年 8 月	化妆品注册人、备案人应当依法建立化妆品生产质量管理体系，履行产品不良反应监测、风险控制、产品召回等义务，对化妆品的质量安全和功效宣称负责
《化妆品功效宣称评价规范》	2021 年 4 月	进一步规范和指导国内化妆品功效宣称评价工作，从法律层面约束了化妆品相关企业虚假宣传、舆论误导等化妆品行业乱象

资料来源：根据公开资料整理。

其次，审评审批制度改革和安全评价体系建设取得突破。国家药品监督管理局确立了化妆品注册备案制度，对注册人、备案人和受托生产企业实施了分类管理；强化了新原料等信息平台建设，提升了机构资质审核效率，推进了信息共享共用，提高了智慧监管水平；积极探索智慧化服务模式，推动电子证照发放，优化许可事项办理流程，简化审批程序。

上市后监管工作也取得新进展。国家药品监督管理局建立化妆品安全风险会商机制，及时研判风险、预警舆情，妥善应对突发事件；建设化妆品网络经营监测平台，组织开展监测，强化监测结果分析，提高监测靶向性；在全国范围内开展网售化妆品监测工作，严厉打击化妆品网络违法违规行为，持续净化化妆品网络市场环境。近 3 年，国家抽样检验每年超过 20000 批次，国家安全风险监测平均每年超过 5000 批次。此外，公布了打击化妆品违法犯罪的典型案例 22 起，有力遏制了化妆品领域的违法犯罪活动。

最后，标准化体系建设也翻开新篇章。国家药品监督管理局组建了化妆品标准化技术委员会，以发挥行业专家的力量，推进《化妆品安全技术规范》等标准的制修订工作；自 2021 年起，国家药品监督管理局共制修订化妆品标准 96 项。这些举措不仅提高了化妆品标准的规范化水平，还有效促进了化妆品标准与国际接轨的进程。

四、深圳市化妆品行业发展现状

近年来，深圳市化妆品行业发展迅速，在“20+8”战略性新兴产业集群中占领两席地位，横跨现代时尚和大健康两大产业。依靠毗邻香港的渠道优势，深圳市化妆品行业具有起步早、产业技术好等特点，自主研发力量不断增强，为化妆品高质量发展创造了良好环境，特别是在创新、创意、设计以及生物技术上积累的基础，使“圳妆”弯道超车成为可能。

产业集聚优势渐长。深圳市是全国进口美容美发美妆交易的重要基地，每年的进口美容美发美妆产品交易额占到全国的50%以上，形成了特色鲜明的化妆品市场格局。目前，在深圳市从事化妆品销售和服务的企业有上千家，具备化妆品生产许可资质的企业有97家，涌现了深圳市通产丽星科技集团有限公司、深圳市维琪生物科技有限公司、深圳市萱嘉生物科技有限公司等实力企业。依托国家生物产业基地，深圳“美丽谷”特色产业园正在建设，预计建成后，将打造全产业链发展新生态，推动产品精品化、质量体系标准化、产品生产智能化、合作模式多元化以及市场国际化发展，标志着一个高端化妆品产业集聚高地即将崛起。

化妆品流通领域繁荣。深圳明通化妆品市场是深圳市乃至全国规模最大的化妆品批发市场之一，汇聚了国内外众多知名品牌。深圳市化妆品消费市场还受到了国内外大牌化妆品企业的重视，如深圳万象城、深圳万象天地、海雅缤纷城、前海壹方城、深圳海岸城购物中心、One Avenue卓悦中心等购物场所，都布局有CHANEL、Dior、YSL、SHISEIDO、CREED、馥马尔香水等高端品牌，进一步推动了化妆品市场的繁荣和发展。

明星品牌渐露头角。当前，化妆品行业发展面临新一轮产业升级优化窗口期，而依托深圳市在合成生物、新材料等方面的研发优势，化妆品企业的自主研发能力不断提升，影响力持续扩大，专注化妆品高端制造，持续进行新材料与新产品研发。在化妆品生产领域，深圳市具备化妆品生产许可资质的企业有90多家。在化妆品原料方面，深圳市维琪生物科技有限公司持续开创性引入药物研发理念，自2021年系列行业法规发布以来，成功备案新原料8个，其中全新结构的创新原料有6个。中科欣扬生物科技有限公司聚焦SOD、麦角硫因和依克多因等原料，正储备国际领跑能力。在国货品牌方面，深圳护家科技作为“A醇”抗老的开拓者和引领者正引领国货科学护肤新趋势；深圳容大生物的金纳斯品牌自2001年投入研发以来，在市场上赢得了坚实口碑；深圳兰亭科技打造的“兰亭LANTERN”品牌走向国际。

五、深圳市化妆品行业科技创新情况

（一）企业创新实力逐渐增强

深圳市化妆品行业正以新材料研发和生物合成科技为主形成新的发展优

势。作为肽类原料的领军者，深圳市维琪科技股份有限公司聚焦多肽的研发创新，应用 CADD 和 AIDD 技术打造了分子结构创新研发平台，已储备 100 多个创新分子，构型上涵盖各类直线肽、单环肽、双环肽、多环肽，具有抗皱紧致、舒缓修护、美白等功效，其中包括多个基于新靶点而研发的创新肽。过去 3 年，该公司陆续完成了 β-丙氨酰羟脯氨酰二氨基丁酸苄胺、烟酰四肽-30、寡肽-215、β-烟酰胺单核苷酸、三肽-105、芋螺肽、乙酰基六肽-95 酰胺、咖啡酰六肽-9 原料备案，均进入了监测期。根据国家药品监督管理局公开信息，2021—2023 年，按照备案人信息统计，深圳市维琪科技股份有限公司完成了 8 款新原料备案，是取得化妆品新原料备案号最多的公司。深圳柏垠生物科技有限公司的“重组贻贝黏蛋白”在 2024 年 8 月备案通过，重组贻贝黏蛋白具有全方位的修复、抗炎、祛敏、褪红以及抑制黑色素沉积等功效，被誉为“海洋软黄金”，是基于高通量合成生物和人工智能双核驱动的技术平台开发的。深圳护家科技以技术创新为支撑，在特色植物资源及成分研究上的探索不断深入，共建“特色植物研究与化妆品应用联合实验室”，主要致力于特色植物开发和研究，在国际顶级期刊上连续发表多篇权威 SCI 论文，在植物原料的研发上成功备案了新原料两色金鸡菊花提取物和乳酸杆菌/小粒咖啡籽发酵产物滤液，不仅丰富了产品线的原料选择，更为后续护肤产品的创新与开发提供了可能。

（二）创新载体以依托企业为主

化妆品领域的创新平台以企业为主，检验检测机构能满足本地需求。深圳市拥有化妆品研发创新相关载体 8 家（见表 2-46），涉及原料、天然活性成分研发领域，主要依托仙迪、波顿香料、昱朋科技等企业搭建。深圳市现拥有化妆品注册和备案检验检测机构 16 家（见表 2-47），主要分布在宝安区（5 家）、龙岗区（4 家）、南山区（3 家）、龙华区（2 家）和福田区（2 家），基本满足深圳市的检验检测需求。

表 2-46 深圳市化妆品行业创新载体

序号	创新载体名称	依托单位	载体类型
1	广东省天然功效化妆品工程技术研究中心	深圳市仙迪化妆品股份有限公司	工程技术研究中心
2	广东省植物活性成分与天然香料工程技术研究中心	深圳波顿香料有限公司	工程技术研究中心

续表

序号	创新载体名称	依托单位	载体类型
3	广东省生物基香料合成与绿色分离工程技术研究中心	深圳昱朋科技有限公司	工程技术研究中心
4	广东省辅酶（邦泰生物）工程技术研究中心	邦泰生物工程（深圳）有限公司	工程技术研究中心
5	深圳市天然香料工程技术研究开发中心	深圳波顿香料有限公司	工程技术研究中心
6	化妆品监测评价重点实验室	深圳市药品检验研究院	重点实验室
7	深圳医用生物活性材料工程实验室	中国科学院深圳先进技术研究院	工程实验室
8	深圳植物功效活性成分应用技术工程实验室	深圳波顿香料有限公司	工程实验室

资料来源：根据公开资料整理。

表 2-47　深圳市现拥有化妆品注册和备案检验检测机构

序号	机构名称	所在区
1	谱尼测试集团深圳有限公司	宝安区
2	深圳市亿腾检测科技有限公司	宝安区
3	深圳市通量检测科技有限公司	宝安区
4	深圳信测标准技术服务有限公司	宝安区
5	华测检测认证集团股份有限公司	宝安区
6	深圳市虹彩检测技术有限公司	龙岗区
7	深圳市华科质量技术有限公司	龙岗区
8	心邀（深圳）检测技术有限公司	龙岗区
9	深圳市八六三新材料技术有限责任公司	龙岗区
10	深圳市计量质量检测研究院	南山区
11	深圳必维华法商品检定有限公司	南山区
12	深圳市药品检验研究院	南山区
13	深圳市中鼎检测技术有限公司	龙华区
14	深圳中检联检测有限公司	龙华区
15	深圳市英柏检测技术有限公司	福田区
16	深圳海关食品检验检疫技术中心	福田区

资料来源：根据公开资料整理。

（三）标准共建保障产品质量

长期以来，深圳市化妆品企业坚持推动行业规范和团体标准制定，自发以高标准建设行业规范，形成行业共识，让国产化妆品的声音愈加响亮。萱嘉生物科技有限公司积极参与化妆品行业标准制定，为提升产业的综合实力、促进产业的健康发展贡献坚实力量，参与制定国内首个《玻尿酸可溶性微阵美容贴膜》团体标准，参与起草《化妆品　抗氧化活性的评价　细胞评价法》《化妆品　抗氧化活性的评价　化学评价法》。作为新材料塑料包装龙头企业，通产丽星科技集团牵头或参与制定20多项国家及行业标准，在化妆品类的包装质量控制方面走在全国前列，不断推动技术进步和行业发展。

六、深圳市化妆品行业发展建议

得益于天然植物提取物技术广泛应用以及生物科技的突破性进展，化妆品已从简单的外在装饰转变为科技与美学的融合，化妆品行业已经悄然步入了科技驱动的新纪元。随着外资品牌在中国市场的逐渐式微，国货美妆品牌迎来了广阔的发展前景，引领化妆品行业兴起了“中国成分”热潮，推动化妆品行业由“中国制造”向“中国创造”华丽转型。

（一）以新原料为突破口孵化“圳妆”品牌

未来在很长一段时间内，原料创新仍是国内企业竞争的“主战场”，化妆品原料的国产化和创新性是未来国内化妆品行业发展的趋势。深圳市作为全球创新发展的高地和先行先试示范区，依托生物制药、合成生物、新材料等方面的研发实力，已经为化妆品原料的源头创新提供了良好基础，从原料创新进行突破，以创新驱动发展，将有助于深圳市化妆品行业形成独特的竞争优势。

当前，深圳市化妆品本土企业凭借新材料研发和生物合成科技的优势，具备了促进化妆品产业向高端化、国际化方向发展的潜力。建议以新原料创新与平台建设为核心，围绕化妆品行业创新研发、成果转化、检验检测等方面的发展，建设研发创新平台及支持化妆品新原料创新成果转化应用的配套措施。

深圳市是全国进口美容美发美妆交易的重要基地，通过强化消费引领激发美丽健康消费潜能。以打造“圳妆”品牌为目标，依托深圳“美丽谷”，以消费模式创新、消费新品发布、消费展会集聚为手段，支持美丽健康消费供给提质升级，从资金、人才、空间等产业要素方面健全保障机制，吸引更多优质的化妆品原料技术创新企业，形成产业集聚效应，助力深圳市本土化妆品企业的发展。

（二）多渠道助力产业链和创新链融合发展

一是依托相关行业协会，通过定期开展学术交流及高峰论坛等加强行业内企业、研究机构的互动交流，促进深度合作；二是通过举办化妆品创新技术交易会和展览会，汇聚行业资源，推动行业内产业链和创新链各环节的对接，加速创新成果的商业化应用，支持化妆品新品发布，多维度助力化妆品品牌建设；三是加强校企合作交流对接，设立化妆品原材料、配方等校企联合科研项目或研发平台建设扶持项目等，加强企业与科研院所之间合作，推动科技成果转化和应用。

（三）加强专业人才引进和培养

一是通过招商引资招才引智，引进化妆品行业领域专业的技术人才、品牌设计及管理人才；二是依托相关主管部门设立化妆品相关基础研究课题供深圳市内高校、科研院所申请，通过设置人才培养指标要求，推动深圳市在化妆品专业技术领域硕博士人才的培养；三是鼓励本土企业与国内化妆品研究实力较强的高校、科研院所或研发平台开展人才联合培养，实现人才的定向培养和定向输送，多方式推动产业资源合作助力成果转化。

（四）加快产业空间及配套建设

一方面，规划建设深圳“美丽谷”。依托坪山生物医药产业基地，高标准开展深圳“美丽谷”专业园区规划建设，完善“总部基地+材料研发+产品策划+备案检测+标准制定”的高端核心环节，建设国家级化妆品监测实验室，国际交流展示展销中心、体验中心等，促进化妆品行业快速集聚，逐渐将“美丽谷”打造成具备策略研究平台、技术开发平台、公共检测及审评服务平台、人才培养平台、企业孵化平台、行业标准制定平台、国际化对接平台、专业交流平台、大数据分析平台及对外展示平台等功能齐备的专业化产业园区。另一方面，完善园区配套，依托“工业上楼”的实施推进，完善专业产业空间污废处理设施、物流体系、人才住房等配套公共服务平台，同时在招商引资、技术改造、人才培训、品牌打造、展览展示、知识产权、环保审批等方面给予强力支持。

（五）建设并完善行业标准化体系

把握监管需求和产业发展趋势，抢先布局热点赛道，在安全评估、原料标准等领域深耕细作，鼓励行业协会制定“圳妆”优质产品、优质企业行业评定标准，参与化妆品技术、评价标准和检验方法制修订；依托“美丽谷”产业集聚优势，加快推动深圳化妆品专业化、品牌化、国际化发展步伐，扩大“深圳制造”和“深圳品质”的影响力，为化妆品行业高质量发展提供坚实的标准保障和技术支撑。

第七节 现代农产品

可以说，现代农业是以现代科学技术及其应用水平、现代工业技术及其装备水平、现代农产品加工技术及其加工水平、现代农产品流通技术及其营销水平、现代管理技术及其管理水平为基础的产供销相结合的高效率、高效益科技创新产业体系，现代农产品则是在体系发展中形成的产品集合。

一、国际现代农产品行业发展概况

（一）地缘政治冲突导致全球粮价不断上涨

近年来，国际地缘政治冲突日益加剧，已经成为悬在全球粮食市场上空的“达摩克利斯之剑”，不仅给粮食主要进口国制造了巨大的压力，而且给全球粮价走向带来巨大的不确定性。

上一轮全球粮价上涨周期，正值2022年2月俄乌冲突爆发，使国际粮价在此前的平台上快速飙升，小麦、玉米、大豆等价格随后都创了历史新高。由于俄罗斯、乌克兰占全球小麦和玉米出口的比重分别约为30%与20%，当月世界小麦价格飙升19.7%，玉米价格环比增长19.1%，与大麦和高粱价格一起创下历史新高。国际粮农组织植物油价格指数月环比上涨23.2%，原因是葵花籽油报价上涨，而乌克兰是全球主要的葵花籽油出口国。葵花籽油和原油价格上行还导致棕榈油、大豆油与菜籽油价格大幅上涨。

世界地缘政治冲突的频发，对全球粮食市场平稳运行的影响是极为深刻的。

一方面直接增加了粮食生产流通的成本。例如，乌克兰粮食生产和运输因战争而受到冲击，俄罗斯化肥出口因西方国家制裁而受到影响，红海危机使得连接大西洋和印度洋的海运通道受阻，等等，这些都会体现到全球粮食供应链成本中，成为抬高粮食价格的重要因素。

另一方面加剧了依赖粮食进口国家的不安全感。为应对不安全感，这些国家会纷纷扩大进口、控制出口，建起过高的库存。这在粮价上涨的阶段会加剧上涨，而在粮价下跌的阶段会加剧下跌，使得粮价的周期性波动幅度更大。

（二）育种技术迈入“BT+IT”发展新阶段

当前农业发达国家已进入以“生物技术+人工智能+大数据”为特征的育种 4.0 时代。转基因技术、基因编辑技术、全基因组选择技术等前沿性、颠覆性技术创新正推动育种智能化、精确化、高效化。种子技术提高与成熟、市场不断得到推广和应用以及市场需求增加，推动行业市场容量不断增长。根据市场调研公司 Kynetec 的统计数据，全球种业的市场规模由 2016 年的 432 亿美元增长至 2021 年的 520 亿美元，CAGR 为 3.8%。2023 年，全球种业市场规模达到 543 亿美元，预计 2026 年将增至 678 亿美元，2021—2026 年 CAGR 为 2.2%。

（三）生态农业成为行业发展新热点

近年来，全球生态农业市场呈现出快速增长的态势。Global Info Research 调研显示，截至 2022 年底，全球生态农业行业市场规模已达到约 2.7 万亿美元，同比增长约 8%。这一增长主要得益于全球对环境保护和可持续发展的重视，以及消费者对绿色、健康食品需求的增加。

澳大利亚是全球生态农业的“领头羊”，其生态农业种植面积占全球总量的近 20%，高居榜首。澳大利亚在生态农业技术、管理和市场推广方面积累了丰富的经验。西班牙、美国、欧洲等国家和地区也在积极发展生态农业，形成了多层次、多形式的生态农业体系。生态农业已经形成了相对完整的产业链，包括上游的农业研发及农资供应（如种子、肥料、农药等）、中游的农产品生产（如种植、养殖等）以及下游的农产品加工和流通。这种完整的产业链结构既提高了生态农业产品的生产效率和质量，也提升了市场竞争力。

生态农业的增长动力主要来源于技术创新、产业升级和市场需求。随着生物技术的不断发展，转基因作物等新型生态农业技术逐渐得到广泛应用，提高了农作物的产量和品质，同时减少了化肥和农药的使用，降低了对环境的污染。例如，利用生物农药替代化学农药、通过基因工程技术培育具有优良性状的转基因作物等，都将为生态农业的发展提供新动力。

此外，全球智慧农业和农业市场也在不断扩大。2023 年，全球智慧农业和农业行业容量达 620.3 亿元人民币，预计全球智慧农业和农业市场规模将以 9.6%的 CAGR 增长，并在 2029 年达到 1176.75 亿元人民币。全球农业大数据分析市场也在快速增长。预计全球农业大数据分析市场规模将从2020年的约20亿美元增长到2025年的约50亿美元，CAGR为20%左右。垂直农业市场也在快速发展。2023年，全球垂直农业市场规模达到532亿元人民币，预计到2030年将达到5528亿元人民币。

综上所述，全球农业市场在多个细分领域都呈现快速增长态势，这主要得益于技术创新、市场需求增加以及政府政策的支持。

二、中国现代农产品行业发展概况

（一）基础支撑能力显著增强

2000年，《中华人民共和国种子法》正式出台，标志着中国种业发展进入市场化阶段，开始与国际市场接轨。近年来，国家在种企体制改革、商业化研发、品种审定、植物新品种知识产权保护以及打击制假售假等方面进行顶层指导与支持，为种业发展创造了良好的环境，为企业育种制种提供了制度保障。

作为种业振兴行动的首要任务，中国于2021年启动了新中国成立以来规模最大、覆盖范围最广的全国农业种质资源普查。农业农村部数据显示，普查覆盖了全国农业县2323个、行政村62.5万个、水产养殖场户92万多家，新收集农作物种质资源13.9万份，采集制作畜禽遗传材料107万份、水产遗传材料12万份。同时，围绕种质资源收集保护，构建了以国家长期库及其复份库为核心，15个中期库、56个种质圃为依托的农作物种质资源保护体系；确定国家级畜禽遗传资源保种场（区、库）227个，建成国家级水产原良种场101家和国家级水产种质资源保护区535个。

目前，中国种业法律法规基本完善成型，形成了以《中华人民共和国种子法》为核心，以《中华人民共和国植物新品种保护条例》《植物检疫条例》为主体，以《农作物种子生产经营许可管理办法》《主要农作物品种审定办法》等规章为配套的涵盖种子科研、生产经营、质量管理等产前、产中、产后管理全过程的法律法规体系，种业进入全面依法治种时代，市场进入标准与种子质量标准显著提升，实现了国审品种数量的平稳回落，品种质量持续提升，为农业生产用种提供了多样的选择。

（二）市场规模庞大并保持增长

种子作为农业的“芯片”，直接关系到粮食安全和农业经济的稳定与发展。近年来，随着科技的不断进步和政策的积极推动，中国农作物种业市场迎来了前所未有的发展机遇。2023 年，中国农作物种子市场规模首次突破 1500 亿元，达到 1563 亿元，较 2022 年增加 230.64 亿元，增幅为 17.31%。其中，四大作物占比达到 64%，包括玉米 30%、水稻 15%、小麦 15%、大豆 4%。

种业企业是现代种业发展的主力军，也是推动实现种业科技自立自强、种源自主可控的重要力量。截至 2023 年末，全国纳入农作物种业统计的持有效种子生产经营许可证的企业达 9841 家，其中，正常生产经营企业有 8721 家。分地区来看，华东地区是中国农作物种业最大的优势区，也是种业企业最集中的地区。华东地区的农作物种业企业数量达 1931 家（见图 2-82），占比超 2 成，企业总资产占比约为 1/4，种子销售收入占比在 1/3 以上，科研投入占比近 4 成。

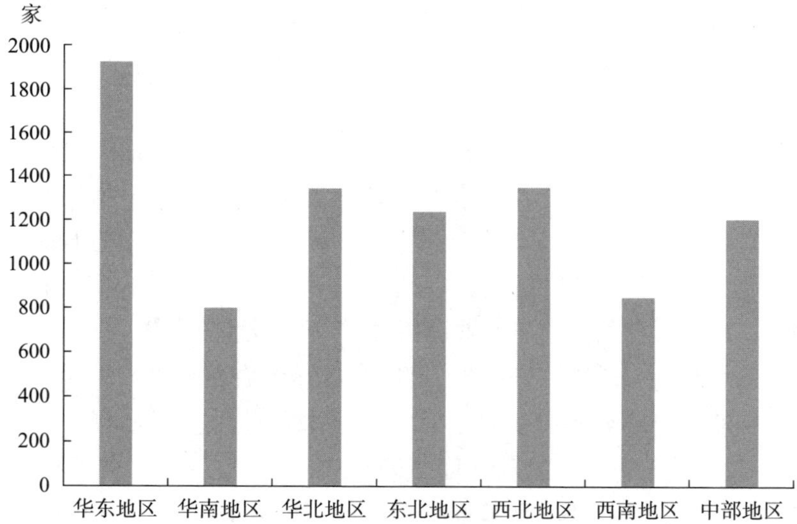

图 2-82　2023 年中国农作物持证企业分布

资料来源：根据公开数据整理。

中国种子行业发展起步较晚，种业市场一直到新中国成立之后才得以初步建立并缓慢发展。在育种技术方面，杂交育种技术处于世界领先水平，而目前国际种业研发中的主流生物育种技术，尚处于积极探索阶段，大规模商业化虽仍需时日，但市场空间巨大。近年来，中国政府对生物育种的政策支持力度出现加大趋势，商业化进程有望逐步进入快车道，为种子市场带来可观的增量空间。

（三）行业市场广阔但集中度低

与发达国家不同，中国种业市场以中小企业为主，产业格局分散，行业集中度较低。数据显示，从企业规模来看：总资产在 10 亿元以上的有 40 家，占比仅 0. 40%；总资产在 5 亿~10 亿元的有 58 家，占比 0. 70%；总资产在 1 亿~5 亿元的有 489 家，占比 5. 60%；总资产在 3000 万~1 亿元的有 1328 家，占比 15. 20%；总资产在 500 万~3000 万元的有 2525 家，占比 29. 00%；总资产在 500 万元以下的有 4281 家，占比 49. 10%，接近企业总数的一半。行业整体呈现企业主体多、规模普遍较小、市场竞争激烈的特征，具体见图 2-83。

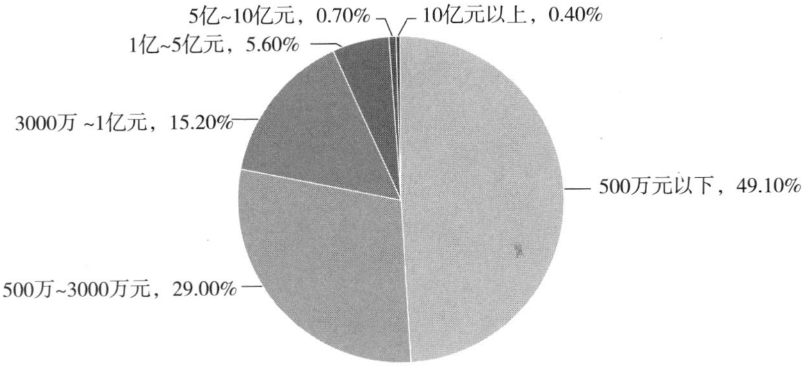

图 2-83　2023 年中国种子企业规模

资料来源：根据公开数据整理。

根据农业农村部种业管理司数据，2023 年，全国种业企业共实现种子销售收入 1258 亿元，平均利润率在 8. 23%；有 3/4 企业的销售收入低于 1000 万元；有 1/4 企业的销售收入超过 1000 万元，这 1/4 企业贡献了全国种业销售收入的 9 成。

（四）科学分类精准培育

按综合实力，把种业企业大致分为三大类。

第一大类是国家农作物种业阵型企业，共 69 家。这 69 家国家农作物种业阵型企业在 2023 年总资产规模达 800 亿元，比 2022 年增加 176 亿元，占行业总值的近 1/4，优势地位进一步凸显。种子销售收入为 287 亿元，种子销售毛利润为 96 亿元，净利润为 24 亿元，分别占行业总值的 23%、30%、23%；科研总投入 27 亿元，超过全国总值的 1/3，投入强度为 9. 4%，较 6%的行业平均值高 3. 4 个百分点。这些企业是中国种业发展的核心，要集中资源力量，重点支持培育种业领军企业，打造国家农业科技战略力量。

第二大类是销售收入超过5000万元、科研投入超过300万元，具有较好发展潜力的企业，共244家。这些企业的总资产为589亿元，占行业总值的近2成；种子销售收入为340亿元，占行业总值的近3成；科研投入为21亿元，也占行业总值的近3成；科研投入强度为6.1%，与行业平均值相当。这些企业是行业的中坚力量，要加强政策引导，营造良好市场环境，更好服务种业高质量发展。

第三大类是其他企业，近8500家。这些企业以从事生产经营活动为主，自主创新能力较弱，构成了中国种业的基本面，约占全国种业企业总数的96.4%；总资产为1890亿元，占行业总值的近6成；销售收入为634亿元，占行业总值的一半；科研投入28亿元，占行业总值的近4成；科研投入强度为4.4%，较行业平均值低1.6个百分点。这部分企业要进一步提升整合优化，不断提高生产经营的服务水平。

三、中国现代农产品行业科技创新情况

（一）政策支持行业发展

国家高度重视开展农业振兴行动并制定一系列种业发展支持政策，如修订实施新《中华人民共和国种子法》、颁布《“十四五”生物经济发展规划》《主要农作物品种审定办法》及《国家级转基因大豆玉米品种审定标准》，为行业发展创造良好的政策环境。2022年，国家全面实施种业振兴行动，中央一号文件对种业振兴行动做出具体部署，提出要全力抓好粮食生产和重要农产品供给，大力推进种源等农业关键核心技术攻关，强化现代农业基础支撑。2023年中央一号文件提出，树立大食物观，加快构建粮经饲统筹、农林牧渔结合、植物动物微生物并举的多元化食物供给体系。不仅关注粮食生产，还强调油料、肉类、奶类等多样化食品的供给能力。在大食物观下，要构建新型生物育种创新体系，加强目标导向的基础研究，加快自主研发的生物育种成果产业化应用；推动传统的种植业、养殖业向现代农业转型升级，向设施农业要食物；要通过科技创新助力大食物观理念落地，实现食物供给来源的多元化，实现从吃饱到营养、从营养到均衡、从均衡到健康的整体转变。同时，要调配国内国际两个市场、两种资源，提升食物安全保障水平。

肉牛、肉羊等草食动物能够利用人类无法直接食用的资源，如牧草、农作物秸秆等，将其转化为高质量的动物蛋白。这种特性使得牛羊养殖在粮食

安全和资源利用方面具有独特优势。2024 年 12 月 31 日，《农业农村部关于实施养殖业节粮行动的意见》发布，首次将“节粮”与畜牧业直接关联起来。“始终把饭碗牢牢端在自己手里”讲的不仅是狭义上的口粮，更是广义上的大食品观。无论是一年进口 1.6 亿吨饲料粮用于增加国内肉类生产，还是一年进口 300 多万吨牛肉以弥补国内产能的不足，其本质都是将解决本国人民温饱、提升生活品质的主动权交由别国掌握。粮食安全是国家安全的基石，粮食自给自足不仅是经济问题，更关乎国家安全、社会稳定、环境保护和公共卫生。反刍动物在有效“节粮”的同时向人类提供了更多可靠的优质动物蛋白，创造并大力推广节粮型良种肉牛，以迅速普遍地提升肉牛行业的生产效益，充分利用现有资源禀赋满足国民对优质动物蛋白不断增长的需求，在牢牢把握“种子”的前提下，提升整体高品质动物蛋白的产量与质量，是有效的解决方案。

（二）企业研发投入加大

强化涉农企业科技创新主体地位有助于提高农业科技创新体系效能。《2023 中国涉农企业创新报告》显示，中国涉农企业科技创新主体地位进一步凸显，连续 4 年创新指数稳步提高。2019—2022 年，涉农企业创新指数从 46.85 提高到 48.11。涉农企业研发投入不断增加，逐步成为创新投入主体，尤其是农业“芯片”——种业，作为高科技产业，行业创新能力显著提升。从科研投入来看，中央国有涉农企业是科技创新的引领者。全国种业企业的科研总投入为 76 亿元，平均投入强度为 6%，这一数据是农业高新技术企业的 2.3 倍。研发投入超过 50 万元的种业企业有 1828 家，占比 21%；研发投入超过 300 万元的种业企业有 286 家，占比仅 3.3%。综合来看，销售收入超过 5000 万元，并且科研投入超过 300 万元的种业企业有 286 家，占比 3.3%。它们的科研投入总和为 47.6 亿元，投入占比 63%。但也可以看到，尚有 3876 家种业企业完全没有研发投入，占比 44%。这说明中国种业企业的育种研发水平普遍落后、研发投入偏低，难以适应新时代种业科技自立自强、种源自主可控的新要求。

从品种选育来看，企业越发成为品种选育的主体。在通过国家级和省级审定的品种中，由企业选育的占 65%；在登记品种中，由企业登记的占 56%；在新品种保护中，由企业申请的占 54%，授权量占 49%。从全国推广面积前 20 的四大作物来看，由企业选育的有杂交稻 19 个、常规稻 2 个、玉米 14 个、小麦 4 个和大豆 1 个。

（三）加强知识产权保护

中国作为世界农业大国，种子专利申请量占全球种子专利总申请量的46%；其次是美国，种子专利申请量占全球种子专利总申请量的32%；欧洲专利局排名第三，种子专利申请量占全球种子专利总申请量的4%。

截至2024年8月底，中国累计认定地理标志保护产品2523个，以地理标志作为集体商标、证明商标注册7385件。2023年度，中国地理标志直接产值超过9600亿元，实现四连增；建设国家地理标志产品保护示范区123个，受保护植物新品种数量持续提升。

中国农业基础研究日益深化，CNS论文研究内容贡献突出，国际化引领力不断增强，中国农业科技论文已开启“量质双升”的新发展阶段。《2023中国农业科技论文与专利全球竞争力分析》显示，中国农业科技论文发文量、代表论文质量的高被引论文量、第一季度期刊发文量均排名全球第一，CNS期刊发文量排名全球第三，主导型国际合作论文量排名全球第四。在专利方面，中国农业专利竞争力继续保持全球第二名，竞争力指数与美国差距逐渐缩小。近5年，中国农业发明专利申请量保持在年均11.5万件，各年度申请量呈现小幅波动下降趋势。2018—2022年，中国农业发明专利申请以57.67万件继续保持全球第一名。

（四）提升发展质量与活力

为改变中国种子企业数量多、规模小、创新弱的状况，农业农村部从3万余家企业中遴选了69家农作物、86家畜禽、121家水产种业企业，构建“破难题、补短板、强优势”国家种业企业阵型，推动与金融、科研、基地对接合作。近年来，品种审定“绿色通道”、联合体试验整治及“仿种子”清理等行动陆续开展，品种质量水平逐年提高。种子认证制度落实落地，打造市场监管利器，夯实了高质量种子生产技术底盘。

目前，中国农业数字化渗透率仅为8.9%，而发达国家为12.5%，为加快推动农业智慧化进程，《“十四五”全国农业农村信息化发展规划》《“十四五”推进农业农村现代化发展规划》《“十四五”全国农业机械化发展规划》等多项规划相继提出相关举措。高瓴资本、IDG等机构瞄准时机相继入局，投资数千万元，重点投资智慧养殖、温室自动化、农作物智能种植、智慧农业物联网等领域。

四、深圳市现代农产品行业发展概况

深圳是全国首个没有农村、没有农民的城市。2023年，深圳市常住人口有1766万人，每天消耗农产品约2.2万吨，而耕地面积不足10万亩，永久基本农田仅3万亩。长期以来，深圳市受土地资源、空间资源不足等因素制约，难以开展传统农业的大规模种养殖，食用农产品90%以上来自外地。深圳市作为中国特色社会主义先行示范区，近年来以产业发展为导向，探索建立了一套“农业龙头企业总部经济+市外基地”发展模式，走出了一条现代农业高质量发展新路。

在深圳市超3万亿元GDP中，尽管本地第一产业贡献率非常低，但涉农企业的贡献不容忽视。深圳市先后培育了农业龙头企业198家，其中，国家级农业龙头企业11家、省级农业龙头企业78家。2023年，深圳市农业龙头企业的销售收入近2400亿元。百果园、望家欢、诺普信、丰农控股、农泰金融、芭田股份、金新农、康达尔、农发贷等企业大多把总部设在深圳市，充分利用政策、科技、金融、人才、服务等优越条件，在全国开展业务布局。

从细分领域营收状况来看，食品类企业占比41.67%，农副产品加工占比30.25%，种养殖和农资类产品分别占比6.08%、4.99%。从区域营收来看，南山区、宝安区遥遥领先，占深圳市60%以上，分别占比44.89%和20.31%，龙华区、龙岗区以16.37%、6.12%的占比紧随其后；其中，宝安区规模以上企业达37家，在食品和生产加工类领域处于领先地位。从企业规模来看，华润怡宝、南海油脂等6家企业营收超10亿元，另有31家企业营收超1亿元。

2023年6月，《深圳市人民政府办公厅关于推动现代农业高质量发展的实施意见》提出了引领农业科技、推动现代农业集群发展和农业总部经济等思路。深圳市作为没有农业人口、缺乏农地、常住人口近2000万人的一线城市，农业产值多来自以农产品流通类为主的涉农企业。实际上，深圳市也有以肉牛种畜选育为核心业务的畜牧业隐形冠军，如深耕第一产业农（牧）业的深圳开心牧业科技有限公司，在公司创立之初就聚焦草食畜牧业肉牛、肉羊的种畜选育，将草食畜牧业定义为“节粮型畜牧业”，专注于肉牛母本改良、繁育和推广，将肉牛节粮性能作为首要的育种方向，是世界著名动物基因公司Genus ABS在中国肉牛行业的唯一合作方、亚太地区唯一参加由国际知名标准机构BSI倡导的“全球可持续肉牛标准圆桌论坛”的肉牛企业，以本土西门塔尔为基础，从国外引进性能优异的德系和英系西门塔尔冻精进行三元杂交，以提升本土西门塔尔的产奶量、酮体率、生长速度及粗饲料转化率。依靠数据库、算法、性控技术、胚胎移植等科技手段提升选种准确度，缩短品种改良周期，选种强度保持在5%左右，现存栏包括F4代在内种畜1380头，其中，种用母牛1214头、种用公牛166头；不仅拥有稀缺的种子母畜群，还拥有完善的西门塔尔母本数据库，为中国农业科学院2023年始建的“国家肉牛遗传评估中心”提供母本数据。

五、深圳市现代农产品行业科技创新情况

（一）积极布局智慧农业

深圳市现有育种规模以上企业6家，营收约为3亿元；智慧农业领域拥有天天学农等国家高新技术企业9家，营收约为3.1亿元，产业规模普遍偏小。目前，华大农业依托华大基因全球领先的基因组测序和生物信息分析中心，研发了新一代基因组学分子育种技术，以植物、动物、微生物、海洋为四大方向，进行基础科学和产业应用研究，经过5年的努力，搭建了高通量的基因挖掘平台、基因分型平台、表型鉴定平台、全基因组分子育种平台、动物手工克隆平台、海洋生物技术与育种平台等一系列技术研发与应用平台；建立了深圳市重点实验室5个、省部级重点实验室2个、国家级重点实验室1个；申请专利179项，其中已授权95项。此外，中国农业大学与华为联合构建智慧育种模式，运用数字技术对准生物育种表型数据获取，开展多组学育种模型学科技术攻关。

（二）创新载体以种业为主

深圳市在农业科技创新方面的投入和布局也走在全国前列，已建成农业农村部重点实验室7个，农业基因组学研究达到国际领先水平，杂交水稻、马铃薯等育种水平在全国名列前茅。深圳市有4个现代农业产业园项目入选广东省级现代农业产业园建设名单，分别瞄准现代生物育种、数字农业、现代生猪种业、优稀水果等4个重点领域。

经科技部批准，深圳市已规划建设以生物育种为主攻方向的国家农业科技园区，引进一批国际国内知名的生物育种创新团队。深圳市现有现代农产品行业创新载体34家，育种类达15家，包括农业基因组学国家重点实验室、广东省海洋经济动物种业工程技术研究中心、深圳作物分子设计聚合育种工程实验室等创新平台。

（三）科技赋能“深圳农场”

深圳市深入贯彻落实全面推进乡村振兴战略、加快建设农业强国的要求，

创新布局建设“深圳农场”，将科技、人才、市场等优势与对口地区空间、资源、劳动力等优势相结合，服务全国、全省区域协调发展大局。作为现代农业服务的科技企业，深圳开心牧业科技有限公司在全国现代畜牧业试验区——内蒙古兴安盟，有内蒙古自治区级核心肉牛育种场资质，自主研发了具备高效粗饲料转化能力的肉牛品种，掌握了节粮型肉牛产业的核心资源——目前中国最大的优秀母本供体种源群，也是唯一以高效节粮为改良宗旨的种源，经过 12 年的探索实践，形成可持续且高效节粮的肉牛饲养模式。该模式以农作物下脚料为主要粗饲料来源，变废为宝，大幅降低肉牛养殖成本，提高养殖户的收益，增强肉牛在成本上的国际竞争力，每年能为国家节省饲料粮约 1 亿吨，起草制定关于肉牛体外胚胎移植的国际标准，填补深圳市在大牲畜种业科技方面的空白，成为“20+8”战略性新兴产业集群中大健康产业的“现代农业”代表性企业。

六、深圳市现代农产品行业发展建议

（一）加大支持种业企业发展力度，培育壮大种业阵型企业

研究制定出台支持种业企业高质量发展的指导意见，构建多层次种业发展梯队，统筹多方资源要素，强化政策措施，加快推进种业企业做大做优做强，增强自主创新能力和核心竞争力，统筹用好现有政策谋划创设针对性、务实管用的新政策。完善种业企业的常态化联系机制，坚持问题导向，及时了解企业所需所盼所困所获，依法依规为企业发展排忧解难，添薪蓄力，促进种业企业持续健康发展。

指导破难题、补短板、强优势、专业化平台等国家种业阵型企业对标产业需求，找准发展定位，做到企业发展与国家发展同频共振，把阵型企业纳入重点支持范围，针对企业特点实施差异化扶持，坚持攻坚关键核心技术，选育突破性新品种，培育农业科技领军企业，打造国家农业科技战略力量。

（二）依托现代生物工程技术，发展现代农业生物育种

一是培育引进海内外生物育种创新团队和高层次专业人才。利用深圳市人才政策吸引农业技术人才/团队落户深圳。二是营造良好的技术集聚、人才集聚和创新创业政策环境。制定现代农业发展规划及配套扶持政策，设立专项发展资金，构建创新环境，培育和提升生物育种自主创新能力。三是以“一区多园”的形式创新国家农业科技园区建设模式。“一区”是指建设以生物育种为核心内容的国家农业科技园区；“多园”是指在国家农业科技园区内

建设多个生物育种科技园。四是建设生物育种技术公共服务平台和实验室。围绕分子设计育种技术、杂交水稻育种技术、航天育种技术、种质资源基因测序技术等四大技术创新领域建设公共服务平台。

（三）推广“深圳农场”模式，三产融合创新发展

“深圳农场”是深圳市依托科技、人才与市场等优势，结合对口地区的资源特色开展的特色农产品种植养殖、新技术融合、产业链延伸及复合业态发展等多元化经营。不断加大科技创新力度，加强与农业企业和科研机构的合作，引进更多优质资源与先进技术，不断强化农机装备、生物育种、绿色生态、智慧农业等现代农业科技与物质装备支撑，进而争取从耕地整地到播种，从田间管理到运输收获，以新一代全自主农业人工智能技术推动农场从经验种植向标准化、数字化、信息化、智能化转变，为现代农业注入新质生产力。同时，借助“深圳农场”这一创新模式，将农业生产、农产品加工业、农产品市场服务业深度融合渗透，不断创新商业模式，将一产农业进行多元化经营，实现产加销贯通、农文旅融合，延伸农业产业链，拓展农业产业范围，显著提高农业的综合效益和竞争力，促进农业转型升级，实现农业的可持续发展，推动全国农产品大区转型与升级，为现代农业发展提供宝贵经验，也为乡村振兴注入新的活力。

（四）加强农产品品牌建设

截至2024年11月，“圳品”已累计通过产品评价2006个，可以“圳品”品牌为核心，构建严格的食品安全标准体系，鼓励农业龙头企业加强新型食品和绿色食品研发，打造深圳市自主农产品品牌，形成一批质量信誉度高、市场优势明显的“圳品”，推动农产品的标准化、品牌化发展。同时，充分利用电子商务平台扶持农产品契机，鼓励优质企业加大对产品的宣传力度，扶持企业参加全国性或全球性专业展览，提高品牌知名度；支持“互联网+现代农业”模式，推动农产品质量安全追溯、供应链金融和仓储物流的数字化升级，利用物联网、互联网、电子信息等技术优势，引导企业跨界合作，共同探索“数字化农批”及“数字菜篮子”建设，提升农产品流通效率。

第三章　深圳市健康产业创新案例

第一节　金多多食品集团

一、企业简介

金多多食品集团成立于2004年，以“全球创意糖果领导品牌+全球营养功能糖果头部品牌”为集团5.0战略规划目标，以全球化视野推进产业模型与市场布局，以匠人精神重新定义世界糖果产业版图。金多多食品集团现有员工总数近2000人，其中，本科及硕士以上人员占比为86.36%；开展食品的技术开发、技术转让、技术咨询、技术服务，以及生物科技产品的技术开发等业务；荣登世界糖果百强企业、中国本土糖果头部企业、中国糖果出口龙头企业、深圳市福田区总部企业；用文化和科技赋能创新糖果传统产业，发展成为粤港澳大湾区核心战略产业的引航企业。

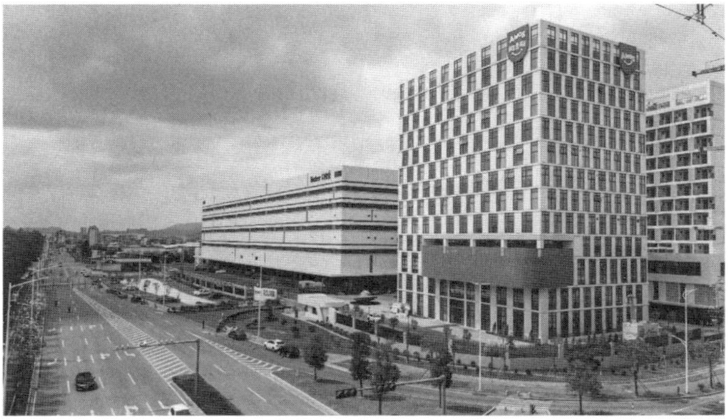

图3-1　金多多广东（江门）大型新型产研基地糖果梦工场

20年来，金多多食品集团专注在糖果的细分市场，包括创意糖果和营养功能糖果，给全世界消费者创造快乐和健康的价值。产品力、渠道力、品牌力、管理力“四力协同”构建企业超级竞争力。创始人马恩多先生在糖果行业创新领域和企业管理领域备受嘉奖，创始人马恩多在 2024 年正式入选美国糖果名人堂，成为历史上第一个获得该荣誉的中国人（见图 3-2），并荣获 2025 福布斯中国行业发展领创者称号。在糖果行业创新领域与管理领域马恩多备受嘉奖，荣获哈佛商业“拉姆·查兰管理实践杰出奖”、连续三届获得“深圳百名行业领军人物”称号、“中国食品行业成长标杆人物”称号。

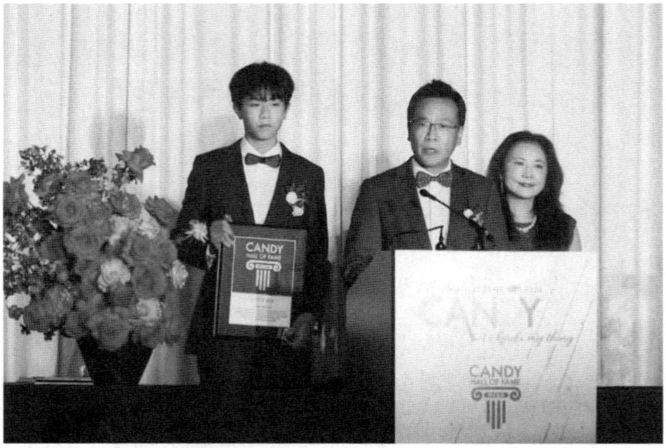

图 3-2　2024 年金多多食品集团创始人、董事长马恩多正式入选美国糖果名人堂

金多多食品集团秉持“做世界的甜蜜使者”的企业使命，坚持“顾客至上、创新创造、奋斗勤勉、匠人精神、快乐分享、信任包容”的价值观，致力为全球消费者带来快乐甜蜜的生活，并提供专业的营养健康食品解决方式。金多多食品集团旗下拥有 Amos 阿麦斯创意糖果和 Biobor 贝欧宝营养功能糖果品牌，产品覆盖中国、美国、日本等 60 多个国家和地区，是美国、日本、法国等主流市场唯一的中国糖果品牌。

2022 年，Amos 阿麦斯品牌荣获《糖果工业杂志》颁发的“最佳创意糖果大奖”；2023 年，Biobor 贝欧宝品牌旗下产品入围“亚洲食品创新大奖”；2023 年，Amos 阿麦斯品牌旗下音乐棒棒糖与 4D 爆汁软糖获得美国糖果协会颁发的“最佳创意糖果大奖”；2023 年、2024 年，金多多食品集团连续两年入选“世界糖果 100 强”；2023 年、2024 年，Amos 阿麦斯、Biobor 贝欧宝品牌旗下系列产品荣获“布鲁塞尔国际美味大奖”；2024 年，Amos 阿麦斯品牌旗下皮乐士获得美国糖果协会颁发的“最佳创意糖果大奖”；2024 年，Biobor 贝欧宝品牌获得沙利文授予的“中国儿童营养软糖第一品牌”与“中国益生菌软糖第一品牌”市场地位认证。

二、生产运营

金多多食品集团在近5年进入快速发展阶段，并呈逐年递增趋势，2024年，营收规模约为18亿元。2024年3月，金多多广东大型新型产研基地在江门市落成，基地由金多多食品集团出资建立，自2019年规划筹备，历时5年，于2024年3月6日正式竣工投产，整体投资7亿元，拥有10万级洁净生产车间，产能在行业占据领先位置，同时拥有工业旅游的糖果梦工场，是一座集生产、研发、供应链管理、工业文旅多功能于一体的大型综合生产研发基地。

作为金多多食品集团第二总部的金多多广东（江门）大型新型产研基地设有Amos阿麦斯品牌、Biobor贝欧宝品牌两大生产研发事业群。Amos阿麦斯品牌事业群现有员工500余人，从事研发工作的人员近半数；Biobor贝欧宝品牌事业群现有员工200余人，与诺贝尔奖获得者、美国伯克利大学生理学教授Randy W. Schekman成立“诺贝尔奖专家工作站”，与中国工程院院士、江南大学食品学院金征宇教授联合成立“Biobor贝欧宝营养功能糖果联合研究中心”。两者将共同赋能产品的研发创新，在营养功能糖果的配方设计、研究与成果转化、国内外学术交流等方面进行多维度探索。目前，两大品牌均已取得BRC A级、FSSC认证。

在生产方面，金多多广东（江门）大型新型产研基地包括创意糖果生产中心、营养糖果生产中心、电商物流中心和研发实验中心，以及办公大楼和宿舍大楼等配套设施。建设用地面积约为3.34万平方米，总建筑面积约为12万平方米，设有1500平方米技术研发办公室、2000平方米独立打样室以及700平方米品质检验控制实验室。生产车间实现自动化，尖端技术生产设备由德国进口，采用国际顶尖技术的双列管熬煮，高速高效且保证糖液更稳定更透明。浇注生产线配置全球最先进的夹心软糖浇注系统，可生产复杂糖体结构产品，完成凝胶糖果（2D、3D、夹心、剥皮、充气）、硬质糖果、压片糖果等各种类型糖果的开发与生产。不仅如此，金多多食品集团还追求匠心精神，重视文化传承，在尊重和维护传统工艺的同时，通过“人工智能处理模型+机器人技术+大数据模块”，不断优化生产过程，赋能运维升级迭代。

三、研发创新

（一）产品与技术

金多多食品集团是全球领先的糖果生产运营商，围绕“全球化”战略，以“快乐”和“健康”作为产品理念，涵盖创意软糖、硬糖、营养功能软糖、棒棒糖、压片糖、泡腾片等产品线，致力成为全球糖果休闲食品一流运营商，为消费者提供美味、安全、科学的健康营养糖果。凭借全球市场最前沿的消费者洞察能力、市场信息整合机制和上游供应商资源，形成中国深度、全球广度的市场洞察优势。在此基础上，金多多食品集团利用中国研发资源优势和全球供应链，构建协同创新的产品开发和生产供应体系，通过与渠道合作为消费者提供喜欢且需要的产品，服务全球客户，实现广泛的客户覆盖。

金多多食品集团聚焦规模生产，为消费者提供全链路、一站式的服务，树立行业标杆；依托专业的技术研发团队和市场团队，不断推出前沿的营养健康糖果解决方案，满足消费者的创新需求，帮助渠道迅速开拓市场。在功能需求和品类规划上，金多多食品集团建立了覆盖全生命周期的不同功能的品类，为生命的每个阶段提供创意糖果和营养功能糖果；聚焦于适合全消费人群的益生菌添加营养功能糖果，细分为儿童营养、女性健康、成人健康、银发人群健康、运动营养等营养功能糖果品类开发，通过加强重点赛道的市场洞察和对客户需求的挖掘，集中投入，建立和保持竞争优势。

金多多食品集团建立了由院士领衔的产品研发团队，持续进行科学配方、剂型技术的开发与研究，为消费者提供前沿创新的产品方案，抢占先机；同时，致力开发市场流行风味产品，通过专业的感官品评分析、新颖的包装，提升产品复购率，满足消费者的多样化需求。

1. Amos 阿麦斯：全球创意糖果领导品牌

Amos 阿麦斯创建于 1998 年，是全球创意糖果领导品牌，也是全球 3D 明胶软糖开创者，被多个国际媒体、专家认可，并荣获多项国际重磅奖项：《明镜周刊》报道 Amos 阿麦斯是“世界糖果界创新的典范”，多款产品荣获“国际风味评鉴所美味奖”奖章等。

Amos 阿麦斯拥有 4D、Tasty Sounds/传声棒棒糖、Peelerz/皮乐士等多个子品类品牌及节庆、IP 联名糖玩产品系列，畅销中国、美国、日本等全球几十个国家和地区，覆盖世界一流连锁商超，为全世界带来甜蜜与快乐、亲情与陪伴、趣味与潮流的美味糖果体验。

Amos 阿麦斯 4D 品牌旗下有 3 款明星产品——4D 积木软糖、4D 水果爆汁软糖与 4D 金鱼爆汁软糖，均赢得了消费者的喜爱。

未来，Amos 阿麦斯音乐棒棒糖会给消费者带来更多的创意糖果，让音符跳跃在味蕾间，让糖果变得更加有趣、有声、有味。

皮乐士剥皮糖的全球畅销和独特魅力，为全球消费者带来了快乐的甜蜜体验。皮乐士剥皮糖在海外市场的成功，不仅体现在销量上，更体现在其作为中国品牌在国际舞台上的影响力和创新力上。

Amos 阿麦斯节庆创意糖果系列，开创性地将西方节日糖果的魅力引入中国市场，成为消费者在节日里的快乐源泉，具体见图 3-3。

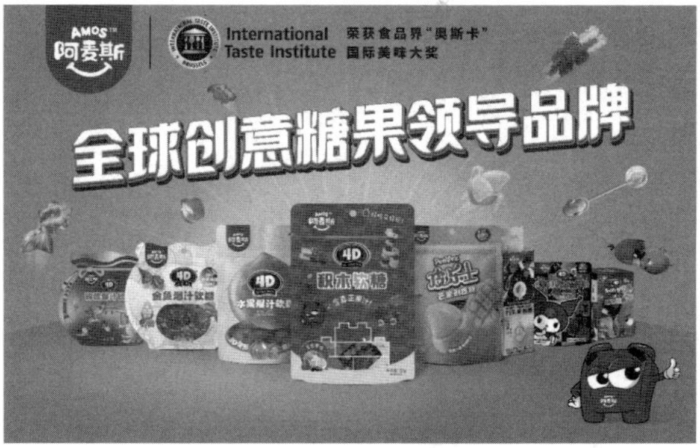

图 3-3　Amos 阿麦斯创意糖果

新潮年糖，首选 Amos 阿麦斯！Amos 阿麦斯春节节庆糖果，不仅美味可口，更巧妙融合了中国的优秀传统文化，如象征财富好运的金元宝软糖，寓意大吉大利的桔子罐软糖，寓意幸运倍增的锦鲤爆汁软糖，等等，让消费者在春节感受欢乐氛围，与家人共享幸福时光。

2. Biobor 贝欧宝：中国儿童营养软糖第一品牌

Biobor 贝欧宝始创于 2015 年，是国内领先的营养糖果品牌，坚持“以严谨的科学态度，均衡甜蜜与营养”的品牌价值观，精选全球优质原料，以高端技术配方，让消费者随时随地随食加营养。Biobor 贝欧宝活性益生菌软糖在山姆会员商店连续 5 年获得糖果品类销量冠军，具体见图 3-4。

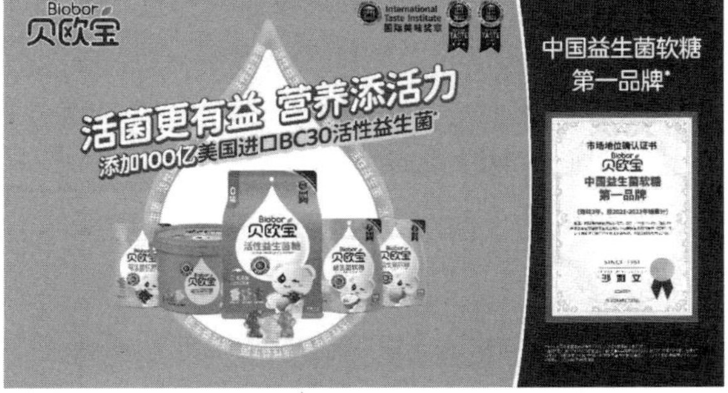

图 3-4　Biobor 贝欧宝营养软糖

Biobor 贝欧宝每日益生菌系列产品的核心特点是在软糖生产中保持了益生菌的活性，克服了软糖工艺中高温、高水活对活性菌破坏的难点。无糖益生菌软糖采用产自美国的凝结芽孢杆菌 BC30，无须冷藏保存，在生产、运输、加工期间以休眠的状态保持活性，同时具有耐胃酸和胆碱的稳定性，有效抵达肠道并保持活性。BC30 菌株已获得 FDA 的安全物质 GRAS 认证，拥有超过 100 个国际专利。拥有酸奶、葡萄、水蜜桃 3 种口味的益生菌软糖，好吃更健康，随时随地补充营养，解决肠道问题；拥有甜橙、水蜜桃、葡萄口味的益生菌棒棒糖，能促进儿童口腔与肠道健康。

Biobor 贝欧宝无糖益生菌软糖每 45 克出厂含有 10 亿个 CFU 活菌，确保了产品的体验效果；同时，符合零糖、零人工色素、零防腐剂的特点。在布鲁塞尔“国际美味奖”（Superior Taste Award）的评选中，获颁“国际美味奖章”，体现了其在软糖领域的领先技术。Biobor 贝欧宝江门生产基地拥有 10 万级 GMP 洁净生产车间，装配德国进口和国内先进的生产设备，为产品质量的稳定提供了有力保障。

（二）经营与服务模式

1. 经营模式

自主开发。金多多食品集团每年会进行市场研究和客户需求调研，制定产品策略，开展新产品规划，对新配方、新技术、新原料、新包装形式组合，进行集成化的产品开发规划。自主开发的产品规划涵盖保健食品、运动营养食品以及功能性食品。产品团队根据公司新产品规划进行开发，开发的完整过程包括产品定位、概念设计、配方研究与工艺试验、感官研究、中试生产、检测方法及标准研究、稳定性试验等。保健食品还需要向相关主管部门申请产品备案。

渠道定制开发。金多多食品集团充分理解渠道客户的产品需求，依据客户需求进行定制化的产品开发，产品开发完成后，依据渠道客户订单进行生产。

2. 服务模式

金多多食品集团自 2019 年起规划筹备，自主出资建立金多多广东（江门）大型新型产研基地，历时 5 年，于 2024 年 3 月 6 日正式竣工投产。作为金多多食品集团第二总部，广东（江门）大型新型产研基地的产能在行业中占据领先位置，是一座集生产、研发、供应链管理、工业文旅多功能于一体的大型综合生产研发基地。

金多多糖果梦工场的匠心石磨见图 3-5。

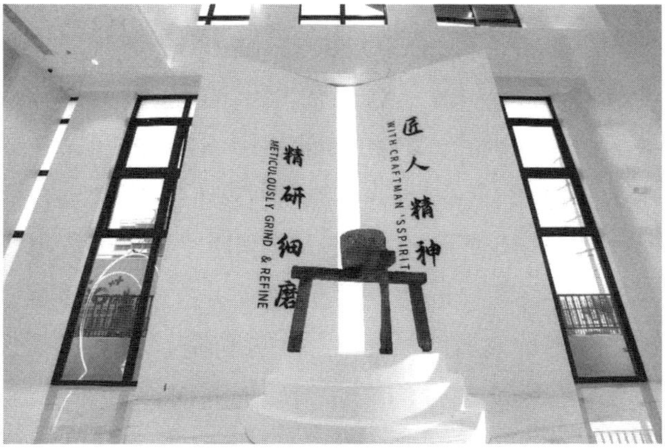

图 3-5　金多多糖果梦工场的匠心石磨

在科普文旅方面，金多多广东（江门）大型新型产研基地糖果梦工场将糖果历史科普、AR 互动体验、沉浸式打卡融入其中，打造了国内首家以糖果为主题的工业旅游基地。伴随深中通道通车，结合集团工业旅游基地作为科普基地与展区面向社会开放，糖果梦工场将辐射粤港澳大湾区以及周边更多城市，推动地方旅游业的发展，打造工业旅游地方名片。目前，“糖果梦工场”已获得“江门市科普教育基地”以及“江门市中小学生研学实践教育基地”荣誉认证。

在社会责任方面，金多多食品集团遵守环保法规，采取节能减排措施，通过使用可再生能源、减少废物排放和循环利用资源的方式实现“绿色工厂”，在践行企业社会责任的同时积极带动区域就业，引导产业集群升级与人员文化能力升级。

3. 特色创新

糖果是一种能给人们带来愉悦感的休闲甜食。改革开放之前，中国只有为数不多的国有企业和集体企业生产糖果，生产方式多为明火熬糖，以手工制作为主，不能满足市场需要，供求关系严重不匹配，设备落后、品种单一。2000 年以后，随着行业的发展，糖果行业进入了自由竞争、多元创新、规范化发展阶段。同时，行业更加注重产品品质和创新发展，在生产技术、质量管理、产品创新等方面有了长足进步，从简单的糖果发展到多品种、高档次糖果，无论是产品内在品质还是包装，都上了一个大台阶，体现了行业的进步和创新趋势。

为确保持续创新能力，金多多食品集团不断加大技术人才引进和研发投入力度，持续提升创新能力，经过20年积累，已打造一支综合型研发团队，具备市场洞察、产品设计、合规评估、工艺研究、感官评价的综合能力，能够把握市场发展趋势，快速开发符合消费者需求的新品，支持渠道业务。

金多多食品集团在深圳市、江门市设有两大研发中心，专注于创意糖果及营养糖果的技术和应用创新，聚焦创新剂型研发、创新原料研发应用、营养研究、标准研究等关键技术深度研究，先后开发了明胶软糖、植物基软糖、4D软糖、多层糖、夹心糖、扭花糖、充气糖、剥皮糖、功能棒棒糖、泡腾片、功能片剂等符合市场发展趋势的产品，并创造性开发出活性益生菌软糖、营养软糖包等产品。在注重技术与产品创新的同时，金多多食品集团注重研发成果的知识产权保护，构建自主技术“护城河”。目前，公司已获得与申请各类专利近70项。

金多多食品集团长期坚持积极参与行业建设，推动和促进行业进步，目前，已参与起草修订食品安全国家标准1项、行业标准1项、团体标准1项。金多多食品集团继续推进全球化战略，设立跨境仓，除了深圳市和江门市的两大生产基地，公司将在海外布局生产供应链，共同构建全球供应体系，进一步发展全球化本土运营的商业模式。丰富美味的产品背后，必然是品质的坚守、制造实力的保证和研发创新的深入。

四、发展规划

（一）市场地位

金多多食品集团成立于2004年，跟随时代跳动的脉搏，勇立改革开放潮头，坚守“匠心品质”这一初心，从最初的一颗软糖发展到如今琳琅满目的产品。旗下Amos阿麦斯创意糖果和Biobor贝欧宝营养功能糖果两大特色品牌，成为享誉全球的国民经典零食品牌。2022—2024年，金多多食品集团荣登世界糖果百强企业，2024年世界排名第65位，是中国本土糖果头部企业、中国糖果出口龙头企业、深圳市福田区总部企业。创始人马恩多先生不仅是中国糖果文化的传承者，更是民族品牌振兴的助力者。

Amos阿麦斯创意糖果品牌多年来始终载誉前行。4D水果爆汁软糖凭借卓越的品质与创新的设计，赢得了广泛认可与赞誉，不仅2022年荣获美国权威糖果行业杂志的最佳创意糖果大奖，还连续多年获得食品界“奥斯卡”国际美味大奖的二星、三星殊荣。欧洲知名周刊《明镜周刊》更是高度评价

Amos 阿麦斯的 4D 水果爆汁软糖为“全球软糖的创新典范”。4D 金鱼爆汁软糖自 2024 年首发以来就获得国际美味大奖一星奖，2025 年，斩获国际美味大奖三星奖。Amos 阿麦斯音乐棒棒糖（歌曲串烧）荣获 2023 年“iSEE 全球食品创新奖银奖”，这一殊荣充分彰显了其在国际食品创新领域的非凡实力。此外，Amos 阿麦斯音乐棒棒糖（歌曲串烧）还斩获了“2024 年 WFA 年度创新糖巧奖”，再次印证了其在糖巧创新领域的领先地位与无限潜力，向世界展示了中国创新糖品的卓越风采。皮乐士剥皮糖的国际认可度非常高，Amos Peelerz 已成为美国市场知名品牌，荣获了 2024 年美国年度糖果大奖（非巧克力类）和年度创意大奖；在 2024 年国际美味奖章评选中，皮乐士芒果剥皮糖荣获最高荣誉的三星奖章，皮乐士香蕉剥皮糖也获得了二星奖章；2025 年，皮乐士剥皮糖家族荣耀绽放，芒果味、香蕉味和菠萝味以浓郁的果香与绝佳的风味荣获了备受瞩目的“ITI 国际美味大奖三星奖”，柠檬味皮乐士剥皮糖则凭借其清新独特的风味，斩获“ITI 国际美味大奖二星奖”，备受评委青睐，为品牌增添了光彩。这些奖项不仅是对产品品质的权威认可，也是对皮乐士创新精神的肯定。

Amos 阿麦斯在注重产品创新的同时，积极投身社会公益事业，与公益帮扶行动一路前行。为了让乡村儿童和急需帮扶家庭得到爱心资助、获得更多社会关注，2024 年“六一”国际儿童节来临之际，在中华慈善总会、湖南省新宁县民政局的指导下，金多多食品集团携手湖南省乐善社会工作发展中心、新宁县万塘乡政府，在新宁县万塘乡中心小学举办了“同款 Amos 阿麦斯，不同款童年——中华慈善总会幸福家园 · 关爱乡村困难儿童”主题活动。活动以“Amos 阿麦斯陪伴每一个孩子甜蜜成长”为核心，特别设置了“甜蜜爱心包捐赠仪式”，将满载甜蜜祝福的爱心包交给每个孩子，希望孩子的童年充满甜蜜与快乐。2024 年 7—8 月，Amos 阿麦斯连续参与中华慈善总会举办的“良善传千里，幸福到万家暨先心病儿童救助活动”，走进青海省高原藏区，用积木软糖为当地孩子的小小世界搭建大大未来，为从青海省前往北京市接受先天性心脏病手术的孩子送去表白棒棒糖，也为孩子送去甜蜜温暖。

Amos 阿麦斯品牌的使命，是“做世界的甜蜜使者”，以糖果为载体，为全球消费者带来快乐和健康，并将爱、分享以及公益传递到全世界，践行企业社会责任。

Biobor 贝欧宝作为集团营养功能品牌糖果，承担着集团大健康产业未来发展的重担。2022 年，在 Biobor 贝欧宝问世的第 7 年，Biobor 贝欧宝进行全新品牌升级，从线上视觉到线下应用，包括 LOGO、品牌色、IP、包装、KV、广告片等都以崭新的形象亮相。随着一系列产品的相继上市，产品矩阵不断完善，为扩大市场规模奠定坚实基础。Biobor贝欧宝益生菌软糖荣获营养盒子嘉选“健康零食类爆品奖”、孕婴童产业大会“匠心品牌奖”、第十六届中国食品产业“年度畅销单品奖”和第五届天然新势力之创新产品“超凡体验奖”。

2023年，Biobor贝欧宝正式与诺贝尔生理学或医学奖获得者兰迪·谢克曼（Randy W. Schekman）教授达成深度战略合作。谢克曼教授出任Biobor贝欧宝首席科学家，与Biobor贝欧宝携手建立联合实验室，并就营养功能糖果的配方设计、研究与成果转化、国内外学术交流等多维度进行深入探索。Biobor贝欧宝与凯爱瑞正式签署BC30益生菌软糖独家战略合作协议，中国营养功能糖果行业领导品牌与全球食品配料巨头强强联手，共同探索休闲软糖营养功能化的新方向，谱写中国营养功能软糖市场的新篇章。

2024年，Biobor贝欧宝—江南大学营养功能糖果联合研究中心、Biobor贝欧宝—江南大学微生态·功能糖果联合研究中心在首届大湾区“创意+营养”糖果行业论坛正式揭牌，未来将围绕益生菌菌株开发、微生态功能配方研发及功能评价、个性化营养研发等方面开展科研合作。

Biobor贝欧宝联手国内高端室内儿童乐园MELAND，于2024年6月1—2日在深圳市发起“六一‘益生守护　快乐活宝’”活动，软糖尝鲜、小熊互动、专属会员福利享不停，深受小朋友的喜爱。同年9月，Biobor贝欧宝携手中华慈善总会、新华网开展“幸福家园·甜蜜书角——金多多甜蜜图书角”公益项目，以及“在秋天播种人生第一堂通识课”公益课堂下乡活动，改善当地教学条件，为乡村教育助力。

（二）核心竞争力

金多多食品集团在发展过程中已形成自己的核心竞争力，并在竞争中不断强化核心竞争力，这主要体现在“行业影响力和全球渠道布局”与“持续的研发创新能力”上。作为糖果的头部企业，金多多食品集团凭借前瞻的战略布局和扎实的技术实力，在业内建立了良好的口碑。金多多食品集团持续关注市场需求变化，通过与高校、行业协会、展会平台、专业机构、上下游供应商合作，深入挖掘亚洲、美洲等主要地区营养功能糖果的市场趋势、客户需求等，从而反哺新品研发创新。

前瞻性的全球市场布局和全渠道客户。金多多食品集团在亚洲、美洲设有营销处，覆盖生产、销售、市场、产品等多个职能，通过本土经营策略，完善全球化布局，并基于持续性的研发创新，赋能供应链体系，快速响应全球市场需求，实现高质量的全球化发展。金多多食品集团深耕亚洲和美洲等营养功能糖果及创意糖果的主要市场，积累了稳定优质的客户。

金多多食品集团具备高效的研发成果落地转化能力，可满足从儿童、青少年、成人到银发人群全生命周期的多样化健康需求，也可满足运动人群等特殊人群的健康需求，为客户和消费者提供多种选择。金多多食品集团现有超过 200 个成熟营养功能糖果配方，均在不同程度上转化为产品，先后在全球市场销售。

（三）未来目标

在全球健康意识日益增强的背景下，糖果行业正处于一个复杂而多元的发展阶段，消费者对于营养丰富的功能性食品的需求正在不断上升，预计 2025 年全球功能性食品市场规模将达到 2757 亿美元，CAGR 达 7.9%。糖果纳入保健食品备案产品剂型，意味着长期作为零食的软糖能为消费者提供一种有趣、美味和便携式的摄取营养方式，不仅可以使品牌脱颖而出，还可以吸引更多消费者加入膳食补充剂的消费。

中国功能性软糖市场仍处于早期阶段，行业发展潜力较大。随着人们健康意识增强，功能性软糖市场迎来了良好发展时机，已经吸引了较多品牌进入。面对发展潜力巨大的市场和行业竞争，只有具备品牌力、技术创新和研发壁垒的产品才能存续。Biobor 贝欧宝未来将围绕核心原料、产品功能、核心技术进行研发创新，以期研制年轻化、适老化、健康化产品，打造功能性糖果矩阵。

在核心原料研发创新方面，金多多食品集团将继续围绕益生菌大单品战略，进行深入布局，目前已与江南大学联合开发了自主知识产权的菌株，并深入挖掘临床功能；针对新菌株进行创新应用配方开发和功能验证、专利布局，夯实益生菌软糖的专业度和前瞻性；开展创新功能原料的自主研发布局，构建产品技术“护城河”。

在产品功能研发创新方面，金多多食品集团围绕儿童、青少年、成人、银发人群和运动人群的健康及场景需求进行深入细致的市场研究，确定产品的功能定位和目标消费者；充分考虑消费者对健康、营养和便捷性的需求，进行个性化营养设计，制定包含清洁标签在内的、具备竞争力的创新产品解决方案。

在核心技术研发创新方面，金多多食品集团围绕包装技术、剂型技术、胶体复配技术，以及新型糖果工艺技术（如 3D 打印技术）等在营养吸收、口感体验、食用便捷等方面开拓创新。

2025年，金多多食品集团进入第五个五年规划启动之年，根据新的5.0战略规划，集团将继续以匠心精神追求卓越品质，以“全球创意糖果领导品牌+全球营养功能糖果头部品牌”为战略目标，实现国内外市场更多维度覆盖，为行业实现高质量发展贡献智慧与力量。

第二节　芙莱特（深圳）精准营养食品集团有限公司

一、企业简介

芙莱特（深圳）精准营养食品集团有限公司（以下简称“芙莱特”），隶属于深圳奥萨医药，有一支以留美博士为核心的研发团队，致力整合流行病学、营养队列、多组学研究及IVD开发的生态资源，聚焦精准营养产品开发与产业化，为中国慢病及亚健康人群提供个性化的精准营养干预方案，从而改善中国居民营养状况与身体素质，预防、延缓或改善疾病的发生和发展。

芙莱特是中国营养保健食品协会副会长单位，也是中国精准营养的倡导者和实践者。通过基础和循证医学研究，芙莱特不断发现营养平衡问题及营养相关标志物，发现慢病早期发生发展科学评估的落脚点，并结合大数据和人工智能，研制对应的精准营养产品，在精准检测的带动下，指导识别潜在的慢病高危人群，从精准营养入手实现零级预防干预。芙莱特获得2023年度深圳健康产业标杆企业、2023年度深圳健康产业特殊贡献奖、2024年深圳健康大会突出贡献奖、创新型中小企业等荣誉。

芙莱特旗下的深圳慧长视频创作有限公司（以下简称“慧长创作”）秉持“慧聚健康‘知信行’，创领电商新生态”的经营理念，致力将集团在创新药物、精准医疗及精准营养领域长达30年积累的科研创新成果，通过影视化创作与传播等方式，构建“患者中心、科学证据、预防为主”的转化应用体系。慧长创作作为大健康产业电商领域的创新先锋，积极助力正确健康理念的传播，为全球消费者提供集健康科普、精准干预于一体的优质服务，大力推动内容传播与电商事业的深度融合发展，持续为增进人类健康福祉贡献力量。

芙莱特针对“第四高”（高血同）研发上市的精准营养产品，是由具备国家专利的“蓝帽子”保健食品“维叶清”和国内首家可实现居家检测的同型半胱氨酸（HCY）快检试剂条构成的。“维叶清”凝聚了HCY代谢的关键营养成分，与便捷的快检试剂条相辅相成，不仅能够精准定位高血同人群的营养需求，还为他们提供了居家自主监测的便利手段，有效提升了高血同健康管理的效率与质量。

另外，以高盐低钾饮食健康风险管理为目标的精准营养产品包含具有国家专利的特膳食品"芙纳衡"，以及能够实现点尿钠检测的试剂。"芙纳衡"凭借其独特的营养配方，结合精准的点尿钠检测技术，为高盐低钾饮食相关健康风险的评估与干预提供了创新思路和有效方法，助力人们更好地管理饮食健康，预防潜在疾病风险。

芙莱特承担了深圳市级精准营养与创新转化公共服务平台、国家市场监管重点实验室（肿瘤特医食品）检验检测中心等建设工作，建立了多组学营养与健康大型研究队列，开发了一系列营养产品，包括功能食品、功能性保健食品等具有"蓝帽子""小蓝花"标识的保健食品、特医食品产品共200余款。芙莱特大胆创新，开精准营养之先河，融合疾病零级预防与健康管理，推出"营养需求8层次5维度"的理论体系，推动运营业内第一本精准营养学术期刊*Precision Nutrition*。成功开发的基于HCY靶向代谢组学专利产品"维叶清"，已成为芙莱特精准营养产品线上的"一颗明珠"。

二、生产运营

（一）经营概况

近几年，芙莱特经营情况良好，财务状况稳健，营业收入复合增长率在25%以上，收入持续稳定增长，盈利能力稳健，在研发和创新方面投入也逐年增长。

随着科技发展与生活水平提升，消费者日益关注营养与健康的关系，营养素对健康的影响越来越受重视。目前，国内外主流营养补充模式，仅仅关注人群大类的基本区分（如孕妇、老人、儿童等），无法满足不同基因背景、不同缺乏程度、不同疾病与身体状况对于营养素的个性化需求。芙莱特主营保健食品开发的定位为"精准营养"，即通过在保健食品或者普通食品中科学添加各种剂量的适合于不同人群的营养素，实现个体对不同程度缺乏营养素的精准补充，即多缺多补，少缺少补，不缺不补。

目前，芙莱特已经建成精准营养基因组学与营养代谢组学的科研和检测平台、精准营养研发实验室等符合国家GMP规范的食品生产车间，并且与帝斯曼、巴斯夫等全球优质原料供应商紧密合作，协同开发拥有多项自主科研技术的保健食品，产品涉及 HCY 代谢调节、微量营养精准补充、TMAO 代谢调节、骨骼健康改善、肠道菌群调节、改善睡眠、免疫功能调节、抗动脉粥样硬化、脂代谢调节、轻食代餐、天然植物营养素等领域。

（二）主营产品

芙莱特主营产品包括马来酸依那普利叶酸片（依叶）、氨氯地平叶酸片（氨叶）、MTHFR 677C/T 基因检测试剂盒、HCY 检测试剂、便携式 HCY 检测仪、电子血压计、全自动化学发光仪及配套试剂、精准营养系列产品“维叶清”“芙钠衡”等。

1. 依叶

依叶是深圳奥萨制药研发的国家 I 类复方新药，用于治疗伴有血浆 HCY 水平升高的原发性高血压（H 型高血压），具有降压、降 HCY 及预防脑卒中的作用。依叶于 2008 年上市，2009 年纳入国家医保目录，2012 年获国家“十二五”重大创新药创制项目支持，2013 年被纳入国家基本药物目录，2024 年成为《中国高血压防治指南（2024 年修订版）》推荐用药。

2. 氨叶

奥萨公司针对依叶不足而研制的国家 I 类新药氨叶于 2018 年 12 月成功通过国家药品监督管理局审批上市，成为继依叶之后投入市场的第二个治疗 H 型高血压、预防脑卒中的药物。氨叶弥补了依叶对部分患者易引起干咳等不良反应的缺陷，与依叶互补，拓展了治疗 H 型高血压用药的选择范围，成为高血压患者有效预防脑卒中的重要手段。

氨叶与络活喜（氨氯地平原研药）相比，降压效果等效，而降低 HCY 和升高叶酸水平效果更优，预计比络活喜能进一步降低脑卒中风险，临床优势明显。氨叶因其具有在控制血压的同时能降低 HCY 水平的双重作用，同样被《中国高血压防治指南（2024 年修订版）》推荐用于高血压患者，特别是 H 型高血压患者。此外，氨叶价格比络活喜单药价格低 20% 以上，药物经济学优势更大，临床应用价值更高。

3. “维叶清”

“维叶清”是芙莱特旗下品牌，具有国家发明专利保护，是针对 HCY 升高这一问题打造的多组分、精准营养系列产品；适用于血 HCY 水平升高（≥6.3 微摩尔/升）的脑卒中和阿尔茨海默病高危人群。“维叶清”有效成分中的叶酸和维生素 B12 可以促进 HCY 代谢，维生素 D 可以促进叶酸的吸收利用。2024 年，“维叶清”被纳入《深圳市创新产品推广应用目录》。

4. 甜菜碱

甜菜碱对人体健康具有非常重要的作用。甜菜碱作为高效的甲基供体，直接参与蛋氨酸循环；甜菜碱也可提高甜菜碱—HCY 甲基转移酶的活力，提供充足的甲基，促进蛋白质合成。人体中以甜菜碱作为甲基供体的代谢途径占 HCY 总代谢量的 27%。同时，甜菜碱也能促进动物体内卵磷脂的合成、降低肝脏中脂肪生成酶的活力、促进载脂蛋白的合成。

5. 6S-5-甲基四氢叶酸（活性叶酸）

6S-5-甲基四氢叶酸（活性叶酸）是叶酸最具生物活性的形式，其他形式的叶酸必须转化为 5-甲基四氢叶酸才能被人体利用。6S-5-甲基四氢叶酸无须代谢即可进入循环，不受基因型影响，生物利用度高，更适用于叶酸代谢障碍人群。

6. 芙纳衡™柠檬酸钾维生素 B1 维生素 B2 营养片

补钾对高血压患者及正常血压者的血压有降低作用，对高血压患者的作用较正常人强，对氯化钠敏感者的作用尤为明显。《中国居民营养与慢性病状况报告（2020 年）》显示，中国居民每人标准的日钠摄入量为 6046 毫克，远高于成人钠的适宜摄入量 1500 毫克/天，中国人普遍存在钾摄入不足而钠摄入过量的状况，这种不良的饮食习惯容易引发诸多健康风险，如高血压、肌肉无力、心律不齐等。芙莱特精准洞察到这一问题，凭借深入的研究与专业的研发团队，成功研制出拥有国家发明专利的产品“芙纳衡”。其以严谨的科学依据为导向，深入分析人体钾钠平衡机制，通过精心筛选优质钾源，运用先进的营养配比技术，将高纯度、高生物利用度的钾元素与其他协同的营养素巧妙组合，使其能够精准地补充人体钾的缺口，有效对抗高钠摄入带来的危害，为改善国人因高钠低钾饮食面临的健康困境提供了切实可行的解决方案。

7. MTHFR 677C/T 基因检测试剂盒

MTHFR 677C/T 基因检测试剂盒中文全称为“亚甲基四氢叶酸还原酶 677C/T 基因检测试剂盒”，用于定性检测人体 MTHFR 基因 677 位点的 3 种多态性：CC、CT、TT。MTHFR 677C/T 基因检测试剂盒入选《深圳市创新产品推广应用目录》，获评广东省名优高新技术产品、深圳企业创新（中国）纪录。

8. HCY 检测试剂

HCY 检测试剂的中文全称为“同型半胱氨酸检测试剂”，它与全自动生化仪配套使用，可检测受试者血浆 HCY 浓度。HCY 是心脑血管疾病的独立危险因素，在人体内长期蓄积会对人体血管产生慢性损伤，进而导致脑卒中、冠心病等心脑血管疾病。一般地，如果血浆 HCY>15 微摩尔/升，可诊断为高 HCY 血症。按照《中国高血压防治指南（2024 年修订版）》的意见，高 HCY 血症为影响高血压患者心血管预后的重要危险因素，因此建议高血压患者常规检测血浆 HCY 浓度。

9. 便携式（POCT 型）HCY 检测仪

为适应市场需要，芙莱特专门研发生产了针对小规模医院、基层卫生院的便携式（POCT 型）HCY 检测仪，用于检测项目，见图 3-6。

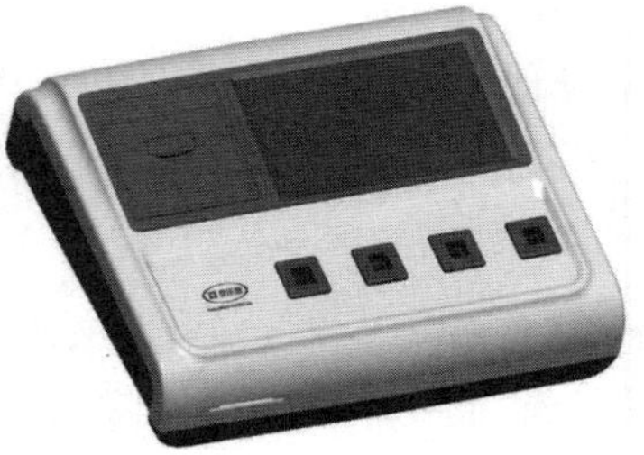

图 3-6　便携式（POCT 型）HCY 检测仪

10. 自动生化分析仪（H300-D）

为适应市场需要，芙莱特专门研发生产了针对小规模医院、基层卫生院的自动生化分析仪（H300-D），用于开展“HCY+多项慢病”检测项目，见图 3-7。

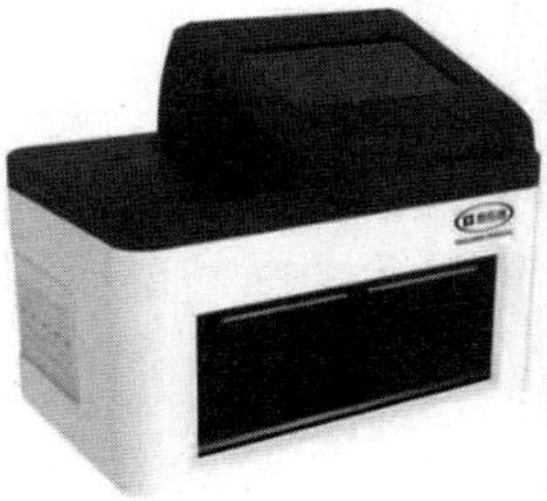

图 3-7　自动生化分析仪（H300-D）

11. 电子血压计

作为全球唯一提供 H 型高血压整合解决方案的企业，芙莱特开发了具有自主特色的电子血压计，进一步完善了公司产品链，加强了对客户的服务能力，见图 3-8。

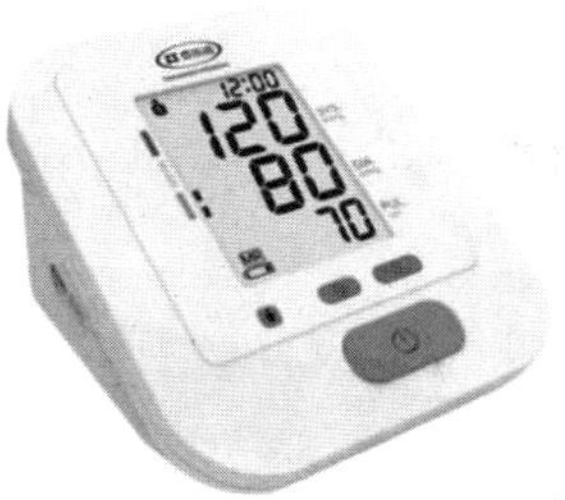

图 3-8 电子血压计

12. 单人份全自动化学发光测定仪

VIT700 系列全自动化学发光测定仪，采用化学发光免疫分析原理，拓宽了检测的线性范围，提高了检测灵敏度和分析速度。VIT700 系列化学发光测定仪可以连续运转并自动运行全部测试过程，具有 LIS（实验室信息系统）接口，便于临床诊断。与公司配套试剂使用，可定量检测人体血液中叶酸、维生素 D、维生素 B12 等多种微量元素的含量，为疾病诊治提供参考依据。VIT700 系列全自动化学发光测定仪已入选“优秀国产医疗设备产品目录”，见图 3-9。

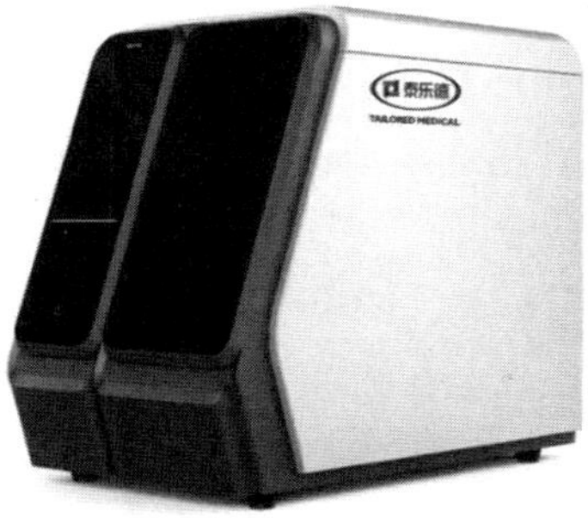

图 3-9 单人份全自动化学发光测定仪

13. 小型全自动化学发光测定仪（VIT900）

小型全自动化学发光测定仪（VIT900）采用基于 AMPPD/APS-5 和碱性磷酸酶的间接化学发光法，与配套的检测试剂共同使用，在临床上用于对人体全血、血清、血浆样本中的被分析物进行定性或者定量检测，包括维生素测定、心肌项目检验、激素测定、肿瘤相关抗原测定、高血压项目检验、蛋白质及多肽类检验、肝病的实验诊断、免疫功能测定等。小型全自动化学发光测定仪（VIT900）已入选“优秀国产医疗设备产品目录”，见图 3-10。

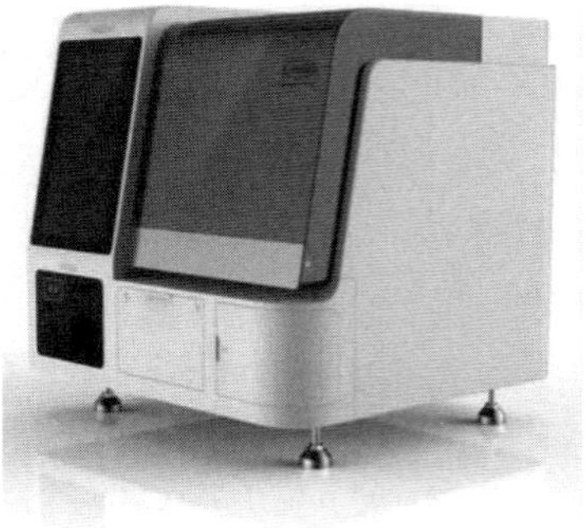

图 3-10　小型全自动化学发光测定仪（VIT900）

三、研发创新

芙莱特在心脑血管、代谢性疾病等慢性疾病领域提供从预测、预防到治疗的系统解决方案和产品，截至 2021 年，共承担四项“十三五”重大专项及多项国家、省、市科研项目。芙莱特通过靶向代谢组学研究，找出疾病诊断、预防的生物标记物，构建基于靶向代谢组学的精准营养干预体系；通过大型慢病队列与大数据研究，开展精准营养循证医学研究，进而设计精准营养专利配方；由新药研发专业团队严格按照药品标准进行工艺研究与设计，赋予每款营养产品医药级品质；精选全球进口优质原辅料，从源头确保产品品质。

四、发展规划

（一）市场前景

Markets and Markets 预计，全球精准营养市场规模将由 2020 年的 82 亿美元增长到 2025 年的 164 亿美元，广阔的市场前景将吸引更多机构进行精准营养的研究与产业化。

精准营养市场的规模正在不断扩大，这是因为精准营养能够提供更有效的方案，帮助人们更好地管理营养需求，提前发现危险因素并进行干预，改善健康状况，从而提高生活质量。精准营养的应用领域也很广泛，不仅可以应用于亚健康人群的营养管理，还可以应用于慢病、老年、儿童等不同人群的营养管理。精准营养市场的发展前景非常广阔。随着科技的进步，精准营养的技术和服务将越来越成熟、越来越普及。同时，随着人们对健康和生活品质的关注日益增加，精准营养的需求也将不断增加。

精准营养产品的产业化需要根据其产品系列化、多剂型特点，建设与之匹配的生产线，获得相关的生产许可，建立完善的质量管理体系，有效组织各种生产要素资源进行产品生产及市场投放。

精准营养产业的上下游覆盖了临床研究、医疗器械、诊断试剂、营养素检测、多组学分析、人工智能、新型营养素原料开发、精准营养产品研发、精准营养产品生产、智能制造、慢病健康管理、知识产权保护、科普教育等众多领域，因此，精准营养的发展在借助和应用相关领域最新技术的同时，也会推动这些领域发展，形成良好的产业生态圈，打造一批涵盖产品、检测、管理、服务等的精准营养知名企业，继而在全国范围催生出多家上市公司。

（二）核心竞争力

芙莱特作为保健食品行业高科技企业，以科学为基石，不断创新和发现，依托国家市场监管重点实验室（肿瘤特医食品）检验检测中心、广东省营养转化工程技术研究中心（与中山大学共建）、深圳市精准营养创新与转化公共服务平台的建设，开发的产品主要聚焦于心脑血管系列营养保健品和食品，现有两个系列 180 余种品牌产品，满足个性化的营养需求，申请专利 30 多个，获得授权的发明专利 20 个。

基于奥萨公司率先针对营养素叶酸开展的营养科学、循证医学、生物信息学和人工智能技术的融合研究，以“寓防于治”为理念开发了全方位全生命周期干预的精准营养产品系列：精准医疗的创新药物、精准检测的诊断试剂盒、检测方法、疾病风险预测模型、基于计算机技术的精准营养评估及推荐系统等。奥萨公司在相关领域布局近百项专利，已有 48 项叶酸相关专利获得授权，并取得近 10 项软件著作权，其中，比较有代表性的专利转化成果包括获得省销售单项冠军的国家一类新药依叶、奥萨公司第二个国家 I 类新药氨叶，以及亚甲基四氢叶酸还原酶基因检测试剂盒，“维叶清®”维生素 D、维生素 B12 叶酸片的精准营养产品等。

这些成果的转化造就了奥萨医药、泰乐德医疗、奥萨制药、芙莱特精准营养、慧长创作等创新性企业，其中前 3 个企业均为国家级高新技术企业，使中国在叶酸研究和转化领域独树一帜，降低脑卒中的发生率，造福千千万万人。

（三）未来目标

1. 加强精准营养产品开发

芙莱特基于营养大数据和中国人群基因及慢病谱设计个性化的营养补充产品，严格按照药品的高标准进行精准营养的开发和生产，已经获批精准营养保健食品、特殊膳食 200 余款。芙莱特后续将致力于中国人群营养标准的制定、营养大数据的建立、慢病的智慧化精准营养干预，让更多的科研成果惠及民众。未来 5 年内，芙莱特将高标准建设国内一流微藻、益生菌产品的生产基地，肠道菌群检测（二代测序、qPCR 定量等）技术平台，精准营养产品数量将超过 300 个，以攻克更多健康危险因素为目标，持续优化创新与转化平台，丰富精准营养产品矩阵，拓展与国内外各界的合作交流，为构建一个无慢病困扰、人人尽享健康福祉的世界而不懈努力，在全球健康事业宏伟蓝图中留下更浓墨重彩的绚丽篇章。

2. 加强智能健康数据转化应用

大队列、大数据是实施精准营养，确保个体精准健康的重要保障。芙莱特将搭建集高通量组学数据管理及分析系统于一体的平台，基于团队在国人缺乏的营养素与疾病关联领域已经完成的大量研究及发表的高水平论文，继续不断开发完善精准营养方案模型的搭建工作，结合团队 20 余年流行病学调研与管控经验，利用机器算法对几十万人的前瞻性队列调研及遗传数据进行分析，为精准营养干预方案制定及精准营养干预产品的研制提供直接理论依据，基于现实需求未来将逐步引入肠道微生物菌群、个体全基因组检测及多组学维度数据，发展和建立更全面有效的精准营养干预策略。

3. 加强循证研究，推动产业发展

集高通量组学数据管理及分析系统于一体的平台建成后，芙莱特将完成重大慢病防控领域精准营养科研、产品开发及产业化，基于精准营养大数据分析，对干预效果进行科学评价，结合 CPNAS 研究的百万人群大数据科研形成循证证据，为中国人群营养素水平参考范围的修订提供依据，为慢病高危人群提供精准营养干预方案。健康营养是一个千亿级甚至万亿级的大产业，精准营养大健康产业“大湾区”模式成功运行后，将带动一批企业与科研院所共同推动精准营养产业的发展，从而提升国家精准营养乃至生物医药产业发展整体水平和国际竞争力，实现跨越式发展。

第三节　深圳开心牧业科技有限公司

一、企业简介

深圳开心牧业科技有限公司（以下简称“开心牧业”）成立于 2012 年，总部位于深圳市，注册资本为 8163 万元。开心牧业实际投入资金已超过 1. 1

亿元。

开心牧业专注于草食畜牧业，以肉牛种业为核心业务，致力于肉牛种畜的繁育、改良、选育、培育和良种推广。开心牧业在中国的杭盖草原、黄金玉米带、全国现代畜牧业试验区——内蒙古兴安盟设有养殖实体，并拥有内蒙古自治区级“核心育种场”资质。2022年，开心牧业作为向全国输出畜产品大县的当地企业代表，荣获财政部奖励；2023年，开心牧业被评为兴安盟“农牧业产业化重点龙头企业”，并被内蒙古自治区农牧厅评为“畜禽养殖标准化示范场”。开心牧业主要销售肉牛种畜、商品肉牛、肉羊和冻精。

开心牧业现存栏包括F4代在内种畜1380头，其中，种用母牛1214头、种用公牛166头。开心牧业种畜场是罕见的西门塔尔牛种子母牛场，为全国最大单一种畜母牛群，在行业中具有重要地位。开心牧业不仅拥有中国稀缺的种子母畜群，还拥有中国乃至世界上最完善的西门塔尔母本数据库。利用数据库、算法、性控技术、胚胎移植等科技手段，开心牧业提升了选种准确度，缩短了品种改良周期。2023年建立的“国家肉牛遗传评估中心”，其种畜的母本数据由开心牧业提供。此外，开心牧业拥有近10万亩天然杭盖草原，设有3个大型放牧场和两个规模化养殖场，这为开心牧业在行业内提供了最具竞争力的成本优势，增强了其应对行业波动的能力。

得益于管理层的海外教育背景，开心牧业成为中国肉牛行业中最具国际化的企业之一。2020年，开心牧业受邀成为英国标准协会（BSI）组织全球可持续肉牛标准制定圆桌会议成员之一；2021年，开心牧业与英国动物胚胎移植实验室Paragon签署战略合作协议，共同开发中国肉牛体外受精胚胎移植的商业化市场；2022年，开心牧业与全球最大动物基因公司ABS Genus签署了肉牛合作协议，成为ABS Genus在中国肉牛行业的唯一合作伙伴；2024年，开心牧业与深圳标准院合作的肉牛体外胚胎移植国际标准项目，获得深圳市科技创新局“科技国际合作”项目的资助，开始填补深圳在大牲畜种业科技方面的空白。

种畜被誉为“畜牧业的芯片”，高水平的肉牛种畜是提高肉牛行业效率、产量和国际竞争力的关键。2021年，中国《种业振兴行动方案》将种源安全提升到国家安全的战略高度，强调了种业振兴的极端重要性和现实紧迫性。开心牧业自2012年成立以来，已深刻认识到这一核心环节的重要性，并持续深耕至今。目前，开心牧业是深圳市乃至粤港澳大湾区唯一的大牲畜（肉牛）第一产业企业，处于肉牛产业链金字塔的顶端，资金、时间和资源壁垒极高，学习曲线陡峭。牛的单胎属性和长繁殖周期限制了繁殖速度，使得肉牛育种耗时远长于猪、鸡，甚至比粮食作物种业耗时更长，这就意味着进入门槛高。

开心牧业培育和创造的优秀肉牛基因，是自主选育创造的，将“种子”掌握在中国人自己手里，是肉牛行业实现资源配置效率最优化和效益最大化的最优方案。其针对中国自然环境禀赋，高效节粮，经济合理，有效利用不同地区的粗饲料资源和农作物下脚料，符合中国肉牛的养殖发展模式，是真正适合中国国情的肉牛品种。这有助于降低对进口粮食的依赖，提升高品质动物蛋白产量与质量，满足国内人均收入提高驱动食物消费升级的合理需求。

受限于肉牛的缓慢生产规律，增加存栏量和产量不现实，改良肉牛品种、提高肉牛产出效率，进而提高整体产量是共识。优秀品种的胚胎移植是快速提高肉牛整体水平的捷径，而胚胎移植的瓶颈是缺乏优秀肉牛母畜作为卵子供体，开心牧业的种母牛群使大规模胚胎移植成为可能。

开心牧业拥有瓶颈资源，即优秀的种母畜；与多个先进的体外胚胎移植技术团队达成合作，可以进行大规模体外胚胎移植；同时，拥有资源和方法，即有能力促进中国肉牛实现“弯道超车”。

二、生产运营

（一）核心竞争力

开心牧业自主研发了具备高效粗饲料转化能力的肉牛品种，掌握了节粮型肉牛产业的核心资源——母本基因。这代表了目前中国最大的核心母本供体资源，也是唯一以高效节粮为改良宗旨的种群。

开心牧业拥有一个真实、准确、详尽的繁育数据库，涵盖了母牛 7000 多头、犊牛 4000 多头，以及数百万条生产性能测试数据，包括营养和生长等关键信息。此外，开心牧业具备追溯父母双方四代的谱系追踪能力，这构成了目前已知的中国最大商业化肉牛母本数据库。

经过 12 年的不懈努力，开心牧业探索出一条可持续、高效且节粮的肉牛饲养模式。该模式以不同地区农作物下脚料为主要粗饲料来源，变废为宝，大幅降低肉牛生产成本，提高养殖户的收益，增强中国肉牛在成本上的国际竞争力；并且，每年能为国家节省大量饲料粮，对减碳也具有重要意义。

开心牧业创始团队由一群在深圳市的早期创业者和海归组成，他们不仅具备坚忍不拔的企业家精神，而且深知盲目照搬西方模式的危害。他们坚定不移地秉持“以我为主、引进为辅”的原则，坚定不移地探索一条适合中国国情、符合中国发展战略的育种、推广和养殖模式。同时，开心牧业凝聚了海外大量优秀专业人才为中国肉牛品种改良、草原生态恢复、碳汇和可持续发展模式等课题出谋划策。

开心牧业以母本供体资源这一肉牛行业的“芯片”为杠杆，撬动了与动物基因行业巨头如 ABS Genus、加拿大 Semex、英国 Paragon 以及中国圣牧集团等海内外知名企业的合作。这些战略合作确保公司能够快速、低成本地推动中国肉牛品种改良，将科技转化为生产力，提升中国肉牛行业整体竞争力。

开心牧业经过长期实践与思考，形成了完整的、切实可行的肉牛产业升级计划，其中包括优良品种推广、标准化节粮饲喂方案、智慧家庭牧场设计、管理数据化等，以产业标准促进行业发展规划。

开心牧业的管理团队拥有 12 年以上实际操作经验。

开心牧业与深圳市标准技术研究院合作的肉牛体外胚胎移植国际标准项目，行动于问题出现之前，填补了深圳市大牲畜种业的空白。

开心牧业繁育的种畜后裔已经销往中国 23 个省份，拥有广泛且忠实的客户群体。

（二）经济社会效益

中国肉牛存栏量为 9500 万~1 亿头，其中，半数以上为繁殖母牛。按照保守的 10%年淘汰率估算，每年至少需要 400 万头后备青年母牛。以传统冷配技术结合性控技术培育这 400 万头后备青年母牛，至少需要 548 万头种母牛（以 90%受孕率、90%牛犊成活率及 90%性控成功率计算）。如果使用体外胚胎移植技术加性控技术，那么每年仅需 800 万枚胚胎、400 万头普通受体母牛以及 13.3 万头种母牛。如果采用 Paragon 的促排卵加“终生供体”（permanent donor）模式，那么仅需 6.5 万头种母牛（供体母牛）就能满足上述改良需要。由此可见，集约化种源基地为开展大规模体外胚胎移植提供了供体牛（种子）的保障；而大规模体外胚胎移植实验室则为大范围的良种推广提供了“高速路”。因此，种源基地加体外胚胎移植实验室是以点带面、覆盖全国、快速且低成本的肉牛品种改良途径。

近年来，体外受精胚胎移植技术（IVF-ET）的商业化推广逐步成熟，特别是将胚胎移植技术与超促排卵技术、基因检测技术、性别控制技术相结合，有效克服了母牛遗传效率低的缺点，提高了育种效率和准确度，并成为现代肉牛育种的新赛道。

牛是单胎动物，其性成熟时间（14 月龄以上）远远晚于猪/鸡等家畜/禽。由于母牛遗传效率低下，肉牛品种改良从一开始就集中在公牛遗传因素上，这导致了肉牛改良和扩繁速度远低于其他家畜/禽。胚胎移植技术，特别是体外受精胚胎移植技术的成熟，极大地提高了母牛遗传效率。根据巴西 IVB 胚胎移植实验室创始人 Rodrigo Untura 的估算，一头西门塔尔青年母牛在不使用超促排卵激素（FSH）且不影响正常怀孕的前提下，每年可以生产 60～63 枚胚胎。若以 IVB 胚胎移植实验室不低于 50%的成功率计算，一头青年西门塔尔母牛每年能繁殖至少 30 头后裔，是传统方式的 30 倍。英国三大胚胎移植实验室之一的 Paragon 数据显示，在使用 FSH 条件下，胚胎数量会提升 30%～50%，并且受孕成功率有若干百分点的提升。从全球范围来看，IVF-ET 后来者居上，逐步取代了较为落后的体内受精胚胎移植。

利用其庞大的商品牛群优势，巴西迅速培养出一批专业的胚胎移植人才（包括活体采卵技术人员），并因此迅速崛起成为全球最大的胚胎市场，孕育了诸如 IVB 这样的世界级胚胎移植实验室。截至 2023 年，ABS Genus 旗下的 IVB 实验室已经掌握了全球 75%的胚胎市场份额。1975—2007 年，巴西牛群的增长速度是全球平均速度的 8 倍，牛肉产量的增速是全球平均水平的 6 倍，牛肉总产量更是增加了 57 倍！这一成就归功于巴西迅速掌握并广泛推广了最新的育种技术，有效地将这些技术转化为生产力。IVF-ET 与传统冲胚胎方法比较见表 3-1。

表 3-1　IVF-ET 与传统冲胚胎方法比较

项目	IVF-ET	冲胚胎法
供体要求	7 月龄以上母牛	14 月龄以上母牛
取卵频次	1 次/18 天	1 次/60～90 天
公牛选择性	可用不同种公牛冻精体外受精	1 头种公牛
怀孕供体母牛	怀孕 4 个月以内可采卵	不可以
人工配种难以配上母牛	可采卵	不可以
对供体母牛伤害程度	小	等同于流产
供体母牛寿命	长	短
单体供体年胚胎产量	高	低
技术壁垒	高	相对低

三、研发创新

引入海外优质种公牛或其冻精，对本土牛种进行改良（递进式杂交），是一种广泛采用的策略。自 20 世纪 70 年代起，中国便开始实施此策略，并取得了一定的成效。然而，这种传统改良方式存在若干固有的缺陷。

首先，改良周期漫长。由于牛只自然繁殖周期的限制，通过递进式杂交改良本土牛种注定是一个耗时的过程。

其次，改良的关键在于选育，即从后代中严格挑选符合改良目标的个体进行繁殖，这必须经历一个淘汰率极高的筛选过程。成功的要素包括充足的样本量、明确且坚定的改良目标、高强度的筛选流程以及大量数据的支持。在以千万散户为主的分散型农业结构中，这些条件难以满足。这正是中国肉牛行业普遍存在的“年年引进，年年退化”问题之根源所在——重视引进，轻视选育。

再次，以北美地区为代表的西方肉牛行业在过去近百年时间里，其育种的主要方向是提高谷物转化效率。这一育种方向适应了当地的地理和人口特点，是其最优选择。但这一模式是否适合中国呢？西方动物基因公司自 20 世纪起便进入中国市场，经过 30 年的经营，并未获得预期的市场份额，主要原因在于“洋基因”在中国以粗饲料为主的饲养条件下难以适应，即所谓的“水土不服”。

最后，也是最重要的，递进式杂交主要依赖父本，而忽视了母本对遗传性状的贡献。中国本土母牛与西方母牛之间存在显著差异，这直接影响了“超级种公牛”优势的发挥。中国肉牛领域首席专家曹兵海教授多年前就指出，中国肉牛行业正面临前所未有的危机，而危机的核心在于母牛数量少且质量差。“得母牛者得天下”，高质量的母牛才是肉牛产业的真正核心。

开心牧业以母本培育作为主要研发方向，利用成熟的肉牛品种进行定向改良和选育，旨在培育出适应中国国情，具备高效粗饲料转化率、强大抗逆性和适应能力的肉牛品种。通过数据库和算法优化选育方法，提高后裔选育的准确性，提升选育效率；利用性控技术、促排卵和体外受精胚胎移植技术，大幅缩短改良换代周期，有效提升母本遗传效率，坚持致力探索一条快速、高效且符合经济发展规律的中国肉牛改良之路。

随着中国国民经济的持续增长，人均可支配收入显著提升，人均肉类消费量也大幅攀升。大力推广节粮型良种肉牛，以迅速普遍地提高肉牛行业的整体生产效益，不仅保障了国家粮食安全，还满足了人民群众对更高营养水平的需求，这是一种有效的解决方案。该方案的 3 个关键点包括培育和选择节粮型优良品种（基因）肉牛，高效低成本的推广方案，建立与自然资源禀赋相适应的可持续科学养殖模式。

在节粮型优良肉牛品种的培育思路上，开心牧业摒弃了以当地黄牛为母本，通过引进父本进行递进式杂交的传统改良方法，转而选择成熟的肉牛品种（如西门塔尔）进行定向改良与提升；不再单纯注重父本（种公牛）的选育，而是将母本性状改良作为主要方向；放弃了注重谷物转化率的育种思路，转而以粗饲料，特别是农作物下脚料的转化率为育种主要指标；避免为改良而改良的弊端，以提升经济效益为改良的唯一衡量标准，将改良目标集中在6个与经济效益密切相关的关键绩效指标（KPI）上，即粗饲料转化率：在以粗饲料为主、精饲料占日粮干物质比重低于15%的喂养标准下，评估日增重能力、产奶性能、繁育性能、后裔表现、抗逆性、温顺程度。

在人工选育方法上，开心牧业通过舍饲养殖与放牧相结合的方式，综合考量评估牛只在不同气候和粗饲料条件下的KPI值；在极端气候条件下，如冬季，使用全粗饲料配方（配方满足牛只营养需求）对牛只进行高强度筛选；使用自主研发的数据库与算法，对6个KPI进行综合评判，或者对特定KPI（如产奶性能）进行对比排序，以预设的选择强度对种群进行定向筛选。

在科学喂饲方面，开心牧业使用自主研发的配方软件，充分利用当地不同季节的农作物下脚料，坚持以粗饲料为主、精饲料为辅的原则，在满足牛只不同阶段营养需求的同时，制定成本最低的配方。自主研发的饲料配方特点是因地制宜地充分利用玉米秸秆、全株玉米青贮、稻草、麦秸、山草等农产品下脚料，同时大量使用如玉米蛋白粉等低成本蛋白替代饲料，显著减少对豆粕和玉米的依赖。使用这一配方原则培育出的核心种畜，从基因层面筛选并固定了高效粗饲料转化能力，而非通过物理或化学方法提高粗饲料的适口性与营养值。该配方并不是追求日增重的最大化或日饲喂成本的最小化，而是在充分考虑各地区自然资源禀赋的前提下，追求利润的最大化。

通过上述方法培育出的核心种畜具有以下显著特性。

（1）广泛的适应性。这意味着对中国各地出产的各品类粗饲料的适应性，以及对各地差异巨大的气候的适应性。

（2）节粮效果显著。在精饲料占日粮比重低于15%的喂养标准下，日增重比对照牛群高出一倍。

（3）抗逆性能优异。开心牧业培育出的牛只品种已销往中国23个省份，从内蒙古高寒地区到新疆沙漠型气候，再到云南高原和四川盆地。实践中，运输最远距离达到4000千米，数千头牛长途运输交易中应激反应死亡率为零，抗逆性强和适应能力卓越。

（4）成年母牛、成年公牛、胴体重和屠宰率等各项肉用性能指标均可与世界畜牧业发达国家水平相媲美。

开心牧业已培育的品种肉牛是真正符合中国国情的、具有中国特色的节粮型高性能品种肉牛，掌握了节粮型肉牛产业的核心资源——母本基因。这是目前中国最大的优秀母本供体种源群，也是唯一以高效节粮为改良宗旨的种源。与本土西门塔尔的对比实验显示，开心牧业自主的品种与市场平均水平相比具有以下优势。

（1）哺乳期日增重高出近100%。

（2）公牛育成期日增重高出75%，在精饲料占日粮干物质比重低于15%的喂养标准下，大幅减少谷物精饲料的使用。

（3）以湿酒糟育肥，平均日增重1.89千克。

（4）在半舍饲半放牧条件下，6月龄犊牛成本仅为对比群的52%。

（5）在全舍饲条件下，6月龄犊牛养殖成本为对比群的74.39%。

（6）成年母牛平均体重为750千克以上，成年公牛平均体重为850~1000千克。

（7）未经催肥公牛胴体重为466千克，中国平均水平为147千克，美国平均水平为370千克。

（8）每头牛每年节约玉米1000千克。

经过12年的探索、实践与优化，开心牧业已形成了一种可持续且高效的节粮肉牛饲养模式。该模式以农作物下脚料为主要粗饲料来源，变废为宝，大幅降低肉牛养殖成本，提高养殖户的收益，增强中国肉牛在成本上的国际竞争力；并且，每年能为国家节省约1亿吨饲料粮、2146万~4126万吨碳汇，对国家粮食安全和减碳具有重要意义。

四、发展规划

目前，开心牧业是深圳市乃至粤港澳大湾区唯一的大牲畜（肉牛）第一产业企业。开心牧业正致力于申报和建设扩大种源基地，预计项目完成后，种源基地将达成以下目标。

（1）建立2~3座核心育种场，使种畜核心种群数量增至3000头。

（2）每年提供1000头优质胚胎移植供体母牛，能够产出超过10万枚高品质胚胎，直接创造经济价值1.8亿~3亿元/年，足以改良3万~6万头母牛，间接经济效益在6亿~7.5亿元/年。

（3）每年向市场供应2400头种畜，年产值6000万~7500万元。

（4）建设能够同时自动称重、自动检测/监测1000头牛只饲料转化率的智能化实验圈舍。

（5）开发现代牧场远程管理信息平台。

（6）构建自主知识产权体系。

（7）制定符合中国国情的肉牛产业生产标准，并推动全球可持续肉牛标准（PAS）的建设，将在国际贸易中成为最有力的武器，其经济效益和社会效益难以估量。

第四节　万益蓝 WonderLab

一、企业简介

万益蓝 WonderLab 成立于 2019 年，是一家专研益生菌补充剂的生物科技创新公司。目前，万益蓝 WonderLab 已完成益生菌全产业链布局，成长为益生菌品牌销售额中国 TOP1 的研发驱动型企业。

在研发方面，万益蓝 WonderLab 持续高投入，建立起国内先进、独具优势的研发平台，涵盖微生态研究平台、功能原料研究平台、产品开发平台，形成一套完整的研发体系。万益蓝 WonderLab 与中国科学院微生物研究所、华南理工大学、IFF、Novonesis 等国内外知名机构建立合作，并联手深圳大学成立“深圳大学—万益蓝 WonderLab 精准营养联合研究所”，与海南大学成立“海南大学—万益蓝 WonderLab 热带益生菌联合研究中心”。

在制造方面，万益蓝 WonderLab 旗下拥有一家通过国家高新技术企业认定的行业领先智造工厂。作为益生菌单项制造冠军，万益蓝 WonderLab 率先建立起独立益生菌实验室，并建立数字化智能透明的保健食品、营养食品 GMP 十万级净化生产车间，打造国际领先 GMP 级研发中心和高级实验室；同时，积极实施节能、增效等方面的技术改造，关注碳排放及主要产品碳足迹，打造“绿色工厂”。

万益蓝 WonderLab 依托于品牌研发队伍及数字化智能透明 GMP 工厂的生产能力和科学技术，成立万益蓝 WonderLab 健康科学创新中心，不断开发差异化的创新产品，服务人们日益增长的健康需求。

2020 年 6 月，万益蓝 WonderLab 正式上线成人广谱益生菌（昵称“小蓝瓶”）。通过创新驱动，持续推出新产品，拓展新渠道，打造从产品到服务、端到端的全客户、全渠道、全场景新消费体验，获得消费者和业内的一致认可。

2021 年，“小蓝瓶”成人广谱益生菌获得天猫小黑盒年度超级物种奖、京东小魔方2021年度Z世代挚爱新品奖；2022年，获得科技部认证的营养健康产业创新产品奖；2023年，获得中国食品工业协会科学技术奖三等奖；2024年，完成产品碳足迹认证，累计销量突破1亿瓶。

截至2024年9月，益生菌系列全网销量突破5亿瓶。2024年4月，全球领先的权威咨询机构弗若斯特沙利文授予万益蓝WonderLab“中国益生菌销售额第一”市场地位确认书（按2021年1月至2023年12月累计销售额计）。

在企业稳健发展的同时，万益蓝WonderLab也注重在环境、社会、员工等多个维度主动承担企业责任。万益蓝WonderLab主动响应国家“双碳”行动号召，结合公司独特的企业文化与健康赛道，以“节能减碳”为目标，行业内率先推出BALANCE“双碳”发展战略和可持续发展倡议，其两款旗舰产品“小蓝瓶”成人广谱益生菌和儿童益生菌进行了产品碳足迹核查。同时，万益蓝WonderLab入选2024粤港澳大湾区企业数字化转型年度榜单，荣获“ESG绿色化”年度优质转型企业。

此外，万益蓝WonderLab通过持续3年共5季的空瓶回程计划，回收超过220万只空瓶，以实际行动助力环境保护；与广东省钟南山医学基金会、广东省食品安全学会等多个机构合作，持续进行健康公益科普；与上海真爱梦想公益基金会合作，为乡村儿童筹建梦想教室，并参与“金色梦想家”公益项目，共同关爱老年群体。

二、生产运营

（一）生产制造

万益蓝WonderLab生产智造基地，包括数字化智能透明的保健食品、营养食品GMP十万级净化生产车间，并打造国际领先GMP万级研发中心和高级实验室，通过国家高新技术企业认定、深圳市专精特新中小企业认定。万益蓝WonderLab生产资质包含保健食品、辅食营养补充品、运动营养食品等，通过了BRCGS食品安全全球标准认证A级，ISO9001、HACCP及HALAL等质量管理体系认证，ISO14001环境管理体系认证，ISO50001能源管理体系认证，ISO45001职业健康安全管理体系认证。

目前，万益蓝WonderLab生产智造基地严格按照国家要求开展质量、环境、职业健康安全及能源管理，全面推行节能环保，建设能源管理系统，开展智能化能源监测管理，实施清洁生产，不断提升生产效率，持续降低单位产品能耗，积极打造“国家绿色工厂”。

在生产方面，万益蓝 WonderLab 精选全球优质供应商，乳酸菌原料均源自丹尼斯克、科汉森、拉曼等全球 TOP 工厂及自研开发菌株，保证每株都有唯一身份编号；同时，投入超千万元打造高级检测中心，建设一支超 30 人的专业质量管理团队，并与 SGS、华测检测、广州检测、深圳市计量质量检测研究院等多家权威外检机构紧密合作，确保产品质量。

2024 年，万益蓝 WonderLab 入选由新华网客户端、中国质量新闻网、中国食品药品企业质量安全促进会等共同主办评选的“质量金盾案例”，智造工厂成为 2024—2025 年度中国食品安全报社食品安全共建单位。

（二）主营产品

万益蓝 WonderLab 作为专业的健康科技企业，致力于为现代消费者打造全场景健康解决方案，公司主营产品线精准覆盖益生菌产品、美丽营养产品、蛋白质及膳食纤维产品、维生素矿物质产品、保健食品等。

1. 益家小蓝瓶™即食乳酸菌食品

不良生活方式、不合理饮食结构、滥用抗生素等因素导致人体肠道菌群种类、数量、比例的变化，甚至引起肠道菌群失调，从而引起一系列的健康问题，如便秘、腹泻、胀气、免疫过激或低下、代谢综合征等。目前，益生菌研究最多的两个方向是肠道功能及免疫功能，也是消费者关注度最高的功能方向。

益家小蓝瓶™即食乳酸菌食品基于菌株前期临床研究、菌株的安全性和稳定性等，优选出 6 株益生菌进行合理搭配，并优选六大定向增殖益生元，协同增效，通过随机对照双盲试验，首次在临床层面验证了产品成品对功能性便秘、功能性腹泻受试者肠道健康、排便满意度、菌群结构等方面的积极改善作用。

益家小蓝瓶™添加的 6 株菌株，通过 FDA 公认安全（GRAS）认证，欧洲食品安全局安全资格（Qualified Presumption of Safety，QPS）认证，也是中国《可用于食品的菌种名单》中的菌株，部分菌株如动物双歧杆菌乳亚种 HN019、嗜酸乳杆菌 NCFM、动物双歧杆菌乳亚种 Bi-07 是中国《可用于婴幼儿食品的菌种名单》中的菌株。各菌株均具有抗生素易感性，并采用全基因组测序技术对其进行遗传安全性评价，结果显示各菌株均安全且不含潜在危险基因。

2. WonderLab Kids™即食益生菌/益生菌压片糖果

儿童群体由于免疫系统功能尚未健全、肠道菌群结构尚未稳定，胃肠功能和免疫功能更容易受到饮食、环境、季节等因素变化的影响，从而引起腹泻、腹痛、便秘、感冒、湿疹、鼻炎等健康问题。

WonderLab Kids™即食益生菌，基于菌株前期临床研究，精选《可用于婴幼儿食品的菌种名单》中的发酵黏液乳杆菌 CECT5716、短双歧杆菌 M-16V、鼠李糖乳酪杆菌 HN001 和动物双歧杆菌乳亚种 HN019，搭配两种益生元（低聚果糖、水苏糖）和天然山楂果粉，并通过随机对照双盲试验，验证了其在学龄儿童中增强免疫力、调节菌群、改善过敏方面的积极作用。

3. SHAPE100™益生菌即食乳酸菌食品

肥胖作为全球范围内广泛流行的慢性代谢性疾病，其防控已成为公共卫生领域的重要议题。该疾病的成因具有多维度特征，涉及遗传易感性、能量代谢失衡、生活方式及环境因素等多重机制。解决肥胖问题的关键是控制好能量流动方向，从饮食、运动等方面进行全面的干预，并可辅以功能食品，在脂肪形成及消耗的过程中起到积极作用。

SHAPE100™益生菌即食乳酸菌食品基于菌株前期临床研究，采用自研菌株嗜酸乳杆菌 GOLDGUT-LA100 和经欧洲食品安全局 QPS 认证，且经临床验证具有改善代谢健康的进口菌株：植物乳植杆菌 CECT7527、植物乳植杆菌 CECT7528、植物乳植杆菌 CECT7529，复配有助于体重健康的多种益生元和功能原料。该 3 种进口菌株分离自健康人体肠道，获得欧洲食品安全局 QPS 认证以及 FDA 的 GRAS 物质安全认证。3 株菌株经验证的临床功效包括：降低 TC/TG/LDL-C，提高 HDL-C，改善血脂健康；有利于体重管理，减少体重及体脂含量。

嗜酸乳杆菌 GOLDGUT-LA100 分离自健康人体肠道，是万益蓝 WonderLab 自主知识产权菌株，获得欧洲食品安全局 QPS 认证。嗜酸乳杆菌 GOLDGUT-LA100 保藏于中国微生物菌种保藏管理委员会普通微生物中心。该菌株具有较强的耐酸能力，能够适应消化道环境，且具有较高的胆盐水解酶活性，同时在动物实验中能够显著降低血糖和血清胆固醇水平，减少肝脏脂肪沉积，减轻脂肪组织炎症。

4. 益畅通™益生菌即食乳酸菌食品

随着年龄增长，银发人群的身体机能逐步衰退，肠道功能也随之弱化，便秘、消化不良等问题频发，严重影响生活质量。益畅通™益生菌即食乳酸菌食品，针对这一群体的健康需求，为维护肠道健康而研发。

益畅通™益生菌即食乳酸菌食品基于菌株前期临床研究，优选 GOLDGUT-BB66™动物双歧杆菌乳亚种 HN019、动物双歧杆菌乳亚种 GOLDGUT-BB18、动物双歧杆菌乳亚种 BS01、青春双歧杆菌 BA02、长双歧杆菌长亚种 BL03、两歧双歧杆菌 BB01。该产品通过体外实验和动物实验筛选最优益生元，菌元协同搭配，高效调节肠道菌群，发挥有益作用。

5. 蔓越莓益生菌即食乳酸菌食品

女性免疫力低下、雌激素变化以及性行为等因素可能引发阴道微生态失衡，导致阴道炎症的发生，阴道炎症还与尿路感染、早产、盆腔炎、对 HIV 和 HPV 的易感性增加、不孕不育等系列疾病密切相关。

蔓越莓益生菌即食乳酸菌食品基于菌株前期临床研究、菌株的安全性和稳定性等，优选 Urex、嗜酸乳杆菌 UALa-01、动物双歧杆菌乳亚种 UABla-12、副干酪乳酪杆菌 L. Casei431、植物乳杆菌 UALp-05 等益生菌进行合理搭配，结合益生元和蔓越莓果粉，协同增效，帮助调节女性阴道微生物菌群平衡，对增强女性免疫力等方面有积极作用。

三、研发创新

（一）产品与技术

万益蓝 WonderLab 以顾客需求为导向、力求科学循证、注重产品高品质的研发理念，创新、严谨的研发逻辑，先进、独具优势的研发平台，形成一套完整的研发体系，涵盖微生态研究平台、功能原料研究平台、产品开发平台。

历时 5 年打造，万益蓝 WonderLab 现拥有一支由 40 余人组成的营养师、工程师、研发人员等自主研发专家团队，涵盖医学、药学、食品、生物学等多学科背景。同时，万益蓝 WonderLab 与中国工程院院士、长江学者特聘教授等知名专家学者开展合作研究，促进企业的技术领先及创新成果的产业转化。

万益蓝 WonderLab 注重与国内外顶尖的科研院校及机构开展科研合作。万益蓝 WonderLab 与中国科学院微生物研究所、华南理工大学、江南大学、内蒙古农业大学等知名科研院所合作，开展益生菌在提高免疫力、缓解过敏等方面的功效验证及机制研究；联手深圳大学院士团队，成立“深圳大学—万益蓝 WonderLab 精准营养联合研究所”；与海南大学成立“海南大学—万益蓝 WonderLab 热带益生菌联合研究中心”；与 IFF 等全球 TOP3 益生菌原料供应商达成战略合作，开放协同创新，共同推进科技成果的快速转化。

同时，万益蓝 WonderLab 与中山大学附属第一医院、广东省人民医院及营养学会、上海市营养学会、复旦大学及上海交通大学等知名专家学者和学术团体合作，开展“小蓝瓶”益生菌、“小黄瓶”益生菌、“Shape100”益生菌、“白芸豆压片糖果”、“胶原饮”、“美白饮”等近10款产品的临床功效验证，并基于产品在肠道健康、儿童免疫、体重及代谢健康、口服美容等方面的积极作用发表科学研究论文，持续用扎实的科学证据支持万益蓝WonderLab产品的创新开发。

截至2025年2月，万益蓝WonderLab累计申请发明专利21项，获得专利8件，参与制定修订相关团体标准3项，获得科技奖项2项，发表研究论文14篇，累计影响因子23.6。其中，多项成果涉及万益蓝WonderLab自有菌株及天然产物原料制备工艺及功能，具有独立自主知识产权；“医学营养减重创新模式与体重管理食品创制关键技术研究及应用”项目获得科技部、国家科学技术奖励工作办公室批准设立的“全国商业科技进步奖”一等奖。

（二）经营与服务模式

1. 产品研发与科学体系构建

以“科学营养可循证”为核心理念，万益蓝WonderLab建立了覆盖从原料筛选、配方研发到功效验证的全流程科学体系。2023年，万益蓝WonderLab推出的第三代“小蓝瓶”益生菌，通过整合8国31项专利及983篇专业文献研究成果，从超过15000个菌株库中精选六大菌株，实现配方、活性、协同及体验四大升级。2024年发布的SHAPE100™益生菌产品，引入“ABlife+LA100”代谢菌团及静燃素™等成分，经临床验证具备更短见效周期，并与欧洲的AB-BIOTICS达成战略合作，菌株获得欧洲食品安全局、FDA等国际权威认证。

2. 品牌战略与用户互动

通过多元化营销策略强化品牌影响力，打造首个整合营销IP——“万益蓝WonderLab66肠道节”，通过明星效应和行业专业学术唤起全民关注肠道健康；联合“新世相”推出“冠菌，有迹可循”科普IP，以专家背书提升专业形象；借势南京德基广场“益生菌博物馆”快闪活动，结合健康科普与热门话题实现深度互动。同时，构建全媒体传播矩阵，在微信、抖音等平台实施差异化内容策略，提升触达效率。

3. 组织效能与知识管理

内部搭建学习型组织框架，定期邀请行业专家开展营养科学、市场趋势等培训，并通过飞书知识库整合行业报告、技术文档等资源，赋能员工自主学习。引入飞书人工智能工具辅助知识检索与应用，设立创新奖励机制激发团队活力，形成“培训—实践—创新”闭环，持续提升组织竞争力。

四、发展规划

（一）市场前景

当前，全球健康消费市场蓬勃发展，益生菌作为健康产业核心赛道之一，呈现高速增长态势。中国益生菌市场凭借庞大的消费基数和健康意识提升，已成为全球增长引擎。行业报告显示，中国益生菌消费市场年均增速超过15%，消费者需求从基础功能向专业化、场景化、精准化升级，尤其关注产品活菌数、菌株溯源、临床验证等科学指标。此外，细分领域如女性健康、儿童定制化产品需求激增，“她经济”与家庭健康管理成为行业新增长点。

万益蓝 WonderLab 作为中国益生菌行业的领军企业，凭借“科学循证+创新驱动”的双轮战略，稳居市场头部地位。根据弗若斯特沙利文认证，万益蓝 WonderLab 销售额连续多年位列中国益生菌市场第一，核心产品“全能小蓝瓶”覆盖高消费人群，占据中高端市场份额优势。同时，万益蓝 WonderLab 被权威机构评为“高质量发展标杆企业”，并入选多个行业创新案例，成为推动益生菌产业标准化、专业化发展的核心力量。

（二）核心竞争力

1. 产品创新

链接场景化的消费者需求与技术解决方案，形成独特的评价标准与设计方法论；同时，在全球范围进行优质原料溯源，时刻把握最新原料发展趋势并快速应用于产品，开发一系列组方科学、风味优良、质量稳定、证据充足的创新产品。开展循证探索：注重产品功效的科学实证，从组方设计开始，由细胞层面筛选核心原料及组方，到动物层面优选功效显著的组方作为产品配方，再到核心产品临床功效验证，层层递进的科学证据为产品功效提供有力支持，不断满足消费者的健康需求。

2. 技术创新

成功打造具有完全自主知识产权的 GOLDGUT®独家菌株库，在体重与代谢健康、肠道健康、免疫健康等功能方向开展研究。洞察技术趋势，挖掘技术机会，通过整合数据驱动与机制解析双轮驱动的科学化方法论，构建基因组学、转录组学、蛋白质组学、代谢组学和培养组学多组学技术筛选引擎，实现功能益生菌从靶点预测到表型验证的高效筛选，同步对接消费健康市场痛点，构筑从菌株定向进化、体外模拟验证到连续发酵工艺的垂直开发体系。

挖掘基础研究创新趋势，链接商业机会，持续整合资源，完成技术迁移，从开发资源筛选、功效验证到产业放大“一站式”开发的技术能力。同时，建立与优质供应商的协同创新机制，共同投入早期研发，实现独家转化。

3. 品牌创新

万益蓝 WonderLab 突破传统营销模式，以“科学可循证”为核心健康理念，聚焦功能性健康产品的研发与推广。通过融合前沿生物科技与用户需求洞察，打造出以益生菌为核心的高附加值产品矩阵，形成“精准健康管理专家”的品牌认知。其中，益生菌系列产品凭借菌株专利技术、临床功效验证及用户口碑积累，长期占据细分市场销量的领先地位。通过“教育+场景”双轮驱动，构建用户深度连接。依托权威专家背书、科普内容营销及健康社群运营，传递科学健康理念；同时，以“健康生活方式倡导者”为定位，通过跨界联名、IP 合作等创新营销活动，持续提升品牌年轻化与高端化形象，强化用户情感认同。

4. 渠道创新

线上全渠道布局，领跑电商赛道。在抖音、淘宝、京东、小红书等主流电商平台建立旗舰店矩阵，通过精准流量运营、直播带货及内容种草，多次登顶品类销量 TOP 榜单，实现“品效销”一体化增长。数据驱动运营：依托用户行为数据分析优化选品策略与营销节奏，结合会员体系搭建私域流量池，提升复购率与用户生命周期价值。线下场景化渗透，打造体验闭环。与山姆会员店等高端零售渠道深度合作，凭借产品品质与精准客群匹配度，成为渠道内益生菌品类销售标杆，进一步巩固品牌高端市场地位。通过“慢闪店+快闪店”模式，在城市核心商圈打造沉浸式健康体验场景，结合互动装置、健康检测服务与定制化产品推荐，实现用户深度触达；同时，加速线下智慧门店布局，贴近用户生活场景，提供便捷、专业的健康解决方案。

（三）未来目标

万益蓝 WonderLab 以“成为并公认为世界一流的、聚焦于新营养领域的创新公司”为愿景，秉承“让更多人生活更美好”的使命，致力通过前沿营养科学研发与全产业链协同创新，构建全球化的健康解决方案体系。万益蓝 WonderLab 未来将持续深化基础研究与产业化应用的双向赋能，依托跨学科技术融合及国际化研发网络，推动精准营养产品矩阵的迭代升级；同时，强化绿色生产技术与可持续发展能力建设，协同上下游构建低碳高效的产业生态圈，实现从核心原料创新到健康服务赋能的全面突破，为不同生命周期人群提供科学化、个性化的营养支持，引领新营养产业高质量发展。

第五节 瘦吧科技

一、企业简介

瘦吧科技创立于2016年，现为国家高新技术企业，注册资本达5000万元，是一家致力成为全球卓越的全生命周期数字健康管理平台的大健康科技企业，以“让更多人因我们而更健康，让更多人因我们而更不凡”为企业使命，核心价值观包含诚信（Honest）、进取（Enterprising）、共赢（All-win）、关爱（Love）、感恩（Thanksgiving）、创新（High-innovation），六大价值观的英文首字母共同构建起一个健康（HEALTH）。

瘦吧科技自成立以来，紧跟国家“健康中国2030”战略，以“全民健康”为企业社会责任，以体重健康管理为切入点，以数字健康为主线，依托健康管理大数据平台瘦吧App，为用户提供专业数字化健康管理综合解决方案。瘦吧科技在坚实、系统的科学基础理论之上，以不断更迭、升级的先进科技、专业服务、优质产品共同为用户提供体重管理服务。瘦吧App内有超8000名经过专业认证的体脂管理师，在人工智能健康大模型的协助下为用户提供“2对1”的私人定制化体重管理指导服务，以“三位一体”的综合健康管理方案，帮助人们以科学、健康、轻松的方式减脂减重，收获健康身体和幸福生活。

截至2025年1月，瘦吧App注册人数已超430万人，用户覆盖全球六大洲117个国家和地区，已有132万名用户通过瘦吧科技累计减脂381万千克、减重541万千克，人均体脂率下降3.82%，人均身体质量指数（BMI）下降2.59，人均减脂4.6千克，人均减重6.46千克，内脏脂肪等级下降1.02级，人均生理年龄改善1岁。

瘦吧科技深刻认识到体重管理领域和健康事业市场的巨大潜力，提前在粤港澳大湾区重点布局，设立了瘦吧科技深圳营销总部、广州运营总部和广东江门智能生产基地，基地厂房面积超过3万平方米，实现了瘦吧低脂营养产品的全自动化智能生产，通过现代化智能生产线保障产品的品质与安全。此外，瘦吧科技还在杭州市设立大型运营中心、在马来西亚设立海外分公司支持当地区域市场的发展。

瘦吧科技已荣获国家高新技术企业、“专精特新”中小企业和广东省创新型企业等称号。瘦吧科技于2020年入选国际商业媒体Fast Company中文版“粤港澳大湾区最具创新力企业50强”，并连续承办2018—2024年6届“中国健康管理2030高峰论坛”，旗下产品“瘦吧脂20”营养固体饮料连续3年被列为博鳌亚洲论坛全球经济发展与安全论坛“指定健康产品”，立志为“健康中国2030”国家战略持续贡献力量。

二、生产运营

（一）经营概况

瘦吧科技的主营业务近年来持续稳步发展。目前，主要产品“瘦吧脂20”营养固体饮料已经销售超过1亿条，深受减脂用户的喜爱和好评。随着2023年3月公司自行投建的智能健康产业园落成开业，瘦吧科技实现了核心产品的完全自研自产。瘦吧科技为满足用户更多更广泛的健康需求而探索、开发新产品，智能健康产业园也将为新品筹建新的智能化生产线。

2016年11月，瘦吧科技首个大健康营养补充品品牌——“瘦吧脂20”正式发布。

2019年9月，瘦吧科技入选“亚洲品牌500强”及荣获“亚洲名优品牌”大奖。

2019年12月，瘦吧科技与美国哈佛大学医学院附属麻省总医院建立战略合作，致力脂类医学研究及瘦吧新一代科学减脂的配方升级研究，推动减脂事业平台国际化发展。

2020年4月，“瘦吧脂20”营养固体饮料荣获被誉为全球食品界“诺贝尔奖”的世界品质评鉴大会铜奖。

2020年9月，瘦吧科技“全球零肥胖公益行动”正式启动，承诺“瘦吧App用户每减脂1千克，公司捐赠1元投入公益事业”。

2020年11月，瘦吧科技入选“粤港澳大湾区最具创新力企业总榜前50强”。

2021年5月，瘦吧科技荣获2021中国慈善榜“十大慈善企业”。

2021年9月，瘦吧科技已连续举办4届“中国健康管理2030高峰论坛”。原卫生部副部长张凤楼、2013年诺贝尔奖得主迈克尔·莱维特、WHO健康教育促进研究中心顾问孙树侠等知名专家出席论坛，多位健康领域专家加入公司专家顾问委员会。

2021年9月，瘦吧科技携手中国少年儿童基金会正式启动“养苗计划”

项目，助力中国乡村学龄儿童营养健康改善。

2021 年 10 月，“瘦吧脂 20”营养固体饮料正式签约成为博鳌亚洲论坛全球经济发展与安全论坛指定健康产品。同期，瘦吧科技受邀参展博览会，博鳌亚洲论坛秘书长、湖南省委副书记莅临展位参观，瘦吧科技创始人亲自介绍企业品牌。

2021 年 11 月，瘦吧科技与华南农业大学联合成立“华南农业大学—中食安泓营养与健康研究院”构建产品核心竞争力，为公众提供更专业、更优质的健康服务。

2022 年 6 月，诺贝尔奖得主迈克尔·莱维特教授担任瘦吧科技首席顾问科学家。

2022 年 6 月，瘦吧科技携手球爱同行慈善基金会成立“中食安泓蝴蝶宝贝专项基金”，定向救助“蝴蝶宝贝”重度脊柱侧弯的困境患者。

2022 年 11 月，瘦吧科技被广州市科技创新企业协会评为“种子独角兽”企业。

2023 年 3 月，瘦吧科技智能健康产业园盛大开业，园区建筑面积近 4 万平方米，拥有世界级医药生物研发实验室和智能自动化生产车间，是集研发、生产、物流于一体的健康产业园区。

2023 年 9 月，瘦吧科技举办第五届中国健康管理 2030 发展大会，与德国前总统、丹麦总领事以及国内外众多健康领域、数字领域专家共同探讨人工智能和健康行业的未来，并首次展示了瘦吧数字人服务。

2023 年 9 月，德国前总统武尔夫莅临参观企业的智能健康产业园，与创始人种下“中德友谊之树”，并授予公司“全球中小企业创新发展奖”。

2023 年 10 月，瘦吧科技创始人受邀出席第二届博鳌亚洲论坛全球经济发展与安全论坛开幕大会，与联合国前秘书长潘基文在大会晚宴上聚首。外交部原副部长李保东、菲律宾前总统阿罗约等一众国内外贵宾参观瘦吧科技的展台。

2024 年 1 月，瘦吧科技凭借其在数字健康领域的技术实力和创新能力，被广东省工业和信息化厅评定为“专精特新”中小企业。

2024 年 6 月，瘦吧科技携手广东省保健协会成立体重管理分会，公司创始人当选为分会副主席。

2024 年 7—9 月，瘦吧科技赞助湖南卫视热门综艺《中餐厅 8》；9 月 20 日，黄晓明官宣成为瘦吧科技的新品牌代言人，登上微博热搜；同日晚间，瘦吧品牌登陆亚洲第一高塔“小蛮腰”广州塔，伴以 1000 架无人机表演，面向全球招募 1000 人免费帮减脂。

2024 年 9 月 21 日，第六届中国健康管理 2030 发展大会在广交会举办，2009 年诺贝尔奖得主阿达·约纳特正式签约成为瘦吧第二位获得诺贝尔奖的顾问科学家。瘦吧科技重磅发布全球首款瘦身人工智能戒指 KK Ring，瘦吧科技及其公益基金会向升级的“养苗工程”及“蝴蝶宝贝”项目分别捐赠善款 100 万元。

（二）主营产品

瘦吧科技“三位一体”综合体重健康管理方案，包含体脂监测、减脂辅导及低脂饮食三大板块（见图 3-11）。由诺贝尔奖得主迈克尔·莱维特担任首席顾问科学家，诺贝尔奖得主阿达·约纳特担任顾问科学家，领衔国内外 30 多位知名专家学者共同为瘦吧减脂整体方案提供学术和理论研究支持，是一套能满足用户个性化健康体重管理需求的整合解决方案。

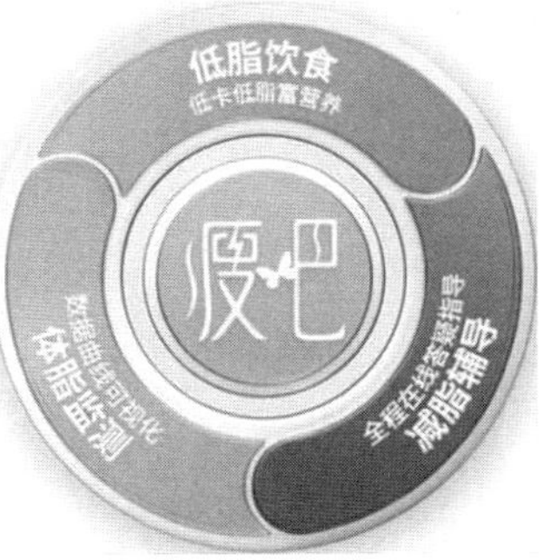

图 3-11 瘦吧科技“三位一体”综合体重健康管理方案

首先，是体脂监测服务。瘦吧科技提供专业级智能蓝牙体脂秤配合自有的瘦吧减脂 App，可直观反映体脂率等数十项体质相关数据指标及变化情况，进行用户的体脂监测和数据分析，以供体脂管理师给用户进行一对一针对性的减脂方案指导，并根据数据变化进行周期性的减脂复盘和方案优化，以达到更好的减脂效果。

其次，能提供专业的减脂指导服务。瘦吧科技旗下拥有国家专业认证的体脂管理师超 8000 人，能够结合瘦吧 App 里的用户体脂数据，以专业的健康知识、营养学知识，在瘦吧科技首创的人工智能减脂小助手帮助下，一起为用户提供“2 对 1”的私人定制化减脂指导，帮助用户科学、健康地减脂减重。瘦吧人工智能减脂助手是由瘦吧科技综合了瘦吧 App10 亿多条用户体质数据形成的人工智能大模型，于 2024 年推出的专业智能化体重管理工具，提供减脂健康咨询、饮食营养分析以及聊天情感互动等功能，能实现智能分析饮食营养、解读食物配料表、定时提醒减脂打卡、24 小时在线答疑、定向追踪减脂成果，并给予复盘总结和建议，为减脂用户提供专业的服务和即时陪伴，提高了减脂效率。

最后，采取低脂饮食管理。瘦吧科技科学减脂方案始终遵循“低热量、低升糖、富营养”的原则，让用户在吃饱、吃好基础上进行科学、安全、轻松的减脂。瘦吧科技拥有丰富的低脂营养产品组合，以“瘦吧脂 20”营养固体饮料为核心和基础，根据体重管理用户的不同需求，衍生了多款体重管理的健康产品。瘦吧科技的体脂管理师会结合每个用户的日常饮食习惯和减脂需求，推荐适合的低脂饮食计划和响应产品，帮助用户在吃饱吃好的同时，创造热量缺口，从而实现更加有效和健康的减脂减重。场景化健康体重管理方案见图 3-12。

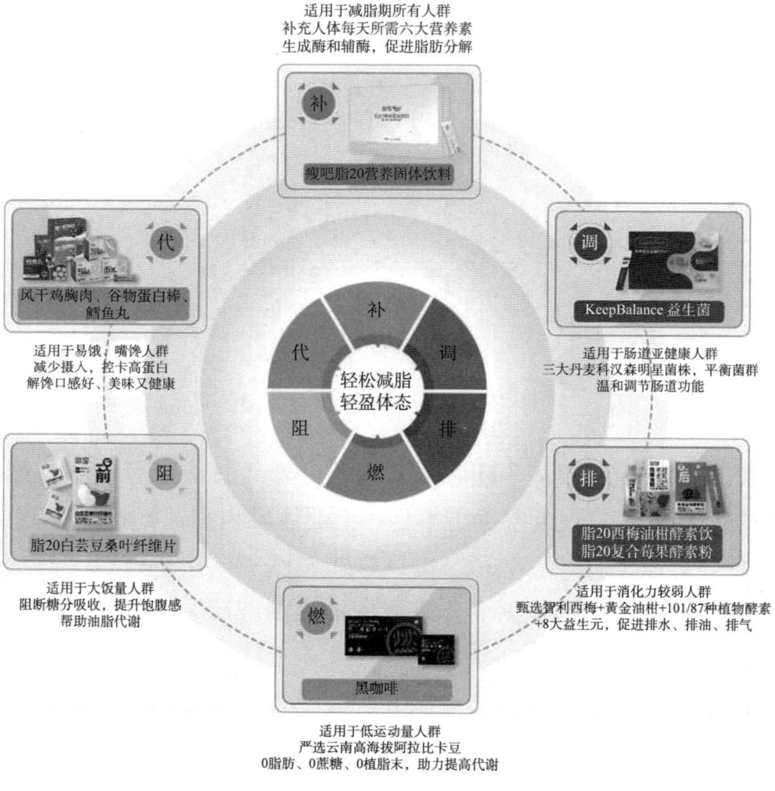

图 3-12　场景化健康体重管理方案

瘦吧科技围绕“补、调、排、燃、阻、代”六大方向进行食品类产品的开发，包括“瘦吧脂 20”营养固体饮料、KeepBalance 复合益生菌固体饮料、黑咖啡固体饮料、西梅油柑益生元风味饮、白芸豆复合植物压片糖果、复合膳食纤维莓果固体饮料、饱贝丫深海鳕鱼丸、饱贝丫高钙脆虾、饱贝丫谷物蛋白棒等。此外，瘦吧科技的产品还包含硬件智能设备，如瘦吧智能蓝牙体脂秤、瘦吧智能指环 KK Ring、天饮净水机、智能跳绳等，这些产品共同构建起全方位的健康体重管理生态系统，全面助力体重健康，帮助用户进行更科学、更有效的体重管理。

“瘦吧脂 20”营养固体饮料。“瘦吧脂 20”营养固体饮料是一款营养全面的健康饮品，富含人体六大必需营养素，旨在提供高营养价值的健康选择。凭借其卓越品质，“瘦吧脂 20”营养固体饮料已连续 3 年被选为博鳌亚洲论坛全球经济发展与安全论坛大会的指定健康产品，并荣获第 56 届世界品鉴大会铜奖。

KeepBalance 复合益生菌固体饮料。KeepBalance 复合益生菌固体饮料由瘦吧科技与具备 150 多年菌种研究历史的丹麦科汉森联合研发，专注于人类肠胃健康管理。该产品是国内率先采用由丹麦科汉森明星菌株嗜酸乳杆菌 LA-5、动物双歧杆菌乳亚种 BB-12、鼠李糖乳酪杆菌 LGG 组成的“ABG”益生菌组合配方的产品，每袋含 500 亿个活菌，获得欧洲食品安全局授予的“安全资格认定”、被 FDA 列为“一般公认安全物质”，并由国家卫生健康委批准进入《可用于食品的菌种名单》。

KeepBalance 蔓越莓复合益生菌固体饮料。KeepBalance 蔓越莓复合益生菌固体饮料运用了一种高活性缓释益生菌微胶囊及其制备方法，致力实现更高效的益生菌功效释放。将 UREX®菌株、益生元、植物营养素三大原料经过多重配方验证，构建舒缓、重建、维护的 3 步调养体系，实现产品 1+1+1>3 的协同效果，贴心守护女性私处健康。

黑咖啡固体饮料。黑咖啡固体饮料由瘦吧科技联合云南省农业科学院、热带亚热带经济作物研究所共同研发，甄选云南高海拔阿拉比卡咖啡豆品种，经过中度烘焙、低温浓缩而成，有助于提升控制卡路里摄入量，提高身体代谢水平，帮助管理身材。

西梅油柑益生元风味饮。西梅油柑益生元风味饮是甄选智利西梅、云南油柑制作而成的低热量（59 千卡）饮品。西梅富含维生素以及水溶性的天然果胶纤维和不溶性植物纤维，能增强肠胃运动能力；油柑富含膳食纤维及多种纯天然酸碱性成分，可刺激身体消化酶分泌，帮助清除肠胃毒素，缓解肠胃炎症，同时增强胃肠动力，具有排油、助消化等功效，且不含脂肪和胆固醇，具有很好的润肠通便效果，再搭配聚葡萄糖、低聚木糖、乳糖醇、L-阿拉伯糖、水苏糖、低聚半乳糖、低聚果糖、抗性糊精 8 种益生元，促进肠道健康；101 种植物综合酵素，可有效提高人体组织细胞活性、增加机体代谢率，促进人体消化液的分泌和胃肠蠕动，缓解便秘，促进排泄、排水、排油。

白芸豆复合植物压片糖果。白芸豆复合植物压片糖果采用白芸豆提取物、白洋葱粉、L-阿拉伯糖、桑叶提取物、食用菌浓缩粉、马铃薯提取物、绿咖啡粉制成，七大成分控、阻、燃全链路狙击热量。在餐前 15 分钟咀嚼食用，可以有效阻止淀粉转化为糖分以及糖分被身体吸收。

复合膳食纤维莓果固体饮料。复合膳食纤维莓果固体饮料每袋含 82%被誉为“人体第七大营养素”的膳食纤维，可以通过吸收大量水分使人产生饱腹感，每一袋的膳食纤维含量约等于 1 千克羽衣甘蓝；同时，添加抗性糊精、低聚果糖、聚葡萄糖、菊粉、燕麦 β-葡聚糖等五大益生元，是肠道有益菌的“营养剂”，能促进人体肠道内有益菌的繁殖，优化菌群平衡；再辅以十大果蔬植物萃取物，且生产过程中不额外添加蔗糖、香精、人工色素、合成甜味剂，每袋热量仅 27 卡路里，约等于半个苹果的热量。

饱贝丫深海鳕鱼丸。饱贝丫深海鳕鱼丸严选北太平洋阿拉斯加深海鳕鱼，添加 75%以上纯深海鳕鱼肉，不掺杂其他动物肉源。每袋含蛋白质 7.1 克，仅含脂肪 1.6 克，不含反式脂肪酸；热量仅约 72 卡路里。开袋即食，是快速补充能量和优质蛋白的好选择。

饱贝丫高钙脆虾。饱贝丫高钙脆虾精选南美白对虾，加工前 3 天停止喂养，待整只对虾自然排空体内杂质后，采用低温脱水加工而成，非油炸且不破坏营养成分。每袋含钙约 259 毫克，蛋白质 7.2 克，锌 0.8 毫克；零添加香精，零添加色素，零添加防腐剂，零反式脂肪酸。开袋即食，口感酥脆鲜香，整虾可吃。

瘦吧智能蓝牙体脂秤。瘦吧智能蓝牙体脂秤可快速抓取 11 项减脂相关数据，如 BMI、体脂率、内脏脂肪等级，智能连接瘦吧 App，实现数据可收集、可监测、可分析，并通过人工智能输出专属体脂报告，使减脂风险评估一目了然。

瘦吧智能指环 KK Ring。瘦吧智能指环 KK Ring 是一款通过先进的传感技术和人工智能算法实现全方位健康监测的智能戒指，帮助用户实时了解身体状态；并且提供了全面的生活方式管理解决方案，涵盖饮食、运动、睡眠和情绪等多个维度。瘦吧智能指环 KK Ring 应用人工智能算法为用户生成的个性化健康管理方案，能够根据戒指监测到的用户实时身体数据进行反馈和优化，形成“监测—方案—执行—反馈”的闭环健康管理系统，通过“生活方式医疗”持续提升用户的整体生活品质。

瘦吧天饮净水机。为了满足更多家庭喝到和用到更安全、洁净、健康的水，瘦吧科技联合具有近百年历史的全球权威净水处理专家——滨特尔，共同推出高端智能净水机品牌“天饮”。天饮净水机一级水效，净水产水率大于等于60%，经济又环保；双出水模式，净水、纯水可以按需自取使用。

（三）社会效益

瘦吧科技为300多名员工提供就业岗位，并严格依照法规为员工缴纳社会保险累计超1439万元，向国家纳税累计超2亿元。同时，瘦吧科技积极贯彻国务院印发的《“十四五”就业促进规划》中“促进创业带动就业、多渠道灵活就业”的指导思想，不仅为全国逾万名服务商提供灵活就业机会，还通过一系列创新和赋能措施，促进服务商的专业成长和事业发展。其中，与中国商业饮食服务业发展中心合作开展“全国体脂管理师培训考评”项目，面向全国开展体脂管理师的招生、培训、管理等工作。截至2024年7月，已有超过11348人通过认证成为国家体脂管理师。瘦吧科技致力打造一个互利共赢的商业生态系统，让每位服务商都能在这个平台上实现自身价值和潜能的最大化。结合市场需求，制定完善的培训课程体系，内容涵盖营养知识、减脂知识、营销技巧等多个类别，助力服务商高效“补齐短板”，全面提升业务能力。

瘦吧科技充分发挥自身产业优势，通过汇聚全球健康产业供应商，打造交流平台，参加行业会议、高峰论坛等，倡导行业合作，探讨发展新动向，开展营养人才培养，深化与行业内众多优秀企业和个人的交流，加速推动产业高质量发展，实现互利共赢与可持续发展；携手中国保健协会及保健咨询服务工作委员会连续承办了6届健康管理2030发展大会，邀请国内外政商领袖、行业权威人士齐聚一堂，共同解析中国健康产业的政策走向，深入分析健康行业的发展形势和成功案例，与健康产业伙伴携手共进，推动行业合作，实现全国健康产业共生、共建、共赢和可持续发展。

在商业成功的同时，瘦吧科技也积极践行企业的社会责任。2020年2月，瘦吧科技正式成立中食安泓爱心公益基金会（AAAAA级社会组织），秉持“让爱引领生命”的使命，在医疗健康、文化教育、绿色环保、乡村振兴和社会救助五大方面开展超过24项公益行动，累计向社会捐赠善款逾2425万元，覆盖全国14个省份，受益者超过108万人次。为了更多地传递善的力量，瘦吧科技自2021年起向全球发起“全球零肥胖公益行动”——每当瘦吧App用户减脂 1 千克，企业便捐赠 1 元支持公益慈善事业，至今已筹集善款超过 500 万元。此外，企业每年也将盈利的 10% 投入公益慈善领域，确保履行社会责任。

三、研发创新

瘦吧科技自成立以来，就一直致力引领体重管理、健康管理行业朝着科学化、科技化的路线发展。公司持续投入数千万元资金自研瘦吧 App，通过收集和记录用户体脂数据，提供健康管理相关内容、减脂方案等与用户持续进行交互，使其成为瘦吧科学减脂业务的大数据底座。

瘦吧科技始终保持科技创新。随着人工智能技术的不断成熟和发展，瘦吧科技结合瘦吧 App 内来自真实减脂用户和体脂管理师的 10 亿多条体重管理大数据，生成了瘦吧快康人工智能健康管理大模型，其核心功能如下。

（1）健康咨询。大模型融合学习专业营养学知识、瘦吧营养知识库、瘦吧产品知识库、瘦吧用户咨询对话库，能对用户健康营养问题做出科学合理的回答。

（2）营养分析。大模型能识别用户多模态（食物照片、食物文字描述）的饮食打卡输入，精准推算出食物含有的蛋白质、脂肪、维生素、矿物质等营养成分比例，并能根据用户的图片，尽可能推算出食物含有的热量数值。

（3）饮食点评。大模型可结合用户的身体健康状态、饮食偏好情况，在用户做完饮食记录后，做出个性化的饮食记录点评，引导用户更加科学、轻松地遵循健康饮食原则，调整饮食摄入。

（4）生活建议。大模型通过分析用户的健康状况、饮食与运动偏好，向用户推荐符合自身喜好的食物、运动方式、运动时段；并根据用户的情绪偏好，以用户可接受的表达语气，提醒用户依从健康饮食运动计划，减轻心理负担，轻松愉快生活。

在此基础上，瘦吧科技自主创新研发了全球首个人工智能减脂助手并于 2024 年 3 月正式发布。自此，超 8000 名认证体脂管理师开启了应用最新科技成果，与瘦吧人工智能减脂助手一起携手服务减脂用户的新时代，服务和指导用户减脂的工作也变得更加智能、轻松、即时。

此外，瘦吧科技还将人工智能健康管理大模型与健康管理智能硬件相结合，并进行相应产品的研发。2024 年 9 月发布的 KK Ring 就是一款“科技+健康+时尚”的创新产品，能根据监测到的用户实时身体数据进行反馈和优化，形成一个“监测—方案—执行—反馈”的闭环健康管理系统，通过“生活方式医疗”持续提升用户的整体生活品质。同时，KK Ring 人工智能应用拥有健康管理大模型，为整体健康管理方案提供了广泛的框架；而 KK Ring 中的数字孪生小模型通过用户个性化的时序数据进行数据提取和深度洞察。二者的有机结合，确保每个用户都能获得精确且及时的健康管理反馈，实现真正的智能健康管理。

基于在科技创新路上的不断投入和探索，瘦吧科技已获得 60 项国家专利和 31 项软件著作权，其中不乏基于算法、5G、大数据的个性化健康管理系统专利，并利用自身超过 10 亿条的健康大数据，连续两年发布了行业洞察报告——《2022 年国民肥胖人群洞察报告》和《2023 年百万减脂人群洞察报告》。瘦吧 App 荣获艾媒咨询“2021 中国金指尖奖”最佳产业示范应用平台；在 2023 中国经济高峰论坛暨第二十一届中国经济人物年会上，瘦吧科技被评为“中国科技创新品牌 500 强及中国数字经济十大典型应用场景”，比肩华为云、字节跳动、小米集团、京东、宁德时代等一众高科技企业。

四、发展规划

（一）市场前景

2016 年 3 月，国务院指出：中国将成为健康产业最大市场。国家卫生健康委预计，2035 年健康产业规模将达到 17 万亿美元，占据 GDP 50%的经济体量。伴随中国经济社会的快速发展和人民生活水平的显著提高，公众健康意识不断增强，对健康生活方式和良好身体状态的追求日益迫切，这都为健康产业的蓬勃发展提供了广阔空间。但仍存在着很多村镇和经济条件偏薄弱的地区，儿童的身体面临着营养得不到全面补给的情况；而在经济条件较为发达的城市中，又有很多儿童的营养补充过于富足或不均衡，导致身体过胖。

体重管理作为健康产业的重要组成部分，近年来呈现多样化、多地区、多形态的发展态势，消费群体不断扩大且需求日益多元化。从单纯追求减重的肥胖人群，到注重身材塑形的健身爱好者，再到关注健康预防的普通大众，不同群体对体重管理产品和服务的功能、体验要求各异。同时，线上、线下融合的消费模式也成为行业趋势，消费者既期望通过线上平台便捷获取信息、购买产品，又希望在线下获得专业的指导和真实的体验。

此外，国家政策环境持续利好，大力倡导全民健身、健康中国战略，鼓励健康产业创新发展，为体重管理行业营造了良好的发展氛围。例如，《“健康中国 2030”规划纲要》明确提出要推动健康产业的快速发展，加强健康服务体系建设，提高全民健康水平。这些政策的实施为体重管理行业提供了有力支持，促进了产业的健康发展。

瘦吧科技凭借 8 年的深耕细作，在体重管理领域已占据一席之地，成为行业内知名品牌。从市场份额来看，在国内一二线城市，瘦吧科技的市场占有率较高，尤其在智能体重管理系统市场处于领先地位。与众多竞争对手相比，瘦吧科技凭借优质的产品、专业的服务以及广泛的品牌影响力脱颖而出，成为消费者信赖的品牌之一。从产品来看，瘦吧科技核心的体重管理方案，整合了先进体脂检测技术、个性化饮食运动方案推荐以及专业健康减脂指导服务，形成了一站式解决方案，深受用户青睐，目前已覆盖全国大部分地区以及全球 117 个国家和地区，拥有庞大的用户群体。

（二）核心竞争力

瘦吧科技拥有一支分布在全国各地、超 8000 人的专业认证体脂管理师、营养师团队，他们会根据每个用户的身体状况和目标，并结合瘦吧科技独创的人工智能减脂小助手，“2 对 1”地为用户私人定制科学的饮食及生活方式调整方案，并提供贴心跟踪指导与服务。这支团队中的大部分人都曾是瘦吧科技的减脂用户，因自己或家人、朋友实现减脂目标，成为传播瘦吧科技科学减脂技术的一员。他们在瘦吧科技组织的严格培训下，考取体脂管理师、营养师、健康管理师等各类专业资格，具备扎实的专业知识；还通过培训学习掌握良好的沟通技巧，因自己也曾是瘦吧科技减脂用户的经历能更好地共情其他用户，与其他用户建立了更亲密的信任关系。用户在使用产品过程中，随时可以获得一对一的全方位、个性化专业服务，进一步提高用户的满意度和忠诚度，形成良好的口碑效应，这是其他竞争对手难以复制的巨大优势。

（三）未来目标

1. 健康领域新品开发

瘦吧科技的业务范围将结合用户和市场的需要，逐步从健康减脂扩大到体重管理乃至更宽泛的健康管理范畴，因而瘦吧科技也将为此研发更多的健康产品。这些产品将围绕解决肥胖相关的周边需求，保证瘦吧科技主营业务核心赛道不偏航，在此基础上继续为用户提供能适应更多场景、覆盖更多时间的优质健康产品解决方案。

2. 专业市场/服务团队打造

瘦吧科技将继续加大在科学技术以及专业研究与学习上的投入，通过吸纳更多优秀人才加盟企业，与更多优秀的外部专业机构、协会、公司合作，继续加强对体脂管理师团队的教育与培训。通过继续研发和迭代人工智能工具以及未来可能出现的新科技，帮助体脂管理师团队获得更加智能化的服务工具和手段，提高服务水平，为用户提供更加良好的减脂体验。

3. 多元化营销拓展

专业与科学是瘦吧科技得以发展的最大底色。瘦吧科技已携手包括两位诺贝尔奖得主在内的30多位国内外专家组成“科学营养专家顾问团”，持续优化瘦吧科技独有的健康管理解决方案。瘦吧科技联合中美四大高校共建研究项目，与美国哈佛大学医学院附属麻省总医院建立战略合作伙伴关系，致力脂类医学研究及瘦吧减脂产品的配方升级研究和推动；成立营养与健康研究院，会聚多名科研人员，共同致力营养与健康技术研发及健康产品开发升级，为打造“全球卓越的全生命周期数字健康管理平台”发展战略赋能；成立兰州大学脂20体重控制科学研究中心，致力肥胖人群健康饮食研究；与南方医科大学合作，根据医学专家提供管理建议，结合大数据和人工智能提供个性化减脂方案。瘦吧科技还将继续寻求与更多对口的行业专家、高等院校及科研机构合作，为提高整体科技水平与服务质量而奋斗。

瘦吧科技通过娱乐化的渠道和方式推广科学减脂技术。历年来，通过合作众多明星作为品牌代言人或推广大使，百位世界冠军共同推荐，赞助合作《中餐厅8》《玫瑰的故事》等综艺节目和电视剧，以多样化的形式传递科学减脂理念和方法，借力明星、冠军、综艺节目和电视剧的传播影响大众人群，让人们在放松心情的同时提升体重管理健康意识。瘦吧科技也将继续寻找高契合度的娱乐性项目，将科学、轻松的体重管理方法推广给更多人，提高公众健康意识。

瘦吧科技通过各类线下活动、广告与用户直接进行交流。例如，从各类型商业空间的快闪活动到电梯、地铁的广告投放，再到每年几十场覆盖全国多个城市的公益性科学减脂知识宣讲，以及连续承办6届的健康管理2030发展大会，登陆广州塔、千架无人机宣传“体重管理年”活动，征集1000人免费帮减脂等。此外，瘦吧科技还将继续开展系列线下活动，并考虑与健身房、健康管理中心等相应机构开展合作，联合更多力量推进体重管理在大众生活中的落地，并希望通过线下与用户直接接触和交流，更好地传递科学减脂理念和方法，帮助人们更健康、更安全、更轻松地瘦身，重获健康身体和幸福生活，也希望借此改变大众对体重管理行业的刻板印象，脱离早期行业乱象的负面影响，让体重管理回归正常的社会视角。

瘦吧科技将继续致力成为全球卓越的全生命周期数字健康管理平台，切实推进“体重管理年”活动的落地，借科学、科技之力将健康带给全世界，让更多人因瘦吧科技而更健康，让更多人因瘦吧科技而更不凡！

附录一　深圳市培育发展大健康产业集群行动计划（2022—2025年）

为贯彻落实《“健康中国2030”规划纲要》和《深圳市人民政府关于发展壮大战略性新兴产业集群和培育发展未来产业的意见》等文件精神，优化要素配置和服务供给，推动深圳市大健康转型升级，满足人民日益增长的美好生活需要，特制订本行动计划。

一、总体情况

（一）发展现状

大健康产业包括医疗美容、康复养老、精准医疗、精准营养、现代农产品、化妆品等健康服务业以及为其提供支撑的医疗美容设备、康复养老设备、新型营养保健品、绿色食品、数字化健康设备和产品、高端化妆品等健康制造业。2021年，深圳市大健康产业营业收入为676亿元，部分细分领域制造业具有全球竞争力，医疗美容激光设备占据全国15%左右的市场，新一代测序能力与超大规模生物信息计算与分析能力位居世界前列，营养保健、化妆品、康复养老器具等细分产业初步形成集聚效应。

（二）存在问题

一是产业结构有待优化，以健康服务和市场流通为主，上游高精尖核心制造业企业数量不够多。二是企业梯队建设与产业集群发展有待完善，大健康产业多以中小微企业为主，重点企业引领作用不强，尚未形成产业集聚发展。三是专业人才供给能力有待提高，适应大健康产业发展的复合型人才队伍紧缺。四是支持政策配套不足，现有产业扶持政策尚未覆盖部分细分领域。

（三）发展机遇

一是生物信息分析、基因组学、生物治疗等生命科学研究和生物技术研发不断突破，孕育催生大健康产业发展的新模式。二是国民健康已提升为国家战略，粤港澳大湾区大健康产业市场需求旺盛，产业发展空间广阔。三是深圳具有先行先试的政策优势，有利于大健康产业创新发展。

二、工作目标

到 2025 年，大健康产业营收达 1200 亿元，培育上市企业 12 家，新增 10 亿元以上企业 10 家，努力打造产业结构合理、产业链条完善的大健康制造业生态体系，建成辐射粤港澳大湾区的健康服务示范中心。产业总体水平处于全国前列，居民健康水平明显提升，力争成为全国大健康产业发展集聚高地。

（一）产业集聚效应显著

到 2025 年，规划建设 6 个以上产业布局合理的产业片区，形成“一核一带、三谷联动、多点支撑”大健康产业空间格局，打造协同效应、集聚效益明显提升的产业集群。

（二）产业创新体系完善

培育发展一批自主创新能力强、具有科技引领作用的重点企业，新建一批国家、省市级创新载体，在生命信息、康复养老、精准医疗、数字化健康管理等领域实现技术研发和产业化的重大突破，形成“产学研医”深度融合的大健康产业新模式。

（三）健康服务满足居民需求

优质健康资源覆盖面有效扩大，健康技术研发和转化能力大幅提升，医疗美容、康复养老、精准医疗、精准营养和绿色食品等健康产品和服务供给能力大幅提升，公共健康体系更加健全，居民健康显著改善。

三、重点任务

（一）提升技术攻关能力

重点突破激光、光子、射频、超声和再生医美材料等核心技术，研制前沿医疗美容设备。支持康复辅助器具、健身器械的技术突破，推动智能化、数字化康复养老产品研发。建立精准营养干预技术体系，推进基于个体基因组结构特征的靶向膳食研究设计。强化种质资源与基因发掘，育种与品种创制、良种繁育、种子加工与质量控制，加快食品智能装备及食品安全自动检测装备研制。开发精准药物、高准确度和多位点分子诊断设备和配套试剂。支持化妆品创新原料研发、配方和生产工艺设计开发。（市发展改革委、科技

创新委、工业和信息化局按职能分工负责）

（二）补齐产业链条短板

落实强链稳链补链，支持产业链制造、流通、服务和应用示范各环节补齐短板、优化提质，实现产业链优化、服务链整合。大力支持设备制造业和原材料生产，构建从研发、中试到产业化的公共服务平台，促进创新成果转化，推动康复养老服务、医疗美容服务、健康管理等健康服务行业向专业化、规范化和差异化发展，推动技术及服务人才队伍建设，支持承办国际国内知名展会及论坛，提升品牌影响力。（市发展改革委、科技创新委、工业和信息化局、市场监管局按职能分工负责）

（三）优化企业梯次结构

培育引进行业重点企业，培育一批医疗美容硬件和康复养老器具制造企业，建设一批专业化、规范化的医美、康养、诊疗等健康服务机构，支持新型康复服务的产业化发展。优化产业结构，大力培育本地企业，逐步形成重点企业引领作用强，中小企业支撑能力足，初创企业发展速度快，制造和服务企业互为支撑的企业集群。（市发展改革委、科技创新委、工业和信息化局、市场监管局、中小企业服务局按职能分工负责）

（四）打造特色产业片区

按照“一核两带、三谷联动、多点支撑”空间布局，重点建设前海大健康核心研发区、“华强北—罗湖口岸—文锦渡—莲塘—沙头角口岸”医疗美容带、盐田精准医疗创新中心（健康谷）、盐田-大鹏康养文旅带、坪山深圳美丽谷、大鹏深圳国际生物谷（食品谷）以及国家农业科技园区等片区。（市发展改革委、规划和自然资源局、科技创新委、工业和信息化局、罗湖区政府、盐田区政府、坪山区政府、大鹏新区管委会、前海管理局按职能分工负责）

（五）强化健康服务能力

围绕居民健康生活和全生命周期健康管理，丰富健康咨询、健康检测、绿色食品、定制膳食、精准医疗、医疗美容和康复养老产品和服务供给，建成完善的“食、诊、医、美”健康服务体系，提升健康服务能力整体实力。（市卫生健康委、发展改革委、医疗保障局、市场监管局按职能分工负责）

四、重点工程

（一）医疗美容品质提升工程

支持开发牙科种植体、再生型医疗美容材料、美容激光仪、热玛吉、超声刀等新型医疗美容产品及设备。开发基因和细胞抗衰老技术，发展以个性化订制为特色的医疗美容项目，吸引国际医疗美容机构聚集。依托企业和行业协会，整合深圳市医疗美容机构资源，打造医美创新联盟。聚焦“互联网医疗+健康大数据”，搭建美容产业数据共享平台。推动产学研医结合，依托重点医美企业与高校合作，搭建创新技术研发、转化平台。探索医疗美容保险服务。建立行业规范，加强行业监管。加快培养医疗美容医师等从业人员，加速推进企业资质认定及从业人员资格认证规范化进程。（市发展改革委、科技创新委、工业和信息化局、市场监管局、卫生健康委、医疗保障局、人力资源保障局、教育局、罗湖区政府、坪山区政府按职能分工负责）

（二）康复养老示范亮点工程

支持新型康复训练器材、专业康复辅助器具、义肢及矫形产品、康复机器人、护理机器人、残疾人专用保健用品、新型智能康复训练系统和设备等研发制造和推广应用。布局康复医学、预防医学、慢病管理、数据分析等科技研究专项，建立和完善康复服务技术标准、行业标准，支持引进和培养复合型康复治疗师等专业人员。整合山海资源、文体旅游、康复养老等优势资源，建设盐田—大鹏康养文旅带。（市发展改革委、卫生健康委、残联、市场监管局、医疗保障局、科技创新委、工业和信息化局、人力资源保障局、大鹏新区管委会、罗湖区政府、前海管理局按职能分工负责）

（三）精准营养平台打造工程

建立基于多组学、可穿戴、影像学、生物信息学、人工智能等多种新技术的综合平台，实现个体营养的精准评估、精准诊断、精准预测和精准干预，促进精准营养科研和相关成果转化和产业化，形成全生命周期的精准营养产品链。完善精准营养相关产品的标准体系，开展基于智能穿戴设备以及多组学技术的精准营养评估，健全以学生营养配餐、特殊膳食食品、特殊医学用途配方食品、定制膳食补充剂等为代表的营养健康食品体系，研发智能自我管理设备，并基于此推广个性化精准营养服务以及系统性精准营养解决方案。（市市场监管局、卫生健康委、医疗保障局、发展改革委、科技创新委、工业

和信息化局、罗湖区政府、盐田区政府、大鹏新区管委会、前海管理局按职能分工负责）

（四）现代农产品基础创新工程

重点攻克现代农产品生物育种技术，持续培育和改良优质水稻、蔬菜等优势品种，突破分子设计育种技术、全基因组设计育种、合成生物学等现代农产品生物技术。推动食品智能装备与信息化融合，建立流程型智能制造、网络型协同制造等技术体系，研制物流精准冷链调控装备。建立智慧农业技术体系，支持发展智能化农业装备制造业，加强农业设施装备与技术的智能化改造，支持实施数字农业大数据基础工程，建设数字农业共享平台，打造智能化、设施化栽培管理、品质特征挖掘、危害物数据采集、质量控制及溯源追踪体系。加强“菜篮子”现代流通体系建设，推动产业标准、技术推广、检测检验和质量认证等农业标准化体系建立，设立推行全链条、全流程监管体系。（市发展改革委、科技创新委、工业和信息化局、市场监管局、大鹏新区管委会按职能分工负责）

（五）精准医疗先行发展工程

整合基础研究与临床转化科学研究，将基因组技术与临床诊疗相结合，实现精准分析和诊疗。重点突破新一代基因组测序、定量蛋白质组鉴定分析、超灵敏高覆盖代谢组定量分析技术和多组学分析等技术。建设疫情防控与卫生健康统一数据底座及主题库、专题库。推广电子病历，推进医疗机构间检查结果互通互认。推动以个人为中心的体检、诊疗等信息全链条打通。探索药品生产企业向个体化诊疗服务商转化的模式与路径，发展针对肿瘤、心脑血管疾病、糖尿病以及其他常见慢病的预测、诊断和个体化治疗。探索构建健康产业深圳地方标准，加快推进深圳精准医疗与公共健康工程实验室、精准医疗研究院、精准医疗孵化器等创新载体建设。试点推行互联网医院及家庭医生。（市发展改革委、科技创新委、工业和信息化局、市场监管局、卫生健康委、医疗保障局、罗湖区政府、盐田区政府按职能分工负责）

（六）化妆品品牌升级工程

支持围绕化妆品原料、产品配方、生产工艺、功能功效等方面开展技术攻关，提升化妆品质量检测能力，推进化妆品检测检验平台、化妆品监测评价重点实验室建设，形成可溯源的化妆品检测监管体系。推动跨境电商、直播带货等消费新业态，建立线上线下联动专业消费市场。推动化妆品同数字经济、信息技术产业深度融合，打造化妆品产品研发、零售新业态。（市市场监管局、卫生健康委、医疗保障局、罗湖区政府、坪山区政府、发展改革委、科技创新委、工业和信息化局按职能分工负责）

五、空间布局

大健康产业集群布局在前海、罗湖、盐田、大鹏、坪山 5 个区域。前海区定位为大健康核心研发区，依托其优秀的创新资源为大健康产业创新研发提供引领和支撑。罗湖区定位为大健康综合发展生态带，打造以医疗美容、智慧健康服务、精准医疗、化妆品等为主的高质高端大健康产业集聚区。盐田区定位为精准体系发展先导区，依托研究机构推动产学研深度融合，加快突破重大疾病防控和精准诊断技术，打造生命健康创新技术服务中心，建设深圳国际健康谷。大鹏新区定位为旅游康养、现代农产品示范区、食品科技创新及成果转化中心，加快引进国际和国内高品质的康复、护理等医疗机构，依托科研院所开展生物育种、智慧农业等工作，建设深圳国际生物谷（食品谷）。坪山区定位为美丽康复产业引领区，建设深圳“美丽谷”，加强化妆品原料研发、工艺提升、品牌打造以及智能康复辅具设计研发，打造高端化妆品产业集聚区以及康复辅助器具产业园区。

六、保障措施

（一）加强组织领导

加强顶层设计，统筹产业发展，建立大健康产业联席会议工作制度，研讨产业发展规划事项，协调产业发展瓶颈问题，建立专家咨询和定期交流机制，集合政产学研用融等要素资源，构建产业生态圈。制定大健康产业专项扶持政策，加大对大健康产业的资金支持力度，鼓励社会资本投向大健康产业。（市发展改革委、科技创新委、工业和信息化局、卫生健康委、市场监管局、市财政局、地方金融监管局按职能分工负责）

（二）推动产品应用示范

支持大健康创新产品在医疗机构开展应用示范，对可靠性、有效性等进行临床验证考核，形成“应用示范—反馈改进—水平提升—辐射推广”的良性循环，建立由政府部门主导的产品应用推介机制，促进创新产品推广应用。（市市场监管局、卫生健康委按职能分工负责）

（三）强化人才保障

积极引进国内外人才团队和高端项目，完善人才培养、评价、激励机制，按有关规定给予人才落户、资金奖励等政策支持。加强高校大健康学科建设和专业配置，鼓励企业与高校和科研院所建立大健康人才联合培养机制，打通大健康人才流通渠道。（市人力资源保障局、教育局、发展改革委、科技创新委、卫生健康委、工业和信息化局按职能分工负责）

（四）健全监督管理体系

加大知识产权保护力度，支持企业建立完善的质量管理体系。鼓励行业协会积极主导或参与国家标准、行业标准、地方标准及团体标准的制定，推进大健康产业标准化建设。提升产品备案、生产许可等技术审评水平，提高审批质量，简化审评流程，加快产品上市推广速度。（市市场监管局、卫生健康委、医疗保障局、发展改革委、科技创新委按职能分工负责）

附录二　关于加快发展新质生产力进一步推进战略性新兴产业集群和未来产业高质量发展的实施方案

为深入贯彻习近平经济思想，落实制造强国战略及省委实体经济为本、制造业当家和制造强省部署，把握新一轮科技革命和产业变革机遇，加快发展新质生产力，进一步发展壮大战略性新兴产业集群和培育发展未来产业，制定本实施方案。

一、总体要求

（一）指导思想

以习近平新时代中国特色社会主义思想为指导，全面贯彻落实党的二十大和二十届二中全会精神，深入贯彻落实习近平总书记对广东、深圳系列重要讲话和重要指示精神，认真贯彻落实党中央关于加快发展新质生产力、扎实推进高质量发展的决策部署，落实省委和省政府工作要求，按照市委七届八次全会暨市委经济工作会议安排，完整、准确、全面贯彻新发展理念，服务构建新发展格局，以科技创新引领现代化产业体系建设，更大力度推进战略性新兴产业集群和未来产业发展，推动全市科技创新“硬核力”、产业体系“竞争力”不断提升，全球市场“含深度”、城市发展“集约度”显著增加，加快建设全球领先的重要的先进制造业中心和具有全球重要影响力的产业科技创新中心，为打造更具全球影响力的经济中心城市和现代化国际大都市提供有力支撑。

（二）发展目标

到2025年，战略性新兴产业集群规模稳步提升，未来产业整体成势，企业综合竞争力显著增强、创新能力明显提高，具有深圳特点和深圳优势的现代化产业体系持续完善，战略性新兴产业集群和未来产业成为发展新质生产力的主阵地。战略性新兴产业增加值超过1.6万亿元，经济社会高质量发展主引擎作用进一步强化。打造形成4个万亿级、4个五千亿级、一批千亿级产业集群。规模以上工业企业超过1.5万家，国家高新技术企业超过2.5万家。

二、重点任务

（一）动态调整集群门类

结合发展实际，在战略性新兴产业集群中，新增低空经济与空天产业集群，软件与信息服务产业集群中的人工智能升格单列为1个产业集群，工业母机、激光与增材制造、精密仪器设备3个产业集群合并为高端装备与仪器产业集群，智能机器人产业集群调整为机器人产业集群，新材料产业集群调整为高性能材料产业集群；在未来产业中，新增智能机器人产业和前沿新材料产业，区块链产业并入软件与信息服务产业集群，可见光通信与光计算产业调整为光载信息产业，脑科学与类脑智能产业调整为脑科学与脑机工程产业。在保持战略性新兴产业集群和未来产业框架体系总体不变的情况下，加强前瞻谋划，动态调整、滚动完善、持续提升战略性新兴产业集群和未来产业体系。

（二）分类推进培育发展

科学把握产业集群差异化、阶段性发展特征，分类推进、精准施策，加速培育、促进发展。

1. 战略性新兴产业集群

根据产业发展特点，将20个战略性新兴产业集群分为四大类。战略重点类产业集群：针对具有战略意义、处于风口期、资源投入大的半导体与集成电路、人工智能、低空经济与空天、新能源、智能网联汽车、生物医药、高端医疗器械等7个产业集群，举全市之力集聚资源，以超常规力度支持培育。优势拓展类产业集群：针对产业基础好、市场相对成熟的网络与通信、超高清视频显示、智能终端、软件与信息服务等4个产业集群，进一步固本强基，以链主企业为核心完善产业链关键环节布局，形成产业链优势互补发展格局。基础支撑类产业集群：针对基础支撑作用大、成效显现周期长的智能传感器、高端装备与仪器、机器人、高性能材料等4个产业集群，聚焦重点环节靶向发展，为其他产业集群增势赋能。综合提升类产业集群：针对产业集聚效应初显、处于成长阶段的数字创意、现代时尚、安全节能环保、大健康、海洋等5个产业集群，以精深化发展为主攻方向，推进重点领域场景应用落地，推动产业集群特色发展。

2. 未来产业

结合产业发展成熟度，推动合成生物、光载信息、智能机器人、细胞与基因等 4 个未来产业，5~10 年产业规模实现倍数级增长；推动脑科学与脑机工程、深地深海、量子信息、前沿新材料等 4 个未来产业，10~15 年发展成为战略性新兴产业中坚力量。

（三）优化调整重点方向

前瞻研判国内外产业集群演进趋势，更新调整重点领域和关键环节，持续完善各产业集群行动计划。鼓励开展新技术、新产品布局，加强创新产品推广和自主产品规模化应用，推动质量提升与品牌培育，完善行业标准规范，精准提出各产业集群培育发展的 3~5 个关键抓手和 2024—2025 年任务清单。

（四）统筹各区错位发展

着眼于产业成长性，结合各区资源禀赋，合理规划各产业集群的重点布局区和各区重点发展的产业集群。原则上每个产业集群控制在 3~5 个区布局，其中细分领域较多的产业集群可适当增加布局区；每个区重点发展 3~5 个产业集群。战略重点类产业集群和未来产业由市级层面结合实际统筹布局。

（五）夯实产业发展基础

推动电镀、热处理等基础工艺高端化发展。建成投用脑解析与脑模拟、国家超算深圳中心二期等重大科技基础设施。加快建设自由电子激光、特殊环境材料等设施。加强第五代移动通信增强型技术（5G-A）网络、智能算力等新型基础设施建设。加快工业互联网规模化应用，深化工业数据应用。

（六）加强创新体系建设

发挥创新平台载体作用，孵化高附加值企业，推动产业链上下游企业协同创新。加强企业主导的产学研深度融合，支持龙头企业牵头组建创新联合体，推动企业持续加大研发投入。加快布局制造业创新中心、产业创新中心、概念验证中心、新产品导入中心等。

（七）完善服务供给体系

加快培育服务型制造示范企业。推进先进检测认证和标准化体系建设，科学布局质量基础设施。出台服务工业企业国际化发展政策，升级工业企业出海一站式服务平台。突出市场化专业化，持续办好高交会、文博会等高水平展会以及国际数字能源展、国际消费电子博览会等具有行业风向标意义的展会。开展“深圳制造”品牌提升行动，支持企业制定细分产业领域国际标准。

（八）积极拓展应用场景

研究制定典型应用场景清单。加快新技术、新产品在重大项目中的规模化应用，打造应用试验场。组织实施一批跨领域、综合性标杆和亮点项目，加速新技术验证、新产品规模化应用和新业态新模式培育。滚动更新创新产品推广应用目录和首台（套）重大技术装备、首批次重点新材料、首版次软件推广应用指导目录。

三、工作机制

（一）加大协调推进力度

在市制造强市建设领导小组框架下，建立市、区两级统筹协调推进机制，全面开展战略性新兴产业集群和未来产业培育发展工作。市级统筹协调推进机制由市长为主召集人，常务副市长为副召集人，分管副市长和市直有关单位、各区政府主要负责同志、分管负责同志等共同参与，主要负责统筹协调、产业研判、“双招双引”、企业服务、调度评估等工作。各区参照建立区级统筹协调推进机制。

（二）加强市区工作联动

按照“市级汇集资源、区级抓好落地”的总体思路，健全市、区工作联动机制。市级层面统筹做好整体规划布局，各区做好配套设施规划布局。持续优化政策体系，推动市、区两级产业政策有效衔接。建立项目发现机制，市、区多渠道拓展招商信息。推动优质资源向各产业集群的重点布局区倾斜，各区结合重点发展的细分领域进行资源配置。建立各产业集群重点企业台账，市、区共同走访并及时协调解决企业诉求。

（三）完善工作支撑体系

聚焦发展核心要素，进一步优化完善工作支撑体系，通过绘制产业图谱、强化投融咨询、加大资金支持、加强调度评估等，多措并举推进战略性新兴产业集群和未来产业高质量发展。

（四）强化空间供给保障

开展二十大先进制造业园区土地整备实施规划与行动计划。编制“工业上楼”2.0 版本政策，发布产业集群“工业上楼”设计指引。授牌一批产业特色鲜明、综合配套完善、运营管理高效的特色产业园区。加快建设虚拟园区。

附录三　健康产业统计分类（2019 年）

附-1　健康产业统计分类

代码			名称	说明	国民经济行业分类代码及名称（2017）
大类	中类	小类			
01			医疗卫生服务		
	011	0110	治疗服务	指以减轻疾病或损伤的症状和严重程度，阻止威胁生命或正常功能为首要目标的门诊、住院等治疗服务	8411 综合医院 8412 中医医院 8413 中西医结合医院 8414 民族医院 8415＊专科医院 8421＊社区卫生服务中心（站） 8422＊街道卫生院 8423＊乡镇卫生院 8424＊村卫生室 8425 门诊部（所） 8432＊专科疾病防治院（所、站） 8433＊妇幼保健院（所、站）
	012	0120	康复、护理服务	指为伤残人士或可能伤残人士提供的以达到、恢复或维持最佳的身体、感官、智力、心理和社会功能水平的康复服务，以及为需被长期照护患者提供的以减轻疼痛、减少健康状况恶化的专业化护理服务	8415＊专科医院 8416 疗养院 8512 护理机构服务 8513 精神康复服务 8515 临终关怀服务 8522 康复辅具适配服务
	013	0130	独立医疗辅助性服务	指由独立设置机构提供的检测和诊断相关的服务，包括独立的医学实验室、病理诊断中心、医学影像诊断中心、血液透析中心及安宁疗护中心提供的服务，以及患者转运服务等	8434 急救中心（站）服务 8492 临床检验服务 8499＊其他未列明卫生服务

续表

代码			名称	说明	国民经济行业分类代码及名称（2017）
大类	中类	小类			
	014	0140	公共卫生服务	指以防止和减少损伤、疾病及其后遗症和并发症的数量或严重程度，提高人们健康水平为目的的预防保健、健康咨询和家庭医生等服务，以及重大传染病防控、出入境健康体检和预防接种服务、国际旅行健康咨询服务、卫生处理服务	7244 健康咨询 7451 * 检验检疫服务 8421 * 社区卫生服务中心（站） 8422 * 街道卫生院 8423 * 乡镇卫生院 8424 * 村卫生室 8431 疾病预防控制中心 8432 * 专科疾病防治院（所、站） 8433 * 妇幼保健院（所、站） 8435 采供血机构服务 8436 计划生育技术服务活动 8491 健康体检服务 8499 * 其他未列明卫生服务
02			健康事务、健康环境管理与科研技术服务		
	021		政府、社会组织和园区健康事务管理服务		
		0211	政府健康事务管理服务	指各级卫生、食品药品监督管理、中医药、医保、体育等社会事务健康事务管理活动，不包括竞技体育管理活动和与环境保护有关的检查、监督、稽查、查处活动	9224 * 社会事务管理机构 9226 * 行政监督检查机构
		0212	社会组织健康服务	指医学研究、医疗卫生、健康、保健、医药、医疗交流、急救培训等专业性卫生团体、基金会、红十字会服务，以及体育团体和非竞技体育运动项目的体育协会服务	8529 * 其他不提供住宿社会工作 9521 * 专业性团体 9530 * 基金会
		0213	健康产业园区管理服务	指涵盖医疗服务、疗养保健及培训、文化、体育、健康事务管理等各类健康产业类型形成的健康园区或产业园区的管理活动	7221 * 园区管理服务
	022		健康环境管理服务		

续表

代码			名称	说明	国民经济行业分类代码及名称（2017）
大类	中类	小类			
		0221	健康环境保护与污染治理活动	指对动物圈舍清理、畜禽粪污处理的整治活动；对水环境污染、大气环境污染、土壤环境污染、噪声与振动、光污染和海洋污染的治理活动，包括江河、湖泊、运河、渠道、水库等地表水体、地下水体的污染防治活动，燃煤、工业、机动车船、扬尘、农业等大气污染的防治活动，固体废物、危险废物、放射性废物等的治理活动，不包括对污水污泥的再利用活动	0532＊畜禽粪污处理活动 4620＊污水处理及其再生利用 7432＊海洋环境服务 772 环境治理业
		0222	健康环境监测评估和检查	指对环境各要素，以及对生产与生活等各类污染源排放的液体、气体、固体、辐射等污染物或污染因子指标进行的测试和监测活动，包括水环境和水污染监测、大气环境和空气污染监测、土壤环境和固体废物监测、声环境监测、放射性污染监测、光污染监测、海洋环境监测等	7432＊海洋环境服务 7461 环境保护监测 9226＊行政监督检查机构
		0223	健康环境公共设施管理	指城乡生活垃圾综合处理，城乡环境卫生设施管理等	7810＊市政设施管理 7820 环境卫生管理
	023		健康科学研究和技术服务		
		0231	医学研发服务	指基础医学研究、临床医学研究、口腔医学研究、公共卫生与预防医学研究、中医学研究、中西医结合研究、药学研究、中药学研究、特种医学研究、医学技术研究、护理学研究、生物医学工程研究以及其他医学研究与试验发展服务	7340 医学研究和试验发展

续表

代码			名称	说明	国民经济行业分类代码及名称（2017）
大类	中类	小类			
		0232	科技推广和应用服务	指将健康新技术、新产品、新工艺直接推向市场而进行的相关技术活动，技术推广和转让活动，知识产权服务，科技中介活动，创业服务平台，以及其他科技推广活动	7512 * 生物技术推广服务 7520 * 知识产权服务 7530 * 科技中介服务 7540 * 创业空间服务 7590 * 其他科技推广服务业
		0233	健康产品质检技术服务	指食品、药品、医疗用品及器材等健康相关产品的质量检测、检验和出入境检验检疫、测试、鉴定等活动，还包括健康相关产品标准化、计量、认证认可等活动	745 * 质检技术服务
03			健康人才教育与健康知识普及		
	031		健康人才教育培训		
		0311	医学教育	指中等职业教育、普通高等教育、成人高等教育中医疗教育、临床护理教育等与健康相关的职业教育和高等教育	8336 * 中等职业教育 8341 * 普通高等教育 8342 * 成人高等教育
		0312	健康职业技能培训	指由教育部门、劳动部门或其他政府部门批准举办，或由社会机构举办的与健康相关的职业技能培训活动，如养老护理员、母婴护理员、康复治疗师、心理咨询师、营养师、健身教练、按摩师培训等	8391 * 职业技能培训 8392 * 体校及体育培训
	032		健康知识普及		
		0321	新闻广播电视健康知识普及	指与健康相关的新闻采访、编辑和发布服务，数字广播、电视开设的健康科普节目等有关倡导健康生活方式的视听节目等服务	8610 * 新闻业 8710 * 广播 8720 * 电视 8740 * 广播电视集成播控
		0322	互联网健康知识普及	指除基础电信运营商外，通过互联网、App 等移动客户端提供的有关健康知识的在线信息、数据检索以及健康科普等信息服务	6410 * 互联网接入及相关服务 642 * 互联网信息服务

续表

代码			名称	说明	国民经济行业分类代码及名称（2017）
大类	中类	小类			
		0323	出版物健康知识普及	指医药、预防、治疗、康复、保健、体育健身等健康类图书、报纸、期刊、音像制品、电子出版物、数字出版物等出版服务	8621＊图书出版 8622＊报纸出版 8623＊期刊出版 8624＊音像制品出版 8625＊电子出版物出版 8626＊数字出版物出版
		0324	会展健康知识普及	指健康用品、健康旅游、健康文化等各类健康博览、展览或展会等服务	7284＊文化会展服务 7289＊其他会议、展览及相关服务
		0325	学校健康知识普及	指在学前教育、初等教育、中等教育（不包括中等职业学校教育）、为残疾儿童提供的特殊教育及其他未列明教育中，有关健康生活行为方式、疾病预防、心理健康、生长发育与青春期保健、安全应急与避险等健康基本知识和技能的教育	8310＊学前教育 832＊初等教育 8331＊普通初中教育 8332＊职业初中教育 8333＊成人初中教育 8334＊普通高中教育 8335＊成人高中教育 8350＊特殊教育
		0326	健康内容制作服务	指制作健康题材的影视、动漫、游戏数字等作品，以及与健康题材有关的专业设计服务、文艺创作与表演	6572＊动漫、游戏数字内容服务 7492＊专业设计服务 8730＊影视节目制作 8810＊文艺创作与表演
		0327	其他健康知识普及	指举办有关健康生活行为方式、疾病预防、心理健康、生长发育与青春期保健、安全应急与避险等健康基本知识和技能教育的社会培训机构提供的服务	8399＊其他未列明教育
04	041		健康促进服务 体育运动服务		
		0411	体育服务	指为健身休闲运动服务提供支持的体育组织、体育场馆及其他体育服务，不包括竞技体育部分	8912＊体育保障组织 8921＊体育场馆管理 8929＊其他体育场地设施管理

续表

代码			名称	说明	国民经济行业分类代码及名称（2017）
大类	中类	小类			
		0412	群众体育活动	指由各级各类群众体育组织（其中包括各级体育总会、基层体育俱乐部等）、体育类社会服务和文体活动机构、全民健身活动站点等提供的服务与公益性群众体育活动，包括区域特色、民族民间体育以及体育非物质文化遗产的保护等活动	8840＊文物及非物质文化遗产保护 8870＊群众文体活动 8919 其他体育组织
		0413	其他体育健身休闲活动	指主要面向社会开放的休闲健身场所和其他体育娱乐场所的管理活动、体育娱乐电子游艺厅服务，网络体育游艺、电子竞技体育娱乐活动，游乐场体育休闲活动等	5623 体育航空运动服务 6422＊互联网游戏服务 8930 健身休闲活动 9012＊电子游艺厅娱乐活动 9013＊网吧活动 9020＊游乐园
		0414	体育健康服务	指国民体质监测与康体服务，以及科学健身调理、社会体育指导员、运动康复按摩、体育健康指导等服务，不包括由各类医院、中医院、疗养院等提供的运动创伤治疗、康复、保健等服务	8992 体育健康服务
		0415	体育运动培训	指各类体育运动培训活动，具体包括各种运动辅导、各类群众性体育培训、辅导服务及各类健身培训班等，不包括啦啦队指导、业余体校服务、职业运动员的训练辅导和室内健身运动	8392＊体校及体育培训
	042	0420	健康旅游服务	指依托旅游资源、休闲疗养机构等，面向游客开展的健康和旅游融合服务，包括以体育运动为目的的旅游景区服务以及露营地等管理服务，为社会各界提供健康疗养或医疗旅游的旅行社及相关服务，如向顾客提供咨询、旅游计划和建议、日程安排等服务，不包括以医疗机构、康复护理机构、疗养院为主要载体开展的医疗康复服务部分	6140 露营地服务 7291＊旅行社及相关服务 7869＊其他游览景区管理

续表

代码			名称	说明	国民经济行业分类代码及名称（2017）
大类	中类	小类			
	043	0430	养生保健服务	指以保养、调养、颐养生命为目的的保健服务和休闲养生活动，包括保健减肥服务、保健按摩服务、足疗服务、汗蒸服务、其他健康保健服务	8051＊洗浴服务 8052 足浴服务 8053 养生保健服务
	044	0440	母婴健康照料服务	指主要面向孕产妇、新生儿等的相关健康照料服务，包括月子服务中心等	8010＊家庭服务 8090＊其他居民服务业
	045	0450	健康养老与长期养护服务	指各级政府、企业和社会力量兴办的主要面向老年人、残疾人及疾病终末期患者提供的以健康为目的的长期照料、养护、关爱等服务	8010＊家庭服务 8090＊其他居民服务业 8514 老年人、残疾人养护服务 8521＊社会看护与帮助服务
05			健康保障与金融服务		
	051		健康保险服务		
		0511	商业健康保险服务	指以健康因素导致损失为给付保险金条件的人身保险，包括疾病保险、医疗保险、失能收入损失保险和护理保险，以及具有医疗费用补偿责任的意外伤害保险	6813 健康保险 6814＊意外伤害保险
		0512	其他健康保险服务	指健康保险中介服务、健康保险监管服务及健康保障委托管理服务等与健康相关或密切相关的保险活动	685＊保险中介服务 6870＊保险监管服务 6890＊其他保险活动
	052	0520	健康保障服务	指基本医疗保障服务、城乡居民大病保险服务、补充医疗保障服务、工伤和生育保险服务等，不包括法治保障服务	9412 基本医疗保险 9414 工伤保险 9415 生育保险 9419＊其他基本保险 9420＊补充保险
	053	0530	健康基金和投资管理服务	指为各健康活动提供支持的健康基金（含健康产业投资基金）管理服务、健康投资与资产管理、产权交易服务	6720＊公开募集证券投资基金 6731＊创业投资基金 6732＊天使投资 6760＊资本投资服务 7213＊资源与产权交易服务

续表

代码 大类	代码 中类	代码 小类	名称	说明	国民经济行业分类代码及名称（2017）
06			智慧健康技术服务		
	061	0610	“互联网+健康服务”平台	指专门为居民健康生活服务提供第三方服务平台的互联网活动，包括互联网健康服务和产品销售平台、互联网健康旅游出行服务平台等，不包括互联网法律咨询平台服务	6432＊互联网生活服务平台 6434＊互联网公共服务平台
	062	0620	健康大数据与云计算服务	指健康数据处理与存储、大数据处理、云存储、云计算、云加工等服务	6450＊互联网数据服务 6550＊信息处理和存储支持服务
	063	0630	物联网健康技术服务	指面向健康行业开展的物联网咨询、设计、建设、维护、管理等服务	6532＊物联网技术服务
	064	0640	其他智慧健康技术服务	指其他与健康相关的应用软件开发和经营，基础环境、网络、软硬件等运行维护，健康信息技术咨询等服务	651＊软件开发 6520＊集成电路设计 6531＊信息系统集成服务 6540＊运行维护服务 6560＊信息技术咨询服务 6579＊其他数字内容服务 6591＊呼叫中心 6599＊其他未列明信息技术服务业
07			药品及其他健康产品流通服务		
	071		药品及其他健康产品批发		
		0711	西药批发	指内服药品、注射药品、外用药、生物药品和其他西药批发与进出口活动，不包括通过互联网电子商务平台开展的西药批发活动	5151 西药批发
		0712	中药批发	指人用中成药、中药饮片（含中药配方颗粒）和中药材的批发与进出口活动，不包括通过互联网电子商务平台开展的中药批发活动	5152 中药批发

续表

代码			名称	说明	国民经济行业分类代码及名称（2017）
大类	中类	小类			
		0713	医疗用品及器材批发	指医疗诊断、监护及治疗设备，口腔科用设备及器具，医用消毒、灭菌设备和器具，医疗、外科器械，康复治疗及病房护理设备，医疗卫生材料及用品、康复辅助器械，其他医疗用品及器材批发和进出口活动，不包括兽用医疗用品及器材与通过互联网电子商务平台开展的医用药品及器材的批发和进出口活动	5154＊医疗用品及器材批发
		0714	营养和保健品批发	指营养品、保健品批发和进出口活动，不包括通过互联网电子商务平台开展的营养和保健品的批发活动	5126 营养和保健品批发
		0715	医学护肤品批发	指医学护肤品的批发和进出口活动，不包括通过互联网电子商务平台开展的医学护肤品批发活动	5134＊化妆品及卫生用品批发
		0716	健康出版物批发	指健康类图书、报刊、音像制品、电子和数字出版物的批发活动，不包括通过互联网电子商务平台开展的健康类出版物批发活动	5143＊图书批发 5144＊报刊批发 5145＊音像制品、电子和数字出版物批发
		0717	其他健康产品批发	指以休闲健身为目的的体育用品和器材（不包括竞技体育部分）、矫正视力用眼镜、护目眼镜和角膜接触镜（隐形眼镜）等各类眼镜、净水器和空气净化器、家用美容、保健护理电器具、口腔清洁用品的批发与进出口活动，不包括通过互联网电子商务平台开展的其他健康产品批发活动	5138＊日用家电批发 5139＊其他家庭用品批发 5142 体育用品及器材批发
		0718	药品及其他健康产品互联网批发	指通过互联网电子商务平台开展的药品、医疗用品及其他健康相关产品批发活动	5193＊互联网批发
	072		药品及其他健康产品零售		

续表

代码			名称	说明	国民经济行业分类代码及名称（2017）
大类	中类	小类			
		0721	西药零售	指西药、医药及医疗器材一体的专门零售，以及计划生育和性保健用品零售活动，不包括通过互联网电子商务平台开展的西药零售活动	5251 西药零售
		0722	中药零售	指人用中成药、中药材、中药饮片及中西药结合的专门零售活动，不包括通过互联网电子商务平台开展的中药零售活动	5252 中药零售
		0723	医疗用品及器材零售	指医疗诊断、监护及治疗设备，口腔科用设备及器具，医用消毒、灭菌设备和器具，医疗、外科器械，康复治疗及病房护理设备，医疗卫生材料及用品，康复辅助器械、保健辅助治疗器材与其他医疗器材及用品的专门零售活动，不包括兽用和通过互联网电子商务平台开展的医疗用品及器材零售活动	5254 医疗用品及器材零售 5255 保健辅助治疗器材零售
		0724	营养和保健品零售	指营养品、保健品专门零售活动，不包括通过互联网电子商务平台开展的营养和保健品零售活动	5225 营养和保健品零售
		0725	医学护肤品零售	指医学护肤品专门零售活动，不包括通过互联网电子商务平台开展的医学护肤品零售活动	5234＊化妆品及卫生用品零售
		0726	健康出版物零售	指健康类图书、报刊、音像制品、电子和数字出版物的零售活动，不包括通过互联网电子商务平台开展的健康类出版物零售活动	5243＊图书、报刊零售 5244＊音像制品、电子和数字出版物零售
		0727	其他健康产品零售	指以休闲健身为目的的体育用品和器材（不包括竞技体育部分），矫正视力用眼镜、护目眼镜和角膜接触镜（隐形眼镜）等各类眼镜，净水器和空气净化器，家用美容，保健护理电器具，口腔清洁用品的零售活动，不包括通过互联网电子商务平台开展的其他健康产品零售活动	5236＊钟表、眼镜零售 5242＊体育用品及器材零售 5272＊日用家电零售

续表

代码			名称	说明	国民经济行业分类代码及名称（2017）
大类	中类	小类			
		0728	药品及其他健康产品综合零售	指百货、超市销售的药品、医疗用品及其他健康相关产品零售活动	5211＊百货零售 5212＊超级市场零售 5219＊其他综合零售
		0729	药品及其他健康产品互联网零售	指通过互联网电子商务平台开展的药品、医疗用品及其他健康相关产品零售活动	5292＊互联网零售
	073	0730	健康设备和用品租赁服务	指医疗设备、休闲娱乐用品设备、体育健身设备及器材（不包括竞技体育部分）租赁和出租服务活动	7115 医疗设备经营租赁 7121 休闲娱乐用品设备出租 7122＊体育用品设备出租
	074	0740	药品及其他健康产品仓储、配送	指药品、医疗用品及器材、营养和保健品、医学护肤品、健身产品（不包括竞技体育部分）等健康相关产品的仓储与配送服务活动	5960 中药材仓储 5990＊其他仓储业 6010＊邮政基本服务 6020＊快递服务 6090＊ 其他寄递服务
08			其他与健康相关服务		
	081	0810	健康法律服务	指在医疗卫生、食品、药品、环境、体育等健康领域的法律服务，包括律师及相关法律服务、互联网法律咨询平台服务等	6432＊互联网生活服务平台 7231＊律师及相关法律服务
	082	0820	医疗仪器设备及器械专业修理服务	指对医疗仪器设备及器械的专业修理服务	4330＊专用设备修理
	083	0830	其他未列明与健康相关服务	指为各健康活动提供支持的市场调查、健康产品和服务策划、制作的有偿宣传活动，健康工程管理与勘察设计服务，医疗卫生机构等健康场所、用品、器具及设备的清洁服务，健康投资咨询服务	7242＊市场调查 7249＊其他专业咨询与调查 725＊广告业 748＊工程技术与设计服务 821＊清洁服务
09			医药制造		
	091	0910	化学药品原料药制造	指供进一步加工化学药品制剂所需的原料药生产活动	2710 化学药品原料药制造
	092	0920	化学药品制剂制造	指直接用于人体疾病防治、诊断的化学药品制剂的制造	2720 化学药品制剂制造

续表

代码			名称	说明	国民经济行业分类代码及名称（2017）
大类	中类	小类			
	093	0930	中药饮片加工	指对采集的天然或人工种植、养殖的动物、植物和矿物的药材部位进行加工、炮制，使其符合中药处方调剂或中成药生产使用的活动	2730 中药饮片加工
	094	0940	中成药生产	指以中药材为原料，在中医药理论指导下，为了预防及治疗疾病的需要，按规定的处方和制剂工艺将其加工制成一定剂型的中药制品的生产活动	2740 中成药生产
	095	0950	生物药品制品制造	指利用生物技术生产生物化学药品、基因工程药物和疫苗制剂的生产活动	276 生物药品制品制造
	096	0960	卫生材料及医药用品制造	指卫生材料、外科敷料，以及其他内、外科用医药制品的制造	2770 卫生材料及医药用品制造
	097	0970	药用辅料及包装材料制造	指药品用辅料和包装材料等制造	2780 药用辅料及包装材料制造
	098	0980	制药设备制造	指口腔清洁用品、化学原料和药剂、中药饮片及中成药专用生产设备制造	3543 * 日用化工专用设备制造 3544 制药专用设备制造
10			医疗仪器设备及器械制造		
	101	1010	医疗诊断、监护及治疗设备制造	指用于内科、外科、眼科、妇产科、中医等医疗专用诊断、监护、治疗等方面的设备制造	3581 医疗诊断、监护及治疗设备制造
	102	1020	口腔科用设备及器具制造	指用于口腔治疗、修补设备及器械的制造	3582 口腔科用设备及器具制造
	103	1030	医疗实验室及医用消毒设备和器具制造	指医疗实验室或医疗用消毒、灭菌设备及器具的制造	3583 医疗实验室及医用消毒设备和器具制造
	104	1040	医疗、外科用器械制造	指各种手术室、急救室、诊疗室等医疗专用手术器械、医疗诊断用品和医疗用具的制造，不包括兽医用手术器材、医疗诊断用品和医疗用具的制造	3584 * 医疗、外科及兽医用器械制造

续表

代码			名称	说明	国民经济行业分类代码及名称（2017）
大类	中类	小类			
	105	1050	机械治疗及病房护理设备制造	指各种治疗设备、病房护理及康复专用设备的制造	3585 机械治疗及病房护理设备制造
	106	1060	康复辅具制造	指假肢、矫形器、轮椅和助行器、助听器和人工耳蜗等产品与零部件的制造，以及智能仿生假肢、远程康复系统、VR 康复训练设备等其他康复类产品的制造	3586 康复辅具制造
	107	1070	眼镜制造	指以促进健康为目的的眼镜成镜、眼镜框架和零配件、眼镜镜片、角膜接触镜（隐形眼镜）及护理产品的制造	3587 * 眼镜制造
	108	1080	其他医疗设备及器械制造	指外科、牙科等医疗专用家具器械的制造，以及其他未列明的医疗设备及器械的制造，不包括兽医用家具器械的制造	3589 * 其他医疗设备及器械制造
11			健康用品、器材与智能设备制造		
	111		营养、保健品和医学护肤品制造		
		1111	营养和保健品制造	指营养品、保健品的制造	1491 营养食品制造 1492 保健食品制造
		1112	医学护肤品制造	指医学护肤品的制造	2682 * 化妆品制造
	112	1120	健身用品与器材制造	指包括以健身为目的的球类、专项运动器材及配件、健身器材、运动防护用具及其他体育用品制造，武术、散打器械和用品制造，运动枪械及其用弹制造，不包括竞技体育部分	2441 * 球类制造 2442 * 专项运动器材及配件制造 2443 健身器材制造 2444 * 运动防护用具制造 2449 * 其他体育用品制造 3329 * 其他金属工具制造 3399 * 其他未列明金属制品制造
	113	1130	家用美容、保健护理电器具制造	指养生桑拿蒸汽机、养生美体美容仪、养生理疗枕、养生塑身机、养生制氧机、运动恢复用电动按摩器等家用美容、保健护理电器具的制造	3856 * 家用美容、保健护理电器具制造

续表

代码			名称	说明	国民经济行业分类代码及名称（2017）
大类	中类	小类			
	114	1140	医用橡胶制品制造	指医用橡胶制品的制造活动，包括医用橡胶手套、医疗用橡胶制衣用品、输血胶管、插管及类似医疗用胶管、洗肠用灌肠器及胶球、冰袋、氧气袋及类似医疗用袋等的制造	2915＊日用及医用橡胶制品制造
	115	1150	医疗卫生用玻璃仪器制造	指医疗卫生用各种玻璃仪器和玻璃器皿以及玻璃管的制造	3053＊玻璃仪器制造
	116	1160	口腔清洁用品制造	指用于口腔或牙齿清洁卫生制品的生产活动	2683 口腔清洁用品制造
	117	1170	医学生产用信息化学品制造	指医学和其他生产用感光材料、冲洗套药等化学制剂制造	2665 医学生产用信息化学品制造
	118	1180	环境处理专用药剂材料和设备制造	指对水污染、空气污染、固体废物、土壤污染等污染物处理专用的化学药剂及材料的制造，净水设备系统和空气净化器制造	2666 环境污染处理专用药剂材料制造 3463＊气体、液体分离及纯净设备制造 3591＊环境保护专用设备制造 3852＊家用空气调节器制造
	119	1190	健康智能设备制造	指由用户穿戴和控制，并且自然、持续地运行和交互的具有健康监测、评估等健康功能与目的的个人移动计算设备产品，和从事医疗或辅助医疗工作的医疗机器人或其他智能养生医疗设备的制造	3961＊可穿戴智能设备制造 3964＊服务消费机器人制造
12			医疗卫生机构设施建设		
	121	1210	医疗卫生机构房屋建设	指医院、基层医疗卫生机构、公共卫生机构及其他卫生机构的房屋建设	4790＊其他房屋建筑业
	122	1220	医疗卫生机构建筑安装	指医院、基层医疗卫生机构、公共卫生机构及其他卫生机构建筑物内各种设备的安装活动，以及施工中的线路敷设和管道安装活动，不包括工程收尾的装饰，如对墙面、地板、天花板、门窗等处理活动	4910＊电气安装 4920＊管道和设备安装 4999＊其他建筑安装

续表

代码			名称	说明	国民经济行业分类代码及名称（2017）
大类	中类	小类			
	123	1230	医疗卫生设施建筑装饰装修	指对医院、基层医疗卫生机构、公共卫生机构及其他卫生机构等设施建筑装饰和装修活动	5011＊公共建筑装饰和装修
13			中药材种植、养殖和采集		
	131	1310	动植物中药材种植、养殖和采集	指主要用于中药配制以及中成药加工的动植物药材原料的种植、养殖和采集	017 中药材种植 025＊林产品采集 0392＊蜜蜂饲养 0399＊其他未列明畜牧业 041＊水产养殖 042＊水产捕捞
	132	1320	非动植物中药材采选	指主要用于中药配制以及中成药加工的非动植物药材的采选	0919＊其他常用有色金属矿采选 1099＊其他未列明非金属矿采选

报告说明

一、面向对象

在生物医药、特医食品、医疗器械、医疗美容、康复养老、化妆品等健康产业生产和服务领域，有一定背景知识基础的政策制定者、科研学者、医务工作者、投资者、行业从业者以及其他相关的专业但对健康产业有浓厚兴趣的人士。

二、内容范围

本书在时间维度上基于近年的信息梳理和归纳，围绕国内外以及深圳市健康产业发展进行分析，覆盖健康产业的前沿技术应用和产业格局。由于行业特殊性、信息时效性等因素，内容难免存在不足，可能无法满足所有场景，如有错漏，欢迎反馈指正；本书包含的政策内容均来源公开资料，仅供参考，不保证政策的完整性和有效性，请以官方发布的政策为准。如需更大范围、更细颗粒度的信息需求或对内容有相关建议及合作意向，欢迎联络我们定制行研报告。

三、版权及免责声明

业发展促进会对行业发展的专业指导性意见，也不得解释为对企业、产品前景的观点。读者接收本书即视为同意以下声明：任何机构或个人在引用本书信息时，须对本书的数据与结果进行独立调查和判断；由于信息的时效性，深圳市健康产业发展促进会、深圳市保健协会对本书所含信息的准确性或完整性不做任何保证，且明确声明对任何机构和个人不承担基于本书决策而产生的任何责任。